カレント

社会・環境と健康
改訂 公衆衛生学

編著：北田善三・須崎　尚

共著：太田貴久・大坪　勇・小川　博・岸本　満
　　　近藤浩代・武山英麿・野原潤子・渡邉智之

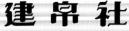

建帛社
KENPAKUSHA

はじめに

　管理栄養士は，栄養士法第1条第2項に①傷病者の療養のために必要な栄養の指導，②個人の身体の状況，栄養状態に応じた健康の保持増進のための栄養の指導，③利用者の身体の状況，栄養状態に応じた給食管理およびこれらの施設に対する栄養指導等を行うことを業とする者であることが謳われ，国民の健康とQOLの向上に重要な役割を果たすことが求められている職種であり，今後保健，医療，福祉，教育などますます多方面での専門職としての期待が高まっていくであろう。

　一方，現在のわが国は，いかに健康寿命を延伸するかということが大きな課題であり，健康日本21（第2次）が始まったところである。社会環境を改善し健康格差の縮小，生活習慣病の予防を実践していくには，「個人より集団を対象としている」「疾病の一次予防を第一目的としている」「実践活動を重視した科学であり技術である」という公衆衛生学が非常に大切になってくる。

　このような現状があるからこそ，管理栄養士の公衆衛生学分野での活躍も大いに期待される。その期待に応えるには，「健康とは何か」「健康をつくり上げる環境要因について」「健康の規定要因を測定，評価し，健康の増進や疾病の予防に役立てる考え方」「保健，医療，福祉の制度や関係法規についての知識」などについて基礎知識を得，実践できるスキルを身に付ける必要がある。

　しかし，公衆衛生学は学生にとって必ずしも入りやすく興味が持てる科目でない一面もある。そこで今回，公衆衛生学関連の講義を実践している者が集い，実際の講義を行うにあたって，その内容の充実とともに，わかりやすく，使いやすい教科書を作成することを目的の一つとして本編の作成を試みた。そのため本書では，できるだけ簡潔な表現を心がけ，図表を多く使用した。また，学習の道しるべとするため，各章にサマリーや「Key Words」「演習課題」を設け，さらにトピックス，側注，巻末資料など，より理解が深まるように工夫した。

　本書は，「管理栄養士国家試験出題基準」に準拠した内容とした。これにより管理栄養士としての必要な知識を身に付けることができることはもちろんであるが，国家試験対策としても十分にその力を発揮できると確信している。行き届かない点や不備な点あれば，さまざまな角度からご意見をいただければ幸いである。

　最後に，本書は建帛社の多大なご尽力により刊行できた。関係各位に心からお礼を申し上げる次第である。

　2014年1月

編著者一同

「改訂版」にあたって

　2019（平成31）年3月に「管理栄養士国家試験ガイドライン」が改定され，2020（令和2）年3月の国家試験から適用されることになった。新項目としては，公衆衛生の総論の部分に「社会的公正と健康格差の是正」が追加され，疫学研究の倫理の観点からは「利益相反」が追加された。また，主要疾患に「難病法と難病対策」が，保健制度には「メンタルヘルス対策，過労死対策」「持続可能な開発目標（SDGs）」など新たなキーワード（小項目）が盛り込まれた。今回，これらに沿った加筆訂正を行い，統計データもできるだけ最新のものに更新し，「改訂版」とした。これまでと同様に管理栄養士養成にご活用いただきたい。

　2020年4月

編著者一同

目　　次

第1章　社会と健康　　　　　　　　　　　　　　　　　1

1．健康の概念 …………………………………………… 1
（1）健康の定義 ………………………………………… 1
（2）健康づくりと健康管理 ………………………………… 2

2．公衆衛生の概念 ……………………………………… 2
（1）公衆衛生の定義 …………………………………… 2
（2）公衆衛生の目標 …………………………………… 3
（3）公衆衛生と予防医学（1次・2次・3次予防）………… 3
（4）プライマリヘルスケア ……………………………… 4
（5）ヘルスプロモーション …………………………… 4
（6）公衆衛生活動の過程・方法 ……………………… 4
（7）ハイリスクアプローチ，ポピュレーションアプローチ ………… 6
（8）リスクアナリシス（リスク分析）………………… 6

3．社会的公正と健康格差の是正 ………………………… 6
（1）社会的公正の概念 ……………………………… 6
（2）健康の社会的決定要因，健康格差 ……………… 8

第2章　環境と健康　　　　　　　　　　　　　　　　　10

1．生態系と人々の生活 ………………………………… 10
（1）生態系と環境の保全 …………………………… 10
（2）地球規模の環境 ………………………………… 11

2．環境汚染と健康影響 ………………………………… 13
（1）環境汚染（大気汚染，水質汚濁，土壌汚染）………… 13
（2）公　　害 ………………………………………… 17

3．環　境　衛　生 ……………………………………… 18
（1）気候，季節 ……………………………………… 18
（2）空　　　気 ……………………………………… 19
（3）温　　　熱 ……………………………………… 19
（4）放　射　線 ……………………………………… 20
（5）上水道と下水道 ………………………………… 20
（6）廃棄物処理 ……………………………………… 23
（7）建築物衛生 ……………………………………… 25

iv　目　次

第3章　健康，疾病，行動にかかわる統計資料　　26

1．保健統計　26

2．人口静態統計　26

（1）人口静態統計の概要と国勢調査　26

（2）人口の推移　27

（3）世界の人口　28

3．人口動態統計　29

（1）人口動態統計の概要と各種指標の届出制度　29

（2）出　生　29

（3）死　亡　30

（4）死因統計と死因分類（ICD）　31

（5）年齢調整死亡率（直接法，標準化死亡比）　32

（6）死産，周産期死亡，乳児死亡，妊産婦死亡　34

4．生命表　35

（1）生命表　35

（2）平均余命と平均寿命　35

（3）健康寿命　35

5．傷病統計　36

（1）患者調査　36

（2）国民生活基礎調査　37

第4章　健康状態・疾病の測定と評価　　39

1．疫学の概念と指標　39

（1）疫学の対象と領域　39

（2）疾病頻度（罹患率，累積罹患率，有病率，致命率，死亡率，生存率）　40

（3）曝露効果の測定（相対危険，ハザード比，オッズ比，寄与危険）　41

2．疫学の方法　42

（1）記述疫学（descriptive epidemiology）　42

（2）横断研究（cross-sectional study）　43

（3）生態学的研究（地域相関研究，ecological study）　43

（4）コホート研究（cohort study）　43

（5）症例対照研究（case-control study）　44

（6）介入研究（intervention study）　44

（7）ランダム化比較試験（RCT：randomized control trial）　45

3．バイアス，交絡の制御と因果関係の判定　45

（1）バイアス（bias：選択バイアス，情報バイアス）……………………45

（2）交絡と標準化……………………45

（3）疫学研究の評価と因果関係のとらえ方……………………46

4．スクリーニング……………………**46**

（1）スクリーニングの目的と適用条件……………………46

（2）スクリーニングの精度（敏感度，特異度，陽性反応的中度，
ROC 曲線）……………………47

5．根拠（エビデンス）に基づいた医療（EBM）および保健　対策（EBPH）……………………**48**

（1）エビデンスの質のレベル……………………49

（2）系統的レビューとメタアナリシス……………………49

（3）診療ガイドライン，保健政策におけるエビデンス……………………50

6．疫学研究と倫理……………………**50**

（1）人を対象とした研究調査における倫理的配慮……………………50

（2）インフォームド・コンセント……………………51

（3）利益相反……………………51

第5章　生活習慣（ライフスタイル）の現状と対策　　*53*

1．健康に関連する行動と社会……………………**53**

（1）健康の生物心理社会モデル……………………53

（2）生活習慣病，NCD の概念……………………55

（3）健康日本 21……………………55

2．身体活動，運動……………………**57**

（1）身体活動・運動の現状……………………57

（2）身体活動・運動の健康影響……………………58

（3）健康づくりのための身体活動基準および指針……………………60

3．喫 煙 行 動……………………**60**

（1）喫煙の現状……………………60

（2）喫煙の健康影響と社会的問題……………………62

（3）禁煙サポートと喫煙防止……………………63

（4）受動喫煙防止……………………64

（5）その他のタバコ対策……………………64

4．飲 酒 行 動……………………**66**

（1）飲酒の現状……………………66

（2）飲酒の健康影響と社会的問題……………………67

（3）アルコール対策と適正飲酒……………………69

5．睡眠，休養，ストレス……………………**70**

（1）睡眠と生活リズム ･････････････････････････････････････ 70

（2）睡眠障害と不眠の現状，睡眠指針 ････････････････ 71

（3）休養の概念と休養指針 ･･･････････････････････････････ 73

（4）ストレスの概念とストレスマネジメント ････････ 73

6．歯科保健行動 ･･ **74**

（1）歯の健康と食生活 ･･･････････････････････････････････ 74

（2）歯と全身の健康 ･････････････････････････････････････ 75

（3）歯科保健行動 ･･･ 78

（4）歯科保健対策 ･･･ 79

第6章　主要疾患の疫学と予防対策 　　　　　　　80

1．が　　　　ん ･･･ **80**

（1）主要部位のがん ･････････････････････････････････････ 80

（2）がん対策 ･･･ 81

（3）がん検診 ･･･ 82

2．循環器疾患 ･･･ **83**

（1）高　血　圧 ･･･ 84

（2）脳血管疾患 ･･･ 85

（3）心　疾　患 ･･･ 85

3．代　謝　疾　患 ･･･････････････････････････････････････ **85**

（1）肥満，メタボリックシンドローム ････････････････ 85

（2）糖　尿　病 ･･･ 88

（3）脂質異常症 ･･･ 90

4．骨・関節疾患 ･･･････････････････････････････････････ **91**

（1）骨粗鬆症・骨折 ･････････････････････････････････････ 91

（2）変形性関節症などの関節疾患 ･･･････････････････････ 92

（3）ロコモティブシンドローム（運動器症候群）･･････ 93

5．感　染　症 ･･･ **93**

（1）感染症とは ･･･ 93

（2）感染症の成立 ･･･ 93

（3）感染症法 ･･･ 95

（4）主要な感染症 ･･･ 95

（5）検疫と予防接種 ･････････････････････････････････････ 97

6．精　神　疾　患 ･･･････････････････････････････････････ **98**

（1）主要な精神疾患 ･････････････････････････････････････ 100

（2）精神保健対策 ･･･ 100

7．その他の疾患 ･･････････････････････････････････････ ***101***

（1）CKD（慢性腎臓病） ……………………………………… *101*

（2）呼吸器疾患 ………………………………………………… *101*

（3）認　知　症 ………………………………………………… *101*

（4）難病対策 …………………………………………………… *102*

8．自殺，不慮の事故，虐待，暴力 ……………………… *102*

（1）自　　　殺 ………………………………………………… *102*

（2）不慮の事故 ………………………………………………… *103*

（3）虐待，暴力 ………………………………………………… *104*

第7章　保健・医療・福祉の制度　　　　　　*106*

1．社会保障の概念 …………………………………………… *106*

（1）社会保障の定義と歴史 …………………………………… *106*

（2）公衆衛生と社会保障 ……………………………………… *107*

2．保健・医療・福祉における行政の仕組み ……………… *108*

（1）国の役割と法律 …………………………………………… *108*

（2）地方自治の仕組み ………………………………………… *109*

（3）都道府県の役割 …………………………………………… *109*

（4）市町村の役割 ……………………………………………… *110*

（5）社会福祉行政 ……………………………………………… *110*

（6）労働衛生行政 ……………………………………………… *110*

（7）学校保健行政 ……………………………………………… *111*

（8）環境保健行政 ……………………………………………… *111*

（9）他職種の役割と連携 ……………………………………… *111*

3．医　療　制　度 …………………………………………… *111*

（1）医療保険制度 ……………………………………………… *112*

（2）公費医療制度 ……………………………………………… *112*

（3）国民医療費 ………………………………………………… *114*

（4）医療提供施設の種類 ……………………………………… *114*

（5）医療従事者 ………………………………………………… *115*

（6）医療計画 …………………………………………………… *116*

（7）保険者の役割とデータヘルス計画 ……………………… *116*

4．福　祉　制　度 …………………………………………… *117*

（1）社会福祉制度の成立から拡充 …………………………… *117*

（2）介護保険法の制定 ………………………………………… *118*

（3）社会福祉施設 ……………………………………………… *118*

（4）障害者福祉 ………………………………………………… *120*

（5）在宅ケア・訪問看護 ……………………………………… *121*

5．地域保健······122

（1）地域保健活動の概要······122

（2）保健所と従事者······123

（3）市町村保健センターと従事者······124

（4）地域における資源と連携······125

（5）地域における健康危機管理（自然災害，感染症，食中毒）·····125

6．母子保健······126

（1）母子保健事業の概要······126

（2）母子健康手帳······129

（3）乳幼児健康診査······129

（4）新生児マススクリーニング······130

（5）健やか親子21（第2次）······130

（6）少子化対策，子ども・子育て支援新制度······132

（7）児童虐待防止······133

7．成人保健······133

（1）生活習慣病の発症予防と重症化予防······133

（2）特定健康診査・特定保健指導······134

（3）高齢者の医療の確保に関する法律······134

8．高齢者保健・介護······136

（1）高齢者の保健・介護······136

（2）介護予防・地域包括支援センター······137

（3）介護保険法······138

（4）介護保険の仕組み······139

（5）要介護認定とケアマネジメント······140

（6）ケアプランの作成······141

（7）施設サービス等······141

（8）介護予防・日常生活支援総合事業······141

（9）地域包括ケアシステム······142

9．産業保健······143

（1）労働と健康······143

（2）労働安全衛生対策······145

（3）産業保健の組織と従事者······146

（4）職業と健康障害······147

（5）労働災害······147

（6）メンタルヘルス対策······151

（7）過労死対策······151

10．学校保健······152

（1）学齢期の健康と発育状況 …………………………… *152*

（2）健康診断 ……………………………………………… *154*

（3）学校保健にかかわる組織と主な職員 ……………… *155*

（4）学校感染症の予防 …………………………………… *155*

11. 国 際 保 健 ………………………………………… **157**

（1）地球規模の健康問題 ………………………………… *157*

（2）国際協力 ……………………………………………… *157*

（3）持続可能な開発目標（SDGs）……………………… *159*

（4）ユニバーサル・ヘルス・カバレッジ（UHC）…… *160*

（5）世界保健機関（WHO）……………………………… *160*

（6）国際連合食糧農業機関（FAO）…………………… *161*

（7）コーデックス委員会（CAC）……………………… *162*

（8）その他の国際機関 …………………………………… *162*

第8章　衛生関連法規　　　*164*

1. 衛生法規等の定義とその種類 ……………………… **164**

2. 一般衛生法規等 ……………………………………… **165**

（1）栄養関連法規 ………………………………………… *165*

（2）保健衛生法規 ………………………………………… *167*

（3）予防衛生法規 ………………………………………… *170*

（4）環境衛生法規 ………………………………………… *171*

（5）医務衛生法規 ………………………………………… *172*

（6）薬務衛生法規 ………………………………………… *172*

（7）学校衛生法規 ………………………………………… *173*

（8）労働衛生法規 ………………………………………… *174*

■**資　　　料** …………………………………………………… *175*

1　生活環境の保全に関する環境基準（公共用水域）……… *175*

2　健康指標の解説 ……………………………………………… *177*

3　統計資料等 …………………………………………………… *179*

4　国の指標・指針（健康日本21（第2次），健康づくりのための身体
　 活動基準2013（概要），休養指針，睡眠指針）…………… *182*

■**索　　　引** …………………………………………………… *191*

第 1 章

社会と健康

　健康のありがたさは，普通に生活していればほとんど意識することはないが，病気になって初めてわかる。世界に類を見ない急速な高齢化が進んでいるわが国にとっての健康とは何かについて考えなければならない。本章では，健康と公衆衛生の概念，公衆衛生と疾病予防の考え方，健康増進活動とその評価法，公衆衛生・予防医学の取り組み，健康格差の是正について理解を深めよう。

Key Words　健康の定義　公衆衛生の定義　予防医学　プライマリヘルスケア　ヘルスプロモーション
　　　　　　社会的公正　健康格差

1. 健康の概念

　健康と疾病との間にはいくつかの段階があり，それらが連続的に変化する。しかも，人体には恒常性を保つことにより，一時的な心身の乱れを是正する能力が備わっていることから，健康を固定的に捉えることはできない。さらに，世界に類を見ない急速な高齢化を経験してきたわが国にとって，何らかの疾病を有し，多少日常生活に支障があったとしても，生き甲斐をもって日々を送っている状態も健康と考えなければならない。

(1) 健康の定義

　健康の定義として現在広く用いられているのは，1946年にニューヨークで開催された世界保健機関（WHO）創設のための会議で発表された保健大憲章（Magna Carta for the WHO）の前文に書かれている健康の定義である。

"Health is a state of complete physical, mental and social well-being and not merely the absence of disease or infirmity"

（健康とは，身体的，精神的ならびに社会的に完全に良好な状態であって，単に疾病や虚弱でないというだけではない）

　これに続けて「到達し得る最高水準の健康を享受することは，人種，宗教，政治的信念，そして，経済的もしくは社会的条件のいかんを問わず，万人の有する基本的権利の一つである」とし，健康はすべての国民が享受すべき基本的な権利であるとしている。

　1986年にWHOが開催したオタワ会議では，「健康は日常生活のための一資源で

🔲 WHO
World Health Organization。詳しくは，p.160を参照。

あり，生きる目的そのものではない」と定義している。

1946（昭和21）年に制定されたわが国の憲法では，WHOの健康の定義に呼応して第25条に国民の生存権と国の社会的責務が明示された。

日本国憲法第25条には「すべて国民は，健康で文化的な最低限度の生活を営む権利を有する」「国は，すべての生活部面について，社会福祉，社会保障及び公衆衛生の向上及び増進に努めなければならない」とある。

すなわち，健康は国民の基本的な権利であり，公衆衛生は憲法で保障された国民の権利を守るという重要な役割を担っている。

また，2002（平成14）年に制定された健康増進法では，第2条に「国民は，健康な生活習慣の重要性に対する関心と理解を深め，生涯にわたって，自らの健康状態を自覚するとともに，健康の増進に努めなければならない」とし，国民自らが，積極的に健康増進に取り組むことを求めている。

現在のわが国は，人口構造や疾病構造，経済環境，国際化といった重い課題を抱えており，しかも世の中は常に動いている。公衆衛生は，これまでの経験から学び取ったことを生かし，今後の社会の動きに対応していかなければならない。

（2）健康づくりと健康管理

少子高齢社会を迎え，疾病構造も以前と比べて大きく変化しているわが国では，人々の積極的な社会参加による精神的な充実感といった視点からの健康が重要となってきている。2000（平成12）年に始まった「21世紀における国民健康づくり運動」（健康日本21）は，健康寿命の延伸と生活の質（QOL：quality of life）の向上を目的としており，健康が目指す一つの方向となっている。したがって，健康も，疾病がないことを健康とする消極的健康から，理想的な健康である安寧（well-being）を目指した積極的健康へと移行してきている。また，公衆衛生の目的の一つであり，人々の健康を守るための組織的な活動である健康管理も注目されている。

2. 公衆衛生の概念

（1）公衆衛生の定義

1713年に貝原益軒は，健康で長生きするための提案を『養生訓』に記した。その後，明治時代になってドイツから医学とともに衛生（hygiene）が導入され，養生に代わって衛生という言葉が使われるようになった。さらに，第2次世界大戦後には米国から公衆衛生（public health）が導入された。

公衆衛生については，さまざまな定義があるが，今日もっとも広く用いられているのは，米国のウィンスロー（Winslow, C.E.A.）が1920年に提唱したものである。当時の疾病構造は，急性伝染病が中心であり，現在の生活習慣病を中心とした疾病

◘養生訓
　貝原益軒（1630-1714）が84歳のときに刊行した書物で，人の生き方にかかわる人生指針が示されており，「腹八分目」が有名である。

●公衆衛生の定義●

ウィンスローによれば,「公衆衛生とは,地域社会の組織的な努力を通じて,疾病を予防し,寿命を延長し,肉体的,精神的健康と能率の増進をはかる科学であり,技術である」としている (1948年に一部が変更され,新しく精神的な健康が加えられた)。

私たちは,社会の中で相互にかかわり合いながら生きており,疾病予防や健康の増進についても,まず自らの努力によって達成することはもちろんであるが,社会全体の組織的な活動によってはじめて実現するものである。

構造とは大きく異なるものの,この定義は現在にも十分通用するものである。

(2) 公衆衛生の目標

これまで公衆衛生の目標は,主に疾病の予防にあったが,わが国の人口構造や疾病構造などを反映し,最近は生きがいをもって積極的に健康を増進させること,いわゆる QOL の向上や健康の維持・増進の重要性が認識されるようになった。

21世紀に入り,公衆衛生の目標は,健康寿命に代表されるように,より健康的な質の高い人生を晩年まで享受することに重点が移ってきた。

◖健康寿命
日常的に介護を必要とせず,健康で自立した生活ができる期間のこと。

(3) 公衆衛生と予防医学 (1次・2次・3次予防)

人間の健康には,社会的要因,文化的要因,生物的要因,化学的要因,物理的要因,自然要因などさまざまな要因が関係する。予防医学では,疾病の予防と健康の

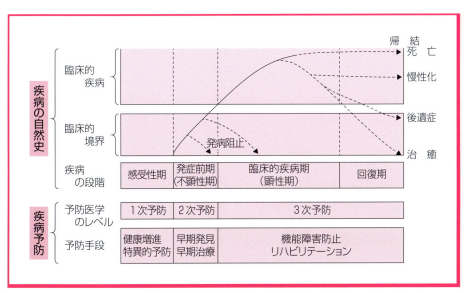

図1-1 疾病の自然史と予防医学の3段階
鈴木庄亮・久道茂監修:シンプル衛生公衆衛生学,南江堂,2012, p.50を一部改変

維持・増進を図ることを目的としている。疾病は，一般的に図1-1に示すように，感受性期，発症前期，臨床的疾病期，回復期といった段階をたどる。

予防医学は，疾病の自然史の各段階に応じて，1次予防，2次予防，3次予防の3段階に分類できる。このうち感受性期に行う活動を1次予防，発症前期に行う活動を2次予防，それ以降を3次予防とよんでいる。

1次予防：疾病にかからないための身体と環境づくり

2次予防：疾病および健康異常の早期発見，早期治療

3次予防：治癒後の機能障害防止とリハビリテーション

（4）プライマリヘルスケア

> **UNICEF**
> ユニセフが日本語表記。詳しくは，p.162を参照。

1978年，旧ソビエト連邦のアルマ・アタ市におけるWHOとUNICEFの共同国際会議で採択されたアルマ・アタ宣言に，プライマリヘルスケアの精神が示されている。プライマリヘルスケアとは，医療機関や医療従事者などの医療資源が少ない開発途上国を主な対象とした，実践的で科学的に有効で，社会に受容されうる手段と技術に基づいた保健活動である。

予防医学の1次予防から3次予防までを包括した概念であり，自助と自決の精神に則り，地域社会または国家が，開発の程度に応じて負担可能な費用の範囲で，地域社会のすべての個人や家族の全面的な参加によって初めて享受しうるものとなる。

（5）ヘルスプロモーション

1986年，カナダのオタワで開催された第1回ヘルスプロモーションに関する会議で採択されたオタワ憲章にその概念が示されている。すなわちヘルスプロモーションとは，人々が自らの健康をコントロールし，健康を改善できるようにするプロセスである。プライマリヘルスケアをさらに一歩進めた，より一層健康の増進を目指すものであり，特に先進国における健康増進活動の指針となるものである。

オタワ憲章では，健康のための基本的前提条件として，平和，援護，教育，食料，所得，安定した環境システム，持続可能な資源，社会主義と公平性をあげている。また，ヘルスプロモーションのための3つの戦略と5つの活動方法を提言している。

こうした国際的な取り組みを背景に，わが国では2000（平成12）〜2012（平成24）年に「21世紀における国民健康づくり運動（健康日本21）」が展開され，2013（平成25）年からは10か年計画で「健康日本21（第2次）」を進めている。

（6）公衆衛生活動の過程・方法

公衆衛生活動は，国，地域，学校，職場などの集団を対象としたものであり，地域診断，対策の樹立，対策の実施，評価の過程を通して行われる。つまり，改善計画を立て（plan），実施（do），評価（check），次の活動に反映していく（action）と

●**ヘルスプロモーションのための3つの戦略**●
① 健康のための唱道（アドボカシー）：健康にかかわる必要条件（政治，経済，文化，環境など）を整えていくこと
② 能力の付与（イネイブリング）：人々が十分な健康の可能性を達成できること
③ 調停（メディエイティング）：健康の追求のために社会にかかわるあらゆる分野が協力し，活動を調整すること

●**ヘルスプロモーションのための5つの活動方法**●
① 健康的な公共政策づくり　② 健康を支援する環境づくり　③ 地域活動の強化
④ 個人技術の開発　⑤ ヘルスサービスの方向転換

●**トータルヘルスプロモーションプラン**（第7章：「9．産業保健」を参照）●
　事業主が，労働者の心身両面にわたる健康の維持・増進の対策として実施する事業である。産業医を中心に，研修を終了した健康づくりスタッフが，運動，保健，心理，栄養の4つの分野で労働者を指導する。

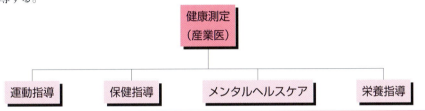

いう過程であり，この過程は **PDCA サイクル** ともよばれる。

1）地域診断
　その地域の問題点の原因が推測できるようなデータの収集を行う。ある地域でこのような調査を行い，問題点を発見することを**地域診断**という。

2）対策の樹立
　問題点の改善が，緊急性や重要性のあるものかどうかや要求度を考慮して目標を設定する。目標の設定にあたっては，保健分野，医療分野，福祉分野，教育分野，地域社会など多くの人々の協力が不可欠であり，費用も計算して実施可能な対策を立てる。

3）対策の実施
　目標を明確にし，保健分野，医療分野，福祉分野，教育分野，地域社会などの多くの人々が連携し，一体となって対策を実施する。実施中に問題が起こった場合は，そのつど原因を確認し，対策を立て直す。

4）評　　価
　目標の設定から対策の実施中および実施終了後に，その有効性について適切に評価する。問題のある箇所によっては，原点に戻って，改めて目標の設定段階からやり直さなければならないこともある。

（7）ハイリスクアプローチ，ポピュレーションアプローチ

　　ハイリスクアプローチはリスクが高い人に対して，**ポピュレーションアプローチ**は集団全体に対して行う保健対策である。例えばハイリスクアプローチでは，2次予防として直接喫煙者に禁煙指導を行うこと，ポピュレーションアプローチでは，1次予防を目的に禁煙や受動喫煙防止のキャンペーンをすることである。

（8）リスクアナリシス（リスク分析）

　　リスクとは，望ましくない事象に遭遇する確率を示す概念であり，人の健康に悪影響を及ぼす可能性のあるリスクを低減するための考え方が**リスクアナリシス**である。リスクアナリシスを構成する三つの要素として，リスクアセスメント（リスク評価），リスクマネージメント（リスク管理），リスクコミュニケーションがある。

1）リスクアセスメント

　　特定の健康阻害要因への曝露によって，どのくらいの確率でどの程度の健康への悪影響が起こるかを科学的に評価することを**リスクアセスメント**という。

2）リスクマネージメント

　　リスクアセスメントの結果をふまえて，関係者と協議しながらリスクを低減するための適切な政策を選択・実施する過程を**リスクマネージメント**という。

3）リスクコミュニケーション

　　人の健康に悪影響を及ぼすリスクに関わる正しい情報を，関係者がそれぞれの立場から相互に情報や意見を交換する過程を**リスクコミュニケーション**という。これを行うことで，過剰な社会不安を解消することが期待できる。

3. 社会的公正と健康格差の是正

（1）社会的公正の概念

　　わが国においては，第2次大戦後の食料不足・栄養不足に対応するため1952（昭和27）年に栄養改善法が制定された。その後の経済成長に伴い食生活も急激に変化するなか，1978（昭和53）年からは国民一人ひとりが自分の健康は自分で守るという自覚を持つことを基本とした第1次国民健康づくり対策が，1988（昭和63）年からは運動習慣の普及に重点を置いた第2次国民健康づくり対策が始まり，生活習慣の改善による**疾病予防・健康増進**の考え方が発展した。さらに，生活習慣病の発症予防，重症化予防といったことが国民の健康課題となってきたことに対応するため，2000（平成12）年からは**健康日本21**が始まった。また2013（平成25）年からは**健康日本21（第2次）**が進められており，その中で「健康寿命の延伸と健康格差の縮小」「社会生活を営むために必要な機能の維持及び向上」などが基本的な方向とし

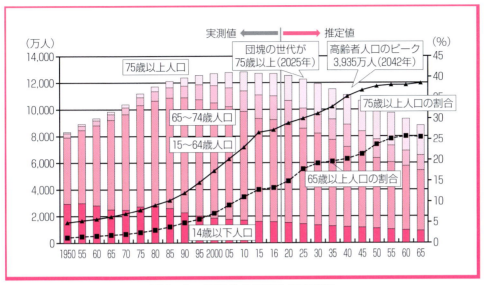

図1-2　高齢化の推移と将来推計
資料　内閣府：平成29年版高齢社会白書を一部改変

て掲げられている。

　わが国は，総人口が減少する中で65歳以上の高齢者の割合は上昇し，2025年には団塊の世代が75歳以上に，そして2042年には高齢者人口が約3,900万人でピークを迎え，2065年には約4人に1人が75歳以上といった世界的にも例を見ないスピードで高齢化が進んでいる（図1-2）。

　このような状況から，2025年以降は国民の医療や介護の需要がさらに増加することが見込まれている。そこで厚生労働省では2025年を目途に，高齢者へのアプローチとして高齢者の尊厳の保持と自立生活の支援の目的で，重度な要介護状態となっても可能な限り住み慣れた地域で自分らしい暮らしを人生の最期まで続けることができるよう，住まい・医療・介護・予防・生活支援が一体的に提供される**地域包括ケアシステム**の構築をめざしている。その実現にあたっては地域間の格差をなくし，すべての国民が社会的公正の恩恵を享受できることが重要である。

　しかし地域的に見れば，人口が横ばいで75歳以上人口が急増する大都市部，75歳以上人口の増加は緩やかだが全体の人口は減少する町村部など，高齢化の進展状況には大きな地域差が生じてくると推計されている。今後は，すべての国民が社会的に公正なサービスを受けることができるようにするためにも，地域の状況を踏まえてあるべき姿を考えていく必要がある。そのためには都道府県や市町村が，地域の自主性や主体性に基づき，地域の特性に応じた対応策を作り上げていくことが必要であり，そこには個々人の生活の視点を踏まえた対応が重要となってくる。

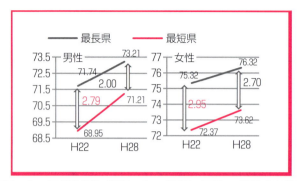

図1-3 日常生活に制限のない期間の平均の都道府県格差

※厚生労働科学研究費補助金：健康日本21（第二次）の地域格差の評価と要因分析に関する研究（研究代表者　辻一郎）において算出。
※2016（平成28）年調査では熊本県は震災の影響で調査なし。

（2）健康の社会的決定要因，健康格差

　WHO憲章の前文には「到達し得る最高水準の健康を享受することは，万人の基本的権利であり，人種・宗教・政治的信条・社会経済条件の如何を問わない事項である」と述べられており，また日本国憲法第25条では「すべて国民は，健康で文化的な最低限度の生活を営む権利を有する」と述べられている。

　人は社会の構成員であり社会生活が良好でなければ健康とはいえないが，社会的に完全に良好な状態は個人の取り組みだけで達成できるものではなく，社会的健康の維持・増進には国や自治体の取り組みがより重要になる。

　健康の社会的決定要因とは，人々の健康状態を規定する社会的，経済的，政治的，環境的条件のことであり，人々の健康や疾病はこれら社会的決定要因の影響を受けることが多く，人が健康であるためには社会的決定要因が良好であることが求められる。すなわち家庭や地域，学校，職場など人が社会生活を営む環境が良好であるばかりでなく，保健，医療，介護，雇用など社会保障制度が充実していることも重要である。

　健康日本21（第2次）では，基本的な方向として健康寿命の延伸と健康格差の縮小が掲げられており，健康寿命の延伸については平均寿命の増加分を上回る健康寿命の延伸を目標としている。また健康格差については，地域や社会経済状況の違いによる集団間の健康状態の差の縮小を目標としている。都道府県間の格差では，2010年と2016年の最長県と最短県の健康寿命の差が男性では2.79歳から2.00歳に，そして女性では2.95歳から2.70歳に縮小している（図1-3）。

　都道府県間における健康格差を是正するためには，地域特性を反映した具体的な取り組みが重要になることから，健康増進法第8条では自治体ごとに住民の健康に関する指標や特定健康診断データなどを活用し，地域の保健，医療，介護など社会

的要因の実情を踏まえた都道府県健康増進計画を策定することになっている。さらに都道府県は，市町村間の健康格差の是正に向けた目標を設定するために，市町村，医療保険者，学校保健関係者，産業保健関係者などとの一体的な取り組みを推進する中で，中心的な役割を果すことが求められており，そのために市町村ごとに分析を行い，関係者との連携の強化を進めることとなっている。また保健所は，地域保健の専門的かつ技術的拠点として健康情報を収集・分析し，市町村に提供することによって，市町村における計画策定を支援する役割を果たすこととなっている。なお市町村については，健康増進法の基本方針および都道府県健康増進計画を参考にして，市町村健康増進計画を定めるよう努めることになっているが，義務ではなく2017（平成29）年1月1日の策定率は88.0％である。

わが国は世界の最長寿国の一つであり，これからも平均寿命は伸び続けていくと推計されているが，社会的環境の違いによる健康の地域格差が存在する。健康の格差は，人々が生活する環境や保健医療・介護システムなど社会的要因が原因となって生じることから，健康の公平性の達成には今後も地域住民および行政の努力が求められる。

演習課題

❶ WHOの健康の定義で，それまでの健康に対する考え方と異なるところを調べてみよう。
❷ ウィンスローの公衆衛生の定義で，公衆衛生活動の特徴を表しているものを調べてみよう。
❸ プライマリヘルスケアとヘルスプロモーションの違いについて調べてみよう。
❹ リスクアナリシスについて調べてみよう。
❺ 世界および日本における公衆衛生に関する主なできごとをまとめてみよう。

参考文献
・鈴木庄亮，久道茂監修：シンプル衛生公衆衛生学2012，南江堂，2012
・後藤政幸，中村信也編著：Nブックス三訂公衆衛生学，建帛社，2013
・厚生労働統計協会編：国民衛生の動向2019/2020，2019

第2章 環境と健康

人と環境は相互に影響を及ぼし合っている。産業の発達は環境汚染をもたらし，環境汚染は人の健康を脅かす。今や環境汚染は地球規模で広がり，地球環境保全のための取り組みが進められている。わが国でも環境基本法に基づき，環境保全が図られている。

本章では，地球環境問題とその保全対策，環境基本法による環境基準，環境汚染による健康障害と対策，公害についての理解を深める。次いで，熱中症等の温熱障害，放射線，上下水道，廃棄物処理，建築物衛生等，日常生活に係る環境衛生についての理解を深める。

Key Words　主体―環境系　地球環境問題　環境基本法　大気汚染　水質汚濁　土壌汚染　典型7公害　公健法　放射線　水道水質基準　活性汚泥法

1. 生態系と人々の生活

人々の生活は，大気，水，土壌といった**自然環境**と密接な関連がある。自然環境の悪化は，人々の生活の脅威となり，健康を脅かすものとなる。人々の生活と生態系は，相補的であるべきである。快適な自然環境を維持するため，汚染をなくし保全に努めることを念頭に置くことが大切である。

(1) 生態系と環境の保全

環境とは，人（主体）の存在にかかわる諸条件の総体である。そして，人を取り巻く環境要因は表2-1のように分類される。

人と環境要因は，相互に影響を及ぼし合っている。環境から人へ影響を及ぼす場合を**環境作用**，人から環境へ影響を及ぼす場合を**環境形成作用**という。この相互作用を，**主体―環境系**と呼ぶ（図2-1）。

産業の急速な発展に伴い，大気汚染や水質汚濁といった環境汚染が進み健康被害と生態系の破壊がもたらされた。さらに，世界的にも環境汚染が進んでおり，

表2-1　環境要因の分類

生物的環境要因	細菌，ウイルス，原虫，寄生虫など
化学的環境要因	有機化合物，重金属，大気汚染物質など
物理的環境要因	温度，湿度，気圧，紫外線など
社会的環境要因	社会制度，法律，生活習慣など

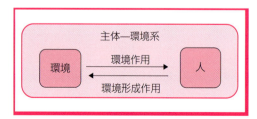

図2-1　人と環境の相互作用

表2-2　環境基本法の基本理念と具体的施策

基本理念

- ・現在および将来の世代の人間が環境の恵沢を享受し，将来に継承
- ・すべての者の公平な役割分担の下，環境への負担の少ない持続的発展が可能な社会の構築
- ・国際的協調による積極的な地球環境保全の推進

具体的施策

- ・大気汚染，水質汚濁，土壌汚染，騒音に係る環境基準（第16条）
- ・公害防止計画およびその達成の推進（第17,18条）
- ・環境配慮　―国の施策の策定（第19条）
- 　　　　　　―環境影響評価の推進（第20条）
- ・規制（第21条）
- ・経済的措置　―経済的助成，経済的負担による誘導（第22条）
- ・環境への負荷低減に資する製品等の利用（第24条）
- ・環境の保全に関する教育・学習（第25条）
- ・民間団体等の自発的な活動の促進（第26条）
- ・施策の策定に必要な調査の実施，監視等の体制の整備（第28,29条）
- ・科学技術の振興（第30条）
- ・公害による紛争の処理（第31条）
- ・地球環境保全等に関する国際協力（第32～35条）

オゾン層破壊や地球温暖化といった地球環境問題が起こっている。

　環境保全，すなわち環境破壊を防止し自然保護を図ることは，非常に重要である。この環境保全に係る施策をはじめとして環境政策の根幹となる環境基本法が，1993（平成5）年成立した。その基本理念と具体的施策を表2-2に示した。

（2）地球規模の環境

　オゾン層破壊，地球温暖化，酸性雨・酸性霧，内分泌かく乱化学物質（環境ホルモン）による汚染，熱帯林の減少，砂漠化等，地球を取り巻く環境の悪化が進行している。これらは地球環境問題として取り上げられ，地球環境保全のための取り組みが進んでいる（表2-3）。

　主要な地球環境問題を表2-4に示した。

表2-3　地球環境保全対策

国連人間環境会議 （ストックホルム，1972年）	「かけがえのない地球」のスローガン
環境と開発に関する国連会議： 地球サミット （リオデジャネイロ，1992年）	「環境と開発に関するリオデジャネイロ宣言（リオ宣言）」（人と国家の行動原則）と「アジェンダ21」（行動計画）の採択
持続可能な開発に関する首脳会議：環境開発サミット （ヨハネスブルグ，2002年）	ヨハネスブルグ宣言と「アジェンダ21」達成度の検証と今後の実施計画の採択

表2-4 地球環境問題

	概念と原因	生体・環境への影響	対　策
オゾン層破壊	・有害な紫外線（UV-B：280-315nm）の地上への到達 ・ハロカーボン（フロン等）	・皮膚がん発生率の増加 ・免疫機能の低下 ・白内障や角膜炎の増加	・ウイーン条約（1988年発効）， ・モントリオール議定書（1989年発効） （生産量と消費量の段階的削減）
地球温暖化	・赤外線を吸収して地球の表面温度上昇 ・温室効果ガス[注1]	・平均気温・海面水位の上昇 ・動植物生態域の変化 ・マラリア等感染症分布域拡大	・京都議定書（2005年発効） （温室効果ガス排出量削減）
酸性雨・酸性霧	・pHが5.6以下の降雨や霧 ・硫黄酸化物や窒素酸化物	・土壌変化による植生態変化 ・湖沼，河川の魚類の減少 ・建築物（大理石等）被害	・東アジア酸性雨モニタリングネットワーク（2001年稼働） ・パリ協定（2016年発効） （気候変動抑制）
内分泌かく乱化学物質（環境ホルモン）	・生体の正常なホルモン作用に影響を与える外因性物質 ・PCB，ビスフェノールA等[注2]	・野生生物の雌雄交替 ・性ホルモン関連作用の疑い （人への影響は未だ不明確）	・バーゼル条約（1992年発効） （有害廃棄物の越境移動防止）
熱帯林の減少	・熱帯地域の発展途上国での人口増加と焼き畑を中心とする農業形態等	・二酸化炭素固定減少による地球温暖化の悪化 ・医薬品等の原料供給の低下等	・農業形態の変更・改善等 ・植林等による森林の造成
砂漠化	・乾燥・半乾燥・乾燥半湿潤地域における気候上の変動や人間活動を含む様々な要因に起因する土地の劣化 ・家畜の過放牧，森林の伐採，薪炭材の過剰な採取等	・土地の劣化，不毛地帯の増加 ・食料の供給不安，水不足，貧困者の増加等	・砂漠化対処条約（1996年発効） （対策案の提案と資金援助） ・灌漑設備拡充と砂漠緑化運動 ・遊牧民の適応能力向上等

注1）主要な温室効果ガスとして以下の5種がある。
　①二酸化炭素（CO_2）：化石燃料の燃焼等人間活動に伴って発生する。温室効果が最も大きい。
　②メタン：二番目に温室効果が大きいとされる。湿地や水田，反すう動物の腸内発酵および化石燃料の生産・使用により発生する。
　③一酸化二窒素（N_2O）：大気中での寿命が長い（100年以上）。海洋や土壌から，あるいは窒素肥料の使用や工業活動，医療施設より発生する。
　④ハロカーボン：フロン等天然には存在しない化合物で，単位質量当たりの温室効果が大きいため微量でも影響が大きい。
　⑤オゾン：対流圏にあるオゾン。光化学オキシダントの一種で，光化学反応により発生する二次汚染物質。

注2）内分泌攪乱作用を有すると疑われる代表的化学物質には以下のものがあげられている。現在のところ，人への影響についての科学的根拠はない。
　　ポリ塩化ビフェニル類（PCBs），ビスフェノールA，ポリ臭化ビフェニル類（PBBs），ペンタクロロフェノール（PCP），トリブチルスズ，ダイオキシン類，ノニルフェノール，フタル酸ジエチル，ベンゾ(a)ピレン等

●生物種の減少●

　発展途上国を中心とした不適切な開発に伴い，生物種の減少が懸念されている。生物種の減少は，生態系の単純化につながり，人類の生存を脅かすことになりかねない。生物種の減少を防ぐための対策として以下のものがある。

・ラムサール条約（1975年発効）　水鳥の生息地として国際的に重要な湿地の保全と適正な利用
・ワシントン条約（1975年発効）　絶滅の恐れのある野生動植物の種の国際的取引の規制
・生物多様性条約（1993年発効）　生物多様性の保全とその持続的利用
・カルタヘナ議定書（2003年発効）　遺伝子組換え生物の取扱いと生物多様性への影響評価

2. 環境汚染と健康影響

（1）環境汚染（大気汚染，水質汚濁，土壌汚染）

環境汚染を防止し自然保護を図り，生態系を保持する環境保全の視点から，1993（平成5）年に環境基本法が制定された。これに基づき，大気汚染，水質汚濁，土壌汚染，騒音に係る環境基準が設定されている。環境基準を達成するための法律として，大気汚染防止法，水質汚濁防止法，土壌汚染対策法，騒音規制法等がある。

1）大気汚染

環境中の有害大気汚染物質による健康障害の防止と生活環境保全のため，環境基本法に基づき「大気汚染に係る環境基準」が定められている。

これには「大気汚染に係る環境基準」（表2-5）と「有害大気汚染物質に係る環境基準」（表2-6）がある。さらに，ダイオキシン類対策特別措置法に基づき「ダイオキシン類による大気の汚染，水質の汚濁（水底の底質の汚染を含む。）及び土壌の汚染に係る環境基準」（表2-7）が定められている。そして，環境基準を達成するため「大気汚染防止法」により法的規制がされている。

最近，浮遊粒子状物質（SPM: suspended particulate matter）の中でも特に粒子径が小さい微小粒子状物質（PM$_{2.5}$）の健康影響が懸念され，2009（平成21）年9月に環境基準が設定された。

2）水質汚濁

河川，湖沼，海域の水質汚濁を防止することによって，人の健康を保護し生活環境保全を図るため，環境基本法に基づき「水質汚濁に係る環境基準」が定められている。これには「人の健康の保護に関する環境基準（公共用水域）」（表2-8）と「生活環境の保全に関する環境基準（公共用水域）」がある。「生活環境の保全に関する環境基準（公共用水域）」では，河川，湖沼，海域について，自然環境保全，水道，水産，工業用水，農業用水，環境保全など利用目的の適応性や水生生物の生息状況の適応性に応じて基準が決められている。基準項目として，水素イオン濃度（pH），生物化学的酸素要求量（BOD: biochemical oxygen demand），化学的酸素要求量（COD: chemical oxygen demand），溶存酸素量（DO: dissolved oxygen），大腸菌群数，浮遊物質量（SS: suspended solid），n-ヘキサン抽出物質，全亜鉛（水生生物の生息状況の適応性項目），全窒素・全リンがある（表2-9）。さらに，ダイオキシン類対策特別措置法に基づき「ダイオキシン類に係る環境基準」（表2-7）が定められている。そして，環境基準を達成するため「水質汚濁防止法」により法的規制（排出水規制）がされている。

◖生物化学的酸素要求量

水中の好気性微生物により有機物（汚染物質）が酸化分解されるのに必要な酸素量（mg/L）。河川の水質汚濁の指標となる。値が大きいほど汚濁が進んでいることを示す。通常，20℃，5日間の酸素消費量で表す。

◖化学的酸素要求量

酸化剤（過マンガン酸カリウム等）で水中の有機物（汚染物質）を酸化分解するのに必要な酸素量（mg/L）。湖沼・海域の水質汚濁の指標となる。値が大きいほど汚濁が進んでいることを示す。

◖溶存酸素量

水中に溶け込んでいる酸素量（mg/L）。値が大きいほど水が清浄であることを示す。富栄養化で減少する。

◖大腸菌群数

最確数（MPN: most probable number）で表す。大腸菌群は，乳糖を分解し酸とガスを発生するグラム陰性桿菌群。河川・湖沼・海域の糞尿混入による水質汚濁の指標となる。

◖浮遊物質量

水に溶けず浮遊している懸濁性物質量（mg/L）。河川・湖沼の水質汚濁の指標となる。値が大きいほど汚濁が進んでいることを示す。海域では，浮遊物質量でなくn-ヘキサン抽出物質（油分等）を用いる。

●PM₂.₅と健康影響●

　PM₂.₅（particulate matter 2.5）は，大気中に漂う粒径2.5μm以下の微小粒子状物質の総称である。排出源の一つにディーゼル車がある。ディーゼル排気微粒子は肺胞に到達しやすく，かつ滞留しやすい。呼吸器疾患や心血管疾患を誘発するリスクファクターの一つとされている。高濃度の日には，ハイリスク患者の外出は控える必要がある。

　環境基準：1日平均35μg/m³以下，年平均15μg/m³以下（2009年9月）

●COPD●

　慢性閉塞性肺疾患（COPD: chronic obstructive pulmonary diseases）のことで，肺の炎症性疾患の総称である。一般的に，気管支炎，慢性気管支炎およびその続発症，肺気腫をさす。たばこ（喫煙）がハイリスクとなる。

表2-5　大気汚染に係る環境基準　　　　　　　　　　　　　　　　　　　　　2009（平成21）年9月改正

物質	二酸化硫黄（SO₂）	一酸化炭素（CO）	浮遊粒子状物質（SPM）	微小粒子状物質（PM₂.₅）	二酸化窒素（NO₂）	光化学オキシダント（Oₓ）
環境上の条件	1時間値の1日平均値が0.04ppm以下であり，かつ，1時間値が0.1ppm以下であること	1時間値の1日平均値が10ppm以下であり，かつ，1時間値の8時間平均値が20ppm以下であること	1時間値の1日平均値が0.10mg/m³以下であり，かつ，1時間値が0.20mg/m³以下であること	1年平均値が15μg/m³以下であり，かつ，1日平均値が35μg/m³以下であること	1時間値の1日平均値が0.04ppmから0.06ppmまでのゾーン内またはそれ以下であること	1時間値が0.06ppm以下であること
達成状況（2017年度）	ほぼ100%	100%	ほぼ100%	89.9%	ほぼ100%	0%
主要な発生源	工場	工場，自動車	自動車（ディーゼル車）	自動車（ディーゼル車），工場	工場，自動車	工場，自動車，高温と強い日差し
有害作用	酸性雨，COPD，喘息	虚血性心疾患患者への悪影響	呼吸器系疾患，アレルギー疾患	呼吸器・循環器障害	酸性雨，COPD，光化学オキシダントの一次汚染物質	流涙，結膜・粘膜刺激

備考　1．環境基準は，工業専用地域，車道その他一般公衆が通常生活していない地域または場所については，適用しない。
　　　2．浮遊粒子状物質とは，大気中に浮遊する粒子状物質であって，その粒径が10μm以下のものをいう。
　　　3．微小粒子状物質とは，大気中に浮遊する粒子状物質であって，粒径が2.5μmの粒子を50%の割合で分離できる分粒装置を用いて，より粒径の大きい粒子を除去した後に採取される粒子をいう。
　　　4．二酸化窒素については1時間値の1日平均値が0.04ppmから0.06ppmまでのゾーン内にある地域にあっては，原則として，このゾーン内において現状程度の水準を維持し，またはこれを大きく上回ることとならないよう努めるものとする。
　　　5．光化学オキシダントとは，オゾン，パーオキシアセチルナイトレートその他の光化学反応により生成される酸化性物質（中性ヨウ化カリウム溶液からヨウ素を遊離するものに限り，二酸化窒素を除く）をいう。

2．環境汚染と健康影響　　*15*

表2-6　有害大気汚染物質に係る環境基準

2018（平成30）年11月改正

	ベンゼン	トリクロロエチレン	テトラクロロエチレン	ジクロロメタン
環境上の条件	0.003mg/m³以下であること（1年平均値）	0.13mg/m³以下であること（1年平均値）	0.2mg/m³以下であること（1年平均値）	0.15mg/m³以下であること（1年平均値）
達成状況	ほぼ100%	100%	ほぼ100%	約98%
主要な発生源	自動車（主にガソリン排ガス）	溶剤，半導体・ドライクリーニング洗浄剤	溶剤，半導体・ドライクリーニング洗浄剤	化学工業製品洗浄剤
有害作用	発がん性（白血病）再生不良性貧血	発がん性，中枢神経障害，肝障害	発がん性，中枢神経障害，肝障害	中枢神経障害，精巣毒性

備考　1．環境基準は，工業専用地域，車道その他一般公衆が通常生活していない地域または場所については，適用しない。
　　　2．ベンゼン等による大気の汚染に係る環境基準は，継続的に摂取される場合には人の健康を損なうおそれがある物質に係るものであることにかんがみ，将来にわたって人の健康に係る被害が未然に防止されるようにすることを旨として，その維持または早期達成に努めるものとする。

表2-7　ダイオキシン類による大気の汚染，水質の汚濁（水底の底質の汚染を含む。）及び土壌の汚染に係る環境基準

2009（平成21）年3月改正

	大　気	水　質（水底の底質を除く）	水底の底質	土　壌
基準値	0.6pg-TEQ/m³以下	1pg-TEQ/L 以下	150pg-TEQ/g 以下	1,000pg-TEQ/g 以下

備考　1．基準値は，2,3,7,8-四塩化ジベンゾ-パラ-ジオキシンの毒性に換算した値とする。
　　　2．大気および水質（水底の底質を除く）の基準値は，年間平均値とする。
　　　3．土壌に含まれるダイオキシン類をソックスレー抽出または高圧流体抽出し，高分解能ガスクロマトグラフ質量分析計，ガスクロマトグラフ四重極形質量分析計またはガスクロマトグラフ三次元四重極形質量分析計により測定する方法（土壌の測定方法を除く。以下「簡易測定方法」という。）により測定した値（以下「簡易測定値」という。），2を乗じた値を上限，簡易測定値に0.5を乗じた値を下限とし，その範囲内の値をこの表の土壌の欄に掲げる測定方法により測定した値とみなす。
　　　4．土壌にあっては，環境基準の達成されている場合であって，土壌中のダイオキシン類の量が250pg-TEQ/g 以上の場合（簡易測定方法により測定した場合にあっては，簡易測定値に2を乗じた値が250pg-TEQ/g 以上の場合）には必要な調査を実施することとする。
注）・TEQ（toxic equivalents）は毒性等価量である。2,3,7,8-四塩化ジベンゾ-パラ-ジオキシンの毒性を1としたときの相対毒性から算出する。
　　・1.0pg は$1.0×10^{-12}$g のことである。

表2-8　人の健康の保護に関する環境基準（公共用水域）

2014（平成26）年11月改正

項　目	基準値	項　目	基準値	項　目	基準値
カドミウム	0.003mg/L 以下	四塩化炭素	0.002mg/L 以下	チウラム	0.006mg/L 以下
全シアン	検出されないこと	1,2-ジクロロエタン	0.004mg/L 以下	シマジン	0.003mg/L 以下
鉛	0.01mg/L 以下	1,1-ジクロロエチレン	0.1mg/L 以下	チオベンカルブ	0.02mg/L 以下
六価クロム	0.05mg/L 以下	シス-1,2-ジクロロエチレン	0.04mg/L 以下	ベンゼン	0.01mg/L 以下
砒素	0.01mg/L 以下	1,1,1-トリクロロエタン	1mg/L 以下	セレン	0.01mg/L 以下
総水銀	0.0005mg/L 以下	1,1,2-トリクロロエタン	0.006mg/L 以下	硝酸性窒素及び亜硝酸性窒素	10mg/L 以下
アルキル水銀	検出されないこと	トリクロロエチレン	0.01mg/L 以下	ふっ素	0.8mg/L 以下
PCB	検出されないこと	テトラクロロエチレン	0.01mg/L 以下	ほう素	1mg/L 以下
ジクロロメタン	0.02mg/L 以下	1,3-ジクロロプロペン	0.002mg/L 以下	1,4-ジオキサン	0.05mg/L 以下

備考　1．基準値は年間平均値とする。ただし，全シアンに係る基準値については，最高値とする。
　　　2．「検出されないこと」とは，定められた方法により測定した場合において，その結果が当該方法の定量限界を下回ることをいう。
　　　3．海域についてはふっ素およびほう素の基準値は適用しない。

16　第2章　環境と健康

表2-9　生活環境の保全に関する環境基準の項目（公共用水域）

河川	水素イオン濃度(pH)	BOD	DO	大腸菌群数	浮遊物質量（SS）	全亜鉛 ノニルフェノール 直鎖アルキルベンゼンスルホン酸およびその塩	全窒素と全リン
湖沼^{注)}							
海域		COD			n-ヘキサン抽出物質（油分など）		

注）天然湖沼および貯水量1,000万立方メートル以上であり，かつ，水の滞留時間が4日間以上である人工湖

表2-10　土壌汚染に係る環境基準

2019（平成31）年4月改正

項　目	基準値	項　目	基準値
ＰＣＢ	検出されないこと	全シアン	検出されないこと
アルキル水銀	検出されないこと	有機りん	検出されないこと
カドミウム	0.01mg/L 以下であり，かつ，農用地においては，米1kgにつき0.4mg以下であること	砒（ひ）素	0.01mg/L 以下であり，かつ，農用地（田に限る。）においては，土壌1kgにつき15mg未満であること
総水銀	0.0005mg/L 以下であること	鉛	0.01mg/L 以下であること
六価クロム	0.05mg/L 以下であること	銅	農用地（田に限る。）において，土壌1kgにつき125mg未満であること
ジクロロメタン	0.02mg/L 以下であること	四塩化炭素	0.002mg/L 以下であること
1,2-ジクロロエタン	0.004mg/L 以下であること	1,1-ジクロロエチレン	0.1mg/L 以下であること
1,2-ジクロロエチレン	0.04mg/L 以下であること	1,1,1-トリクロロエタン	1mg/L 以下であること
1,1,2-トリクロロエタン	0.006mg/L 以下であること	トリクロロエチレン	0.03mg/L 以下であること
テトラクロロエチレン	0.01mg/L 以下であること	1,3-ジクロロプロペン	0.002mg/L 以下であること
チウラム	0.006mg/L 以下であること	シマジン	0.003mg/L 以下であること
チオベンカルブ	0.02mg/L 以下であること	ベンゼン	0.01mg/L 以下であること
セレン	0.01mg/L 以下であること	ふっ素	0.8mg/L 以下であること
ほう素	1mg/L 以下であること	1,4-ジオキサン	0.05mg/L 以下であること
クロロエチレン（別名塩化ビニル又は塩化ビニルモノマー）			0.002mg/L 以下であること

備考　1．環境上の条件のうち検液中濃度に係るものにあっては定める方法により検液を作成し，これを用いて測定を行うものとする。
　　　2．カドミウム，鉛，六価クロム，砒（ひ）素，総水銀，セレン，ふっ素およびほう素に係る環境上の条件のうち検液中濃度に係る値にあっては，汚染土壌が地下水面から離れており，かつ，原状において当該地下水中のこれらの物質の濃度がそれぞれ地下水1Lにつき0.01mg，0.01mg，0.05mg，0.01mg，0.0005mg，0.01mg，0.8mgおよび1mgを超えていない場合には，それぞれ検液1Lにつき0.03mg，0.03mg，0.15mg，0.03mg，0.0015mg，0.03mg，2.4mgおよび3mgとする。
　　　3．「検出されないこと」とは，測定方法の欄に掲げる方法により測定した場合において，その結果が当該方法の定量限界を下回ることをいう。
　　　4．有機りんとは，パラチオン，メチルパラチオン，メチルジメトンおよびEPNをいう。

3）土壌汚染

カドミウム，鉛，六価クロム，水銀（総水銀，アルキル水銀）のような重金属類や有機りん，ヒ素，全シアン，PCB 等による**土壌汚染**を防止することによって，人の健康を保護し生活環境を保全するため，環境基本法に基づき「**土壌汚染に係る環境基準**」（表2-10）が定められている。

さらに，ダイオキシン類対策特別措置法に基づき「**ダイオキシン類に係る環境基準**」（表2-7）が定められている。そして，環境基準を達成するため「土壌汚染対策法」により法的規制がされている。

（2）公　　　害

公害とは事業活動による環境汚染により広範囲に発生する健康被害や生活環境被害のことである。

環境基本法による**典型7公害**は，大気汚染，水質汚濁，土壌汚染，騒音，振動，地盤沈下，悪臭である。中でも苦情件数の多いのは，騒音（典型7公害苦情件数の32.9％）と大気汚染（同30.4％），次いで悪臭（同20.0％）の順である（2018（平成30）年度公害苦情調査結果報告書）。最近では騒音が増加傾向である。

公害に係る健康被害の救済は「**公害健康被害の補償等に関する法律**」（公健法，1988（昭和63）年）に基づいて行われる。汚染原因者負担の原則を基本とし，必要な費用は汚染原因物質排出者から徴収する。

補償の対象となる疾病として，気管支喘息，慢性気管支炎，肺気腫，喘息性気管支炎のような，原因物質と疾病の間に特定の因果関係がない疾病（第一種地域，1988（昭和63）年3月に指定解除）と，水俣病，イタイイタイ病，慢性ヒ素中毒のような原因物質と疾病の間に特定の因果関係がある疾病（第二種地域）がある（図2-2）。

また，主な公害として表2-11のようなものがある。

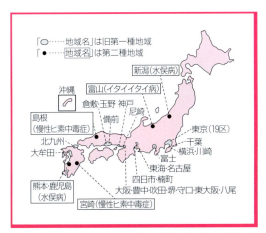

図2-2　公害健康被害の補償等に関する法律（公健法）の指定地域と指定疾病一覧
出典）厚生労働統計協会：国民衛生の動向2019/2020, 2019, p. 341

表2-11　主要な公害の名称，発生地域，原因物質，健康障害

名称・発生地域	原因物質	健康障害
四日市喘息 ・四日市市	硫黄酸化物 （特に二酸化硫黄）	気管支喘息，慢性気管支炎，肺気腫等
水俣病 ・水俣湾沿岸	アルキル水銀 （主にメチル水銀）	Hunter-Russell 症候群（四肢感覚障害，小脳運動失調，求心性視野狭窄，聴力障害等）
新潟水俣病 ・新潟県阿賀野川下流域	アルキル水銀 （主にメチル水銀）	Hunter-Russell 症候群（四肢感覚障害，小脳運動失調，求心性視野狭窄，聴力障害等）
イタイイタイ病 ・富山県神通川下流域	カドミウム	近位尿細管機能異常（再吸収障害），腎障害，骨軟化症
慢性ヒ素中毒 ・宮崎県登呂久地区 ・島根県笹ヶ谷地区	ヒ素	慢性皮膚炎，Bowen 病（皮膚がん），鼻中隔穿孔，多発性神経炎
カネミ油症事件 ・北九州市，大牟田市他	PCB， PCDF[注)	皮膚障害（クロルアクネ），新生児黒皮症

注）PCDF：ポリ塩化ジベンゾフラン

3. 環 境 衛 生

（1）気候，季節

　地球規模の気候の変動は地球環境問題につながる。また，地域の気候の変動は地域特有の生態系を乱すとともに，季節が不規則になり環境衛生の悪化をもたらす。

1）気　　候

　気候は，気象，天気，天候とともに地球を取り巻く大気の状態を表す言葉の一つである。気象は，広い意味では大気の状態や大気中で起こる現象を指す。天気は，ある時刻または時間帯（数分間から2～3日間程度まで）の気象の状態を，天候は，数日間以上にわたって同じような天気状態の移り変りが続く状態をいう。気候は，もっと長い期間（通常は数十年間）の大気の総合した状態をいう。

　地球温暖化等の気候の変動が自然や人の健康にもたらす影響として，感染症の拡大，洪水等の自然災害，動植物生態域の変化，熱中症や循環器系障害等がある。

2）季　　節

　季節は，年ごとに規則的に反復する天候推移等により，1年をいくつかの期間（日本では四季）に区分したものである。季節の変わり目には体調を崩しやすいが，これは四季それぞれへの適応が遅れることによる。また，春はアレルギー疾患，夏は熱中症，秋は天然物食中毒，冬はインフルエンザ等の感染症やノロウイルス食中毒の発生が増加する。

（2）空　　気

　空気は，地球を包む大気の下層部分を構成する無色透明の混合気体である。その組成を図2-3に示した。

　空気の組成は，窒素が大部分を占め酸素と合わせると99％以上となる。酸素は，人の生命活動に必要不可欠のものであるが，過剰な状態では未熟児網膜症の発症リスクがある。また，二酸化炭素は，約0.04％（400ppm）存在するが，過剰では室内空気汚染の原因となるため換気の指標として用

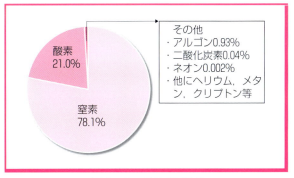

図2-3　空気の組成

いられる。「建築物における衛生的環境の確保に関する法律」での基準は，0.1％（1,000ppm）以下となっている。また，一人1時間当たり（hr/人）の必要な換気量は，33m³である。

（3）温　　熱

　温熱の因子には，気温，気湿（湿度），輻射熱，気流（室内微気流）がある。これらを組み合わせて総合的に評価するものとして温熱指数がある（表2-12）。

　近年，高温多湿や過度の運動の環境下で発症する熱中症が問題となっている。代表的な病型として，熱失神，熱けいれん，熱疲労，熱射病の4つがある。最近，新分類（Ⅰ～Ⅲ度）に改定された（表2-13）。

　熱中症予防のための指標（暑さ指数）としてWBGT（wet bulb globe temperature）がある。これは乾球温度（NDB：natural dry bulb temperature），湿球温度（NWB：natural wet bulb temperature）および黒球温度（GT: globe temperature）により以下の式で算出する。作業内容に応じてWBGT基準値が設定されている。

表2-12　温熱指数

温熱指数	算出に必要な因子
不快指数（DI：discomfort index） 蒸し暑さを表す指標。85になるとほぼ全員が不快を感じる。	気温（T），気湿（H） DI = 0.81T + 0.01H(0.99T-14.3) + 46.3 DI = 0.72×（乾球温度＋湿球温度）＋40.6
感覚温度（ET：effective temperature） 気流を考慮した実際の温度感覚を表す指標。体感温度。	気温（乾球温度），湿球温度，気流
補正感覚温度（CET：corrected effective temperature） 気流に加え輻射熱も考慮した実際の温度感覚を表す指標。	輻射熱（黒球温度），湿球温度，気流

◘熱失神
　皮膚血流量が急激に増加し，循環血液量とともに脳血流量が減少すると起きる。脈は微弱で頻脈となり，血圧は低下する。体温の上昇はない。

◘熱けいれん
　多量の発汗後の水分過剰摂取により血液中の電解質バランスが崩れると起きる。筋肉に有痛性けいれんが起きる。体温の上昇はない。

◘熱疲労
　多量の発汗に水分・電解質補給が追いつかず，脱水症状になったときに起きる。体温（直腸温）は39℃程度まで上昇するが，皮膚は冷たく，発汗がみられる。

◘熱射病
　汗腺疲労から発汗停止が生じ，視床下部の体温調節中枢が失調すると起きる。体温上昇（40℃以上）とともに，悪心，嘔吐，眩暈，異常興奮やけいれん，意識障害が起きる。

表 2 -13　熱中症の新分類（日本神経救急学会，日本救急医学会による）

従来の分類	新分類	重症度
熱失神	Ⅰ度	軽症
熱けいれん		
熱疲労	Ⅱ度	中等症
熱射病	Ⅲ度	重症

注）脳機能，肝臓・腎臓機能，血液凝固のいずれか一つでも異常徴候の場合は，Ⅲ度とする。

屋外で日射のある場合：WBGT ＝0.7NWB ＋0.2GT ＋0.1NDB

室内または屋外で日射のない場合：WBGT ＝0.7NWB ＋0.3GT

（4）放　射　線

　放射線には非電離放射線と電離放射線がある。非電離放射線には，レーザー，マイクロ波（電子レンジ），赤外線，紫外線がある。電離放射線には，電磁波（X線，γ線など）と粒子波（α線，β線，中性子線など）がある。

　電離放射線の健康影響には，確定的影響と確率的影響がある。確定的影響は，被曝線量の閾値があり閾値以下では障害が発生しない。閾値を上回ると，皮膚の紅斑（放射線熱傷），脱毛，白内障，造血機能低下，不妊などの障害が発生する。確率的影響は，被曝線量の閾値がなく，白血病，悪性腫瘍，遺伝的影響（染色体異常など）の障害が発生する。

　一方，電離放射線の早期（急性）障害には，皮膚の紅斑，悪心・嘔吐，下痢，骨髄障害，白血球の減少などがあり，晩発障害には，白血病，悪性腫瘍，白内障，奇形などがある。

　2011（平成23）年3月11日に発生した東日本大震災による福島原発事故を受け，放射性物質による環境汚染，特に食品汚染による健康障害が懸念された。そこで，食品の安全性を確保するため，半減期1年以上の放射性核種（セシウム134，セシウム137，ストロンチウム90，プルトニウム，ルテニウム106）を規制の対象とし，これらの放射性物質を含む食品から受ける被曝線量の上限が1ミリシーベルト（mSv）/年を超えないように，基準値が設定された。基準値は，放射性セシウムの寄与率を算出し，放射性セシウムの基準値（表2 -14）として設定されている＊。

＊シーベルト（Sv）：放射線による人体への影響の大きさを表す単位
ベクレル（Bq）：放射性物質が放射線を出す能力の強さを表す単位

　2011（平成23）年秋以降，国民が食品中の放射性セシウムから受ける1年間の追加線量は1 mSv/年の1％以下であり，極めて少ないことがマーケットバスケット調査により確かめられている。

表 2 -14　放射性セシウムの基準値
2012（平成24）年4月より施行

	一般食品	乳児用食品	牛乳	飲料水
基準値（Bq/kg）	100	50	50	10

※放射性ストロンチウム，プルトニウムなどを含めて基準値を設定

（5）上水道と下水道

1）上　水　道

　上水道とは，一般に水道を意味する。そして，水道の起源としては，ミルス-ラインケの現象（Mills-Reinche phenomenon）があげられる。これは，河川の水を砂ろ過し水道として配水すると，コレラ，腸チフス等の消化器系感染症死亡率が著しく

減少するとともに，一般死亡率も低下する現象である。

水道普及率上昇とともに水系感染症患者数や乳児死亡率（図2-4）が減少することはよく知られている。日本の水道普及率は，98.0％（2017（平成29）年度末現在）である。

a．水道水質基準　水道法では，水道事業の市町村経営原則が掲げられている。そして，水道水質管理のため「水道水質基準」（表2-15）が定められている。さらに，水質管理上留意すべき項目として「水質管理目標設定項目」(26項目，128物質）が設定されている。

b．水道水質問題　水道水質問題としては，変異原性・発がん性が疑われるクロロホルムなどのトリハロメタンに代表される塩素消毒副生成物問題や，クリプトスポリジウムに代表される耐塩素性病原生物による汚染がある。

水道事業者が，水道をよりよきものにするため目指すべき将来像を描き，その実現のための方策を示すものとして「水道事業ビジョン」の策定が推奨されている。

c．水道水の浄化　水道水の浄化は，沈殿→ろ過→消毒の順で行われる（表2-16）。現在では薬品沈殿→急速ろ過法→塩素消毒の手順が多く用いられている。

d．水道水の消毒効果指標　消毒効果の最も重要な指標として，残留塩素がある。水中に溶存する遊離残留塩素と結合残留塩素を合わせたものをいう。

残留塩素には殺菌効果があり，上水道（末端給水栓）では，遊離残留塩素0.1mg/L以上（病原生物に汚染された恐れがあるときは0.2mg/L以上），結合残留塩素0.4mg/L以上（病原生物に汚染された恐れがあるときは1.5mg/L以上）の存在が基準値とされている。

2）下　水　道

下水道は，都市部の雨水や汚水を下水管等で集め，浄化処理し清浄にしてから河川などの公共用水域に流す施設であり，公共用水域の水質保全の役割を担っている。

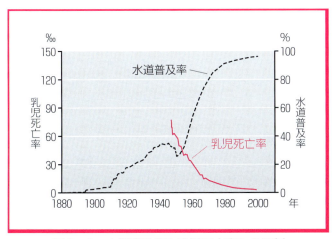

図2-4　水道普及率と乳児死亡率との関係
資料　厚生労働省健康局水道課調べ

◘**トリハロメタン**
　メタンの4つの水素原子の3つがハロゲン原子に置換された化合物の総称である。塩素消毒を行う際の副生成物である。代表的なものとしてクロロホルムがある。変異原性・発がん性が疑われることから水道水質基準で基準値が設定されている。

◘**クリプトスポリジウム**
　消化管に寄生する原虫である。環境中ではオーシストで存在する。オーシストは，塩素消毒に対し耐性がある。飲料水や食品からオーシストを摂取すると感染する。腹痛，水様性下痢が特徴である。

◘**遊離残留塩素**
　塩素が水中で分解されて生じた次亜塩素酸（HClO）と次亜塩素酸イオン（ClO$^-$）をさす。殺菌力は，
HClO＞ClO$^-$。

◘**結合残留塩素**
　次亜塩素酸または次亜塩素酸イオンが水中で窒素化合物と結合して生成したクロラミン（NH$_2$Cl，NHCl$_2$，NCl$_3$）の形をとるものをさす。結合残留塩素は遊離残留塩素に比べ殺菌力は弱い。

22 第2章 環境と健康

表2-15 水道水質基準

2015（平成27）年4月1日施行

項目	基準値	項目	基準値
一般細菌	1mLの検水で形成される集落数が100以下	トリクロロ酢酸	0.03mg/L以下
		ブロモジクロロメタン	0.03mg/L以下
大腸菌	検出されないこと	ブロモホルム	0.09mg/L以下
カドミウム及びその化合物	カドミウムの量に関して，0.003mg/L以下	ホルムアルデヒド	0.08mg/L以下
水銀及びその化合物	水銀の量に関して，0.0005mg/L以下	亜鉛及びその化合物	亜鉛の量に関して，1.0mg/L以下
セレン及びその化合物	セレンの量に関して，0.01mg/L以下	アルミニウム及びその化合物	アルミニウムの量に関して，0.2mg/L以下
鉛及びその化合物	鉛の量に関して，0.01mg/L以下	鉄及びその化合物	鉄の量に関して，0.3mg/L以下
ヒ素及びその化合物	ヒ素の量に関して，0.01mg/L以下	銅及びその化合物	銅の量に関して，1.0mg/L以下
六価クロム化合物	六価クロムの量に関して，0.05mg/L以下	ナトリウム及びその化合物	ナトリウムの量に関して，200mg/L以下
亜硝酸態窒素	0.04mg/L以下	マンガン及びその化合物	マンガンの量に関して，0.05mg/L以下
シアン化物イオン及び塩化シアン	シアンの量に関して，0.01mg/L以下	塩化物イオン	200mg/L以下
硝酸態窒素及び亜硝酸態窒素	10mg/L以下	カルシウム，マグネシウム等（硬度）	300mg/L以下
フッ素及びその化合物	フッ素の量に関して，0.8mg/L以下	蒸発残留物	500mg/L以下
ホウ素及びその化合物	ホウ素の量に関して，1.0mg/L以下	陰イオン界面活性剤	0.2mg/L以下
四塩化炭素	0.002mg/L以下	(4S,4aS,8aR)-オクタヒドロ-4,8a-ジメチルナフタレン-4a(2H)-オール(別名ジェオスミン)	0.00001mg/L以下
1.4-ジオキサン	0.05mg/L以下		
シス-1.2-ジクロロエチレン及びトランス-1.2-ジクロロエチレン	0.04mg/L以下	1.2.7.7-テトラメチルビシクロ[2.2.1]ヘプタン-2-オール(別名2-メチルイソボルネオール)	0.00001mg/L以下
ジクロロメタン	0.02mg/L以下		
テトラクロロエチレン	0.01mg/L以下		
トリクロロエチレン	0.01mg/L以下	非イオン界面活性剤	0.02mg/L以下
ベンゼン	0.01mg/L以下	フェノール類	フェノールの量に関して，0.005mg/L以下
塩素酸	0.6mg/L以下		
クロロ酢酸	0.02mg/L以下	有機物（全有機炭素（TOC）の量）	3mg/L以下
クロロホルム	0.06mg/L以下	pH値	5.8以上8.6以下
ジクロロ酢酸	0.03mg/L以下	味	異常でないこと
ジブロモクロロメタン	0.1mg/L以下	臭気	異常でないこと
臭素酸	0.01mg/L以下	色度	5度以下
総トリハロメタン*	0.1mg/L以下	濁度	2度以下

＊クロロホルム，ジブロモクロロメタン，ブロモジクロロメタン及びブロモホルムのそれぞれの濃度の総和

出典　厚生労働統計協会：国民衛生の動向2019/2020,2019,p.294

表2-16　水道水の浄化法

沈殿	普通沈殿	薬品等を使用せず，重力のみによる沈殿。
	薬品沈殿	凝集剤注）添加によりブロック（凝集塊）を作り沈殿させる。
ろ過	緩速ろ過法	砕石・砂層表面の生物膜によるろ過法。ろ過速度が遅い。
	急速ろ過法	薬品沈殿後の物理的ろ過法。ろ過速度が速い。
消毒	塩素消毒	ろ過水に塩素を注入する。

注）凝集剤：硫酸バンド（硫酸アルミニウム）やポリ塩化アルミニウムなど

日本の下水道処理人口普及率は，79.3%（2018（平成30）年度末現在：福島県は，東日本大震災の影響で一部市町村対象外）である。また，水洗化人口（下水道処理人口と浄化槽人口の和）の割合は，94.8%（2017（平成29）年度末現在）となっている。

下水処理の方法には，1次〜3次処理の3段階がある（表2-17，図2-5）。日本の下水処理施設では，多くが2次処理に活性汚泥法を用いている。

（6）廃棄物処理

現状に即した廃棄物の処理体系を整備し，生活環境の保全と公衆衛生の向上を図ることを目的として成立した「廃棄物の処理及び清掃に関する法律」（廃棄物処理法）により，廃棄物は一般廃棄物と産業廃棄物に区分されている。

排出量が特に多い廃棄物や処理が困難な廃棄物では，個別製品ごとにリサイクルの推進や適正処理を図ることを目的として，容器包装リサイクル法（容器包装に係る分別収集及び再商品化の促進等に関する法律），家電リサイクル法（特定家庭用機器再商品化法：エアコン，テレビ，冷蔵庫，洗濯機が対象），建設リサイクル法（建設工事に

◆富栄養化
　閉鎖性水域への窒素，リン等の栄養塩類の流入により藻類等が異常増殖繁茂すること。富栄養化が起こると，水中の酸素消費量が高くなって溶存酸素が減少し，水生生物の生存が脅かされる。

表2-17　下水処理の方法

1次処理	沈殿処理	浮遊物を重力沈降により除去する。
2次処理	生物処理	・活性汚泥法（浮遊生物法）：好気性微生物を多く含む活性汚泥の入った反応タンク（曝気槽）を通し，好気性微生物の活発な作用により有機物を水や二酸化炭素に分解する。 ・生物膜法（固着生物法）：担体（砕石等）表面に生物膜を発生させ，これに下水を接触させて有機物を水や二酸化炭素に分解する。
3次処理	高度処理	富栄養化の原因となる窒素，リンを除去する。

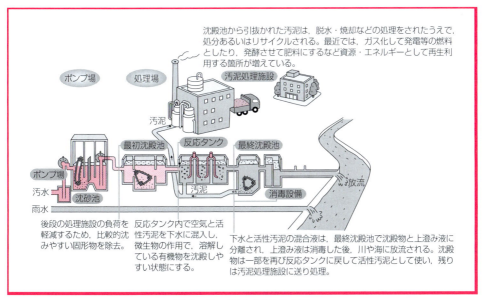

図2-5　下水処理の方法
出典　国土交通省ホームページ（http://www.mlit.go.jp/crd/sewerage/shikumi/shumatsuhtml.html）

係る資材の再資源化等に関する法律)，食品リサイクル法(食品循環資源の再利用等の促進に関する法律)，自動車リサイクル法(使用済自動車の再資源化等に関する法律)が制定されている。

また，有害廃棄物の越境移動による環境汚染を防止するため，1992(平成4)年5月に「有害廃棄物の国境を越える移動及びその処分の規制に関するバーゼル条約」(バーゼル条約)が発効し，日本も翌年に加盟している。

1) 一般廃棄物

いわゆる一般の家庭ごみが中心で，市町村が処理責任を有している。総排出量は年間4,289万トン，一人1日当たりの排出量は920g(2017(平成29)年度)で，いずれもやや減少状態である(図2-6)。また，リサイクル率は20.2%(2017年度)であり，上昇後，近年は横ばい状態である。

2) 産業廃棄物

事業活動に伴って排出される廃棄物が中心で，排出事業者の処理責任が明確にされている。**マニフェストシステム**で処理の管理を行う。種類毎の割合では汚泥(43.2%)，次いで動物の糞尿(20.8%)の順(2016(平成28)年度)になっている。直接または処理後の再利用量は，52.7%(2016年度)となっている。

3) 特別管理廃棄物

一般廃棄物と産業廃棄物のうち，爆発性，毒性，感染性など人の健康または生活環境に危害を及ぼす恐れのあるものを指す。病院などから出る感染性産業廃棄物(メス，注射針，点滴チューブなど)がこれにあたる。通常の廃棄物より厳しい規制が定められている。マニフェストシステムで処理の管理を行う。

◨**マニフェストシステム**
排出業者が産業廃棄物の形状や取扱い上の注意事項を記載した全国統一様式の処理伝票を管理することにより，産業廃棄物の運搬から処分に至る流れをチェックし管理の徹底を図るシステム。

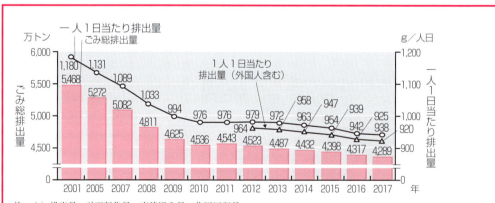

図2-6　ごみ総排出量の推移

出典　厚生労働統計協会：国民衛生の動向2019/2020, 2019, p. 366

（7）建築物衛生

　一定の要件に該当する特定建築物は，建築物衛生法に基づき，①知事などへの届け出，②建築物環境衛生管理技術者の選任，③建築物環境衛生管理基準の遵守が義務付けられている。都道府県知事などは，必要に応じ環境衛生監視員に立ち入り検査などを行わせ，改善命令，使用停止などの処分を行うことができる。

　特定建築物とは，その用途が，興行場，百貨店，集会場，図書館，博物館，美術館，遊技場，店舗，事務所，学校，旅館であって，延べ面積が3,000平方メートル以上（学校教育法1条の学校などは8,000平方メートル以上）の建築物である。

　建築物環境衛生管理基準には，「空気環境の調整（表2-18），給水及び排水の管理，清掃，ねずみ，昆虫などの防除その他環境衛生上良好な状態を維持するのに必要な措置について定める」と規定されている。

表2-18　空気調和設備を設けている場合の空気環境の基準

ア	浮遊粉じんの量	$0.15mg/m^3$以下
イ	一酸化炭素の含有率	100万分の10以下（＝10 ppm 以下） ※特例として外気がすでに10ppm 以上ある場合には20ppm 以下
ウ	二酸化炭素の含有率	100万分の1000以下（＝1000 ppm 以下）
エ	温度	(1)　17℃以上28℃以下 (2)　居室における温度を外気の温度より低くする場合は，その差を著しくしないこと。
オ	相対湿度	40%以上70%以下
カ	気流	0.5m/秒以下
キ	ホルムアルデヒドの量	$0.1mg/m^3$以下（＝0.08ppm 以下）

演習課題

❶ 地球環境問題を取り上げ，生体・環境への影響や環境保全対策について調べてみよう。

❷ 大気汚染物質の環境基準，環境基準達成状況，主要な発生源，生体への有害作用について調べてみよう。

❸ 公共用水域の水質汚濁物質の環境基準や，水域毎の指標項目およびその測定意義についてまとめてみよう。

❹ 主要な公害について，発生地域，原因物質，健康障害，法的補償について比較してまとめてみよう。

❺ 放射性物質による食品汚染に係る基準値について調べてみよう。

❻ 上水道と下水道について，普及率，浄化法と処理法，水質問題などについて比較してまとめてみよう。

第**3**章	# 健康，疾病，行動にかかわる統計資料

　国民の健康状態を把握するために，統計値を用いてさまざまな統計資料が作成されている。この章では，保健統計に用いられている統計値が何を意味しているのか，また，保健統計データを得るために必要な調査の対象者，目的，調査内容などについて理解し，わが国の健康，疾病などの現状を知ることをねらいとする。

Key Words　人口静態統計　人口動態統計　年齢調整死亡率　平均寿命　傷病統計

---

1. 保健統計

　個人個人の健康状態をみてもわからない全体像を把握するためには，集団を対象として，さまざまな統計値を用いる必要がある。このような統計値を保健指標という。保健統計とは，国民の健康に関する事象を保健指標として集計することによって実態を把握し，公衆衛生の向上を図ることを目的とする統計資料である。主な保健統計として，人口静態統計，人口動態統計などがある。

2. 人口静態統計

（1）人口静態統計の概要と国勢調査

　人口静態統計は，人口のある時点での全体や年齢別の「静止した」状況をさまざまな統計指標を用いて数値として表したものであり，総務省が行う国勢調査データを基本としている。

　国勢調査は，5年ごとに日本国内に常住している者（外国人を含むすべての者）を対象に10月1日午前0時現在の状態を調べる全数調査であり，わが国の人口の状況を明らかにすることを目的としている。表3-1に示す項目について調査している。

表3-1　国勢調査における調査項目

世帯員に関する事項	氏名，男女の別，出生の年月，世帯主との続き柄，配偶の関係，国籍，現住居での居住期間，5年前の住居の所在地，教育，就業状態，所属の事業所の名称および事業の種類，仕事の種類，従業上の地位，従業地または通学地，利用交通手段など
世帯に関する事項	世帯の種類，世帯員の数，住居の種類，住宅の床面積，住宅の建て方など

2. 人口静態統計　27

表3−2　わが国の総人口の年次推移　　　　　　　　　　　　　（単位　千人）

年　次	総人口（1,000人）[注1]			人口増減率[注2] （%）
	総　数	男	女	
1950（昭和25）	84,115	41,241	42,873	1.75
1955（昭和30）	90,077	44,243	45,834	1.17
1960（昭和35）	94,302	46,300	48,001	0.84
1965（昭和40）	99,209	48,692	50,517	1.13
1970（昭和45）	104,665	51,369	53,296	1.15
1975（昭和50）	111,940	55,091	56,849	1.24
1980（昭和55）	117,060	57,594	59,467	0.78
1985（昭和60）	121,049	59,497	61,552	0.62
1990（平成2）	123,611	60,697	62,914	0.33
1995（平成7）	125,570	61,574	63,996	0.24
2000（平成12）	126,926	62,111	64,815	0.20
2005（平成17）	127,768	62,349	65,419	− 0.01
2010（平成22）	128,057	62,328	65,730	0.02
2015（平成27）	127,095	61,842	65,253	− 0.11
2016（平成28）	126,933	61,766	65,167	− 0.13
2017（平成29）	126,706	61,655	65,051	− 0.18
2018（平成30）	126,443	61,532	64,911	− 0.21

注1）1950〜1985年，1990，1995，2000，2010，2015年は国勢調査による人口（総人口に年齢不
　　詳を含む）。1950〜1970年は沖縄県を除く。
注2）人口増減率は，前年10月から当年9月までの増減数を前年人口で除したもの。
資料　総務省統計局統計調査部国勢統計課「国勢調査報告」「我が国の推計人口」「人口推計年
　　報」，国立社会保障・人口問題研究所「日本の将来推計人口」

（2）人口の推移

1）総　人　口

　わが国の総人口は，第1回国勢調査（1920年）の5,596万3,000人から増加し，
1970（昭和45）年には1億人を超えた。その後，2008（平成20）年には1億2,808万
4,000人まで増加したが，それ以降は減少傾向にある。さらに2018（平成30）年で
は，1億2,644万3,000人となり，前年と比べ26万3,000人の減少（人口増減率：−
0.21%）と8年連続で大きく減少している（表3−2）。

2）人口ピラミッド

　人口構成を年齢別に図示したものを人口ピラミッドという（巻末資料 p.179参照）。
わが国の人口ピラミッドをみると，かつては年齢が低くなるほど人口が多く，年齢
が高くなるほど人口が少なくなる，いわゆる「ピラミッド（富士山）型」であった
が，現在は「つぼ（紡錘）型」に近い形を描いている（図3−1）。2018年では男女
共に第1次ベビーブーム期（1947〜49（昭和22〜24）年）に生まれた69〜71歳と，第

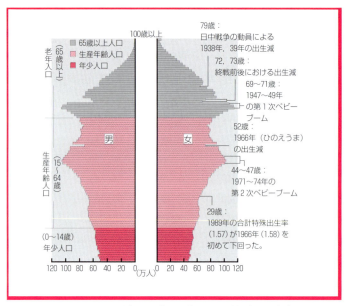

図3-1　わが国の人口ピラミッド（2018年）
資料　総務省統計局：平成30年10月1日現在推計人口

2次ベビーブーム期（1971～74（昭和46～49）年）に生まれた44～47歳でピークを迎えている。

3）人口指標，人口構造

　人口構造をみる際に用いられる代表的な指標に，年齢3区分別人口と人口指数がある。年齢3区分別人口には，0～14歳の年少人口，15～64歳の生産年齢人口，65歳以上の老年人口がある。また，年少人口，老年人口，従属人口（年少人口と老年人口をあわせたもの）を生産年齢人口で割ったものを，それぞれ**年少人口指数，老年人口指数，従属人口指数**といい，人口構造の比較に用いられる。その他に，老年人口を年少人口で割った**老年化指数**などがある（巻末資料p.176参照）。

　最近の傾向として，年少人口が減少，老年人口が増加しており，2018年では特に老年人口は3,500万人を超え，4人に1人が65歳以上となり，また，75歳以上人口が初めて65歳以上人口の半数以上となった（表3-3）。総人口に占める年少人口および生産年齢人口の割合は年々減少し，比較可能な1950年以降，ともに過去最低となっている。その一方で，老年人口の割合は年々増加している。老年人口の増加の影響で老年人口指数，従属人口指数，老年化指数は上昇傾向にある（表3-3）。

（3）世界の人口

　国連によると，世界の人口は2015年で73.8億人と推計されている。世界の2010～2015年における年平均人口増加率は，1.1%（先進地域：0.3%，発展途上地域：1.3%）であり，2030年には85.5億人，2050年には97.7億人と推計されている。世界の中でも，日本は年少人口指数が最も低く，老年人口指数が最も高い。

表3-3　年齢3区分別人口と人口指数（2018年）

年齢3区分別人口				人口指数		
年齢区分	人　口	総人口に占める割合	最近の傾向	指　数	値	最近の傾向
年少人口（15歳未満）	1,541万5,000人	12.2%	低下	年少人口指数[注]	20.4	低下
生産年齢人口（15〜64歳）	7,545万1,000人	59.7%	低下	老年人口指数[注]	47.2	上昇
老年人口（65歳以上）	3,557万8,000人	28.1%	上昇	従属人口指数[注]	67.6	上昇
うち75歳以上人口	1,797万5,000人	14.2%	上昇			
				老年化指数	230.8	上昇

注）人口指数は100倍した場合，生産年齢人口100人が何人の年少人口・老年人口・従属人口を扶養しているかを表す。

資料　総務省統計局：平成30年10月1日現在推計人口

3. 人口動態統計

（1）人口動態統計の概要と各種指標の届出制度

　人口のある時点での全体および年齢別の「静止した」姿を指す人口静態統計に対して，人口動態統計は一定期間に人の出入りがどのように「動いた」のかを表す統計資料である。人口動態統計は，1年間（1〜12月）を通じて調査が行われる全数調査であり，出生・死産・死亡・婚姻・離婚について届出*が行われ，厚生労働省が集計，公表している。わが国の人口動態事象を把握し，人口および厚生労働行政施策の基礎資料を得ることを目的としている。

＊出生・死亡・婚姻・離婚は「戸籍法」，死産は「死産の届出に関する規定」によって市町村に届出が行われる。

（2）出　　生

　人口の予測には，まず，出生の動向を把握する必要があるが，出生の動向を表す指標として出生率や合計特殊出生率などがある。

1）出生率，母の年齢（年齢階級）別出生率

　出生数の推移をみると，戦後は第1次・第2次ベビーブーム期に200万人を超えたのを除いて，減少傾向にあった。最近では，2006（平成18）年以降は増減を繰り返し，2018（平成30）年は91万8,400人で前年より2万7,746人減少した（図3-2）。

　年間の出生数をその年の人口で割ったものを出生率といい，出生率を母の年齢（または年齢階級）別にみたものを母の年齢（年齢階級）別出生率という（巻末資料p.176参照）。母の年齢階級別出生率は，かつては20歳代半ばくらいにピークがあったが，近年では20歳代で低下し，30歳代で増加傾向にある。

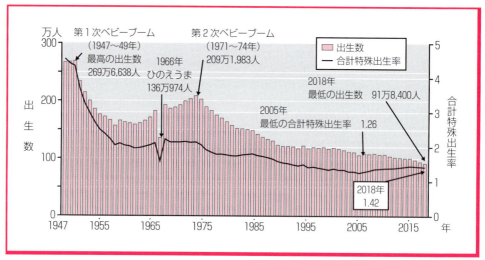

図3-2　出生数および合計特殊出生率の年次推移

資料　厚生労働省：人口動態統計

2）合計特殊出生率

合計特殊出生率は，前述の母の年齢（年齢階級）別出生率を15歳から49歳まで合計したものであり，一人の女性がその年次の年齢別出生率において一生の間に生む子どもの数を表す（巻末資料p.177参照）。合計特殊出生率が約2.1を下回った状態が継続すると，長期的に人口が減少するとされている。

合計特殊出生率は，1966（昭和41）年の「ひのえうま」を除いて2.0以上を推移していたが，第2次ベビーブーム後は低下に転じた。その後，1975（昭和50）年に2.0を下回ってからは1970年代後半を除いて低下傾向が続いたが，2006年からは3年連続で上昇し，その後は増減をくり返し，2018年では1.42となった（図3-2）。

このほかに，出生の動向を表す指標として，合計特殊出生率に将来の再生産に直接関係する女児の出生だけを考慮した**総再生産率**や，総再生産率に母親の世代の死亡率も考慮した**純再生産率**などがある（巻末資料p.177参照）。

（3）死　　亡

粗死亡率は出生と同様に年間の死亡数を人口で割ったものをいう（なお，人口動態統計年報（確定数）などでは単に「死亡率」と呼んでいるため，本章では特に断りがない限り，粗死亡率を「死亡率」と表記する）（巻末資料p.177参照）。

2018（平成30）年の死亡数は136万2,470人で前年より2万1,903人増加し，死亡率（人口千対）は11.0と前年の10.8を上回った。死亡数と死亡率の年次推移をみると，第2次世界大戦後には死亡数は114万人，死亡率は14.6であったが，医学や医療の進歩および公衆衛生の向上などにより低下し，その後，人口の高齢化を反映して緩やかな増加傾向に転じている。

また、年齢階級でみると14歳以下の死亡数は戦後、急激に減少した一方、65歳以上では人口の高齢化を反映して近年では増加している。特に80歳以上の死亡数の増加は著しく、全死亡に占める割合は、2018（平成30）年では64.2％となっている。

（4）死因統計と死因分類（ICD）

死因に関する統計（死因統計）は、保健政策や学術研究のみならず、医療福祉などさまざまな分野でも活用されている。死因統計に用いられる死因の分類方法として、**国際疾病分類**（international classification of disease：**ICD**）があり、1995（平成7）年から採用されているのは第10回修正版（ICD-10）である。

主な**死因別死亡率**（人口10万対）の推移を図3-3に示す。2018年では死因第1位の悪性新生物300.7、第2位の心疾患（高血圧性心疾患を除く）167.6、第3位の老衰88.2で全体の約3分の2を占めている。悪性新生物は一貫して上昇を続け、1981（昭和56）年以降、死因の第1位である。心疾患は1985（昭和60）年に第2位となり、その後も上昇していたが、1995年には急激に低下し*、1997（平成9）年からは再び上昇傾向を示している。なお、心疾患死亡の約4割が虚血性心疾患による死亡である。老衰は1947（昭和22）年をピークに減少傾向が続いていたが、2001年以降は増加し、2018年では第3位となった。

肺炎は、1947年以降低下傾向であったが、1973（昭和48）年以降は上昇傾向に転じ、2011年には脳血管疾患を抜いて第3位となった。2017年には大きく低下したが、これはICD-10の死因選択ルールの明確化によるものと考えられている。2018年は第5位である。一方、脳血管疾患は1970（昭和45）年から低下、1991（平成2）年以降は横ばいで推移し、1995年に急激に上昇したものの、その後は低下傾向を示し

＊心疾患死亡率が急激に低下した主な理由として、1995年におけるICD-10の適用に伴う死亡診断書様式の改訂で、死因の欄に「終末期の心不全、呼吸不全を書かないでください」という指導が入ったことによる。

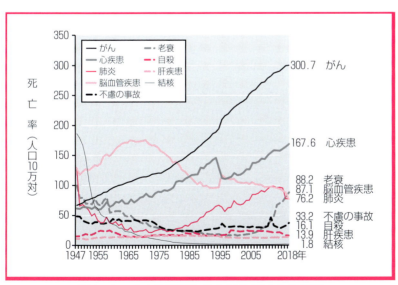

図3-3　主な死因別にみた死亡率の年次推移

資料　厚生労働省：人口動態統計

ている。2018年には第4位となった。なお，脳血管疾患死亡の約6割が脳梗塞，約3割が脳内出血である。

（5）年齢調整死亡率（直接法，標準化死亡比）

1）年齢調整死亡率（直接法）

　地域別に死亡率を比較する場合，地域で年齢構成に違いがあるため，高齢者の多い地域では高くなり，若年者の多い地域では低くなる傾向がある。また，年代間で比較をする場合も，近年では少子高齢化が進み，数十年前とは年齢構成が異なる。このような年齢構成の異なる地域間や年代間で死亡状況の比較ができるように，年齢構成を調整した死亡率を**年齢調整死亡率**という。この年齢調整死亡率を用いて比較する集団の年齢構成を統一することによって，年齢構成の違いによる影響を取り除き，より正確に地域比較や年次比較を行うことができる（図3-4）。

　年齢調整死亡率の算出方法の一つに，観察集団の実際の年齢階級別死亡率，および基準集団人口（1985年の国勢調査人口を基に補正したモデル人口）を用いて求める**直接法**がある（巻末資料p.178参照）。直接法は観察集団の年齢階級別死亡率を「直接」使用するため，年齢階級別死亡率が比較的安定している国や都道府県など，観察集団の規模が大きい場合に用いられる。また，高齢者の多い集団では死亡率より年齢調整死亡率が低く算出され，若者の多い集団では高く算出されると考えられる。

　前述の死亡率でみると，悪性新生物，心疾患などは近年上昇傾向にあるが，これは高齢者の割合が増えていることを反映している（図3-3）。そこで，年齢構成の差を取り除いた年齢調整死亡率を用いて死因別死亡の年次推移をみると，近年は総じて低下傾向にある（図3-4）。

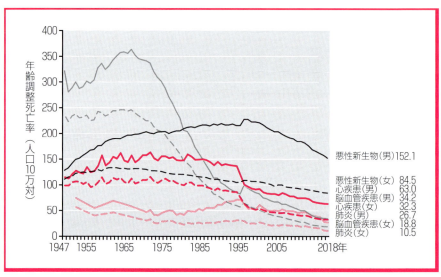

図3-4　主な死因別にみた性別年齢調整死亡率の年次推移

資料　厚生労働省：人口動態統計

●年齢調整死亡率（直接法）と標準化死亡比（SMR）の計算●

年齢調整死亡率（直接法）とSMRの計算方法について紹介する。例えば，高齢型の人口構成であるA地域と，若年型の人口構成であるB地域との死亡状況を比較する場合，粗死亡率で比較すると，どの年齢階級でも死亡率はB地域の方が高いが，全体の粗死亡率はA地域の方が高いという矛盾が生じることがある。これはA地域の方が高齢者の割合が高いためである。

年齢階級	A地域 人口（①）	観察死亡数（②）	死亡率（②÷①）	B地域 人口（①）	観察死亡数（②）	死亡率（②÷①）
0-14歳	4,000	20	0.005	10,000	100	0.01
15-64歳	12,000	120	0.01	4,000	80	0.02
65歳以上	8,000	400	0.05	2,000	120	0.06
全年齢	24,000	540	0.023	16,000	300	0.019

そこで，下表のように年齢調整死亡率で比較すると，全体の死亡率もA地域（18.3（人口千人対））よりB地域（26.7）が高いという矛盾のない評価ができる。

年齢階級	基準集団人口[注]（①）	A地域 死亡率（②）	期待死亡数（①×②）	B地域 死亡率（②）	期待死亡数（①×②）
0-14歳	8,000	0.005	40	0.01	80
15-64歳	10,000	0.01	100	0.02	200
65歳以上	6,000	0.05	300	0.06	360
全年齢	24,000（④）		440（③）		640（③）
年齢調整死亡率（人口千人対）		18.3（③÷④）		26.7（③÷④）	

注）通常，基準集団人口は1985年モデル人口を用いるが，ここでは簡単のため，仮想の基準集団人口を用いた。
※表中の数字（①～④）は，下記の年齢調整死亡率の計算式の数字に対応している。

$$\text{年齢調整死亡率} = \frac{\{(①基準集団の年齢階級別人口) \times (②観察集団の対応する年齢階級別死亡率)\}の総和③}{④基準集団人口の総数} \times 1,000（または100,000）$$

また，A地域とB地域のSMRを計算すると，基準集団と同じ死にやすさであったと仮定した場合の死亡数（期待死亡数）100に対して，A地域では，実際の死亡数（観察死亡数）が90（＝A地域のSMR）であり，B地域では115（＝B地域のSMR）となる。

年齢階級	基準集団死亡率[注]（①）	A地域 人口（②）	期待死亡数（①×②）	観察死亡数	B地域 人口（②）	期待死亡数（①×②）	観察死亡数
0-14歳	0.01	4,000	40	20	10,000	100	100
15-64歳	0.02	12,000	240	120	4,000	80	80
65歳以上	0.04	8,000	320	400	2,000	80	120
全年齢		24,000	600（③）	540（④）	16,000	260（③）	300（④）
SMR			90（④÷③）			115（④÷③）	

注）基準集団の死亡率は，例えば全国といった，より大きな集団の年齢階級別死亡率を用いることが多い。
※表中の数字（①～④）は，下記のSMRの計算式の数字に対応している。

$$\text{SMR} = \frac{④観察集団の総死亡数}{\{(①基準集団の年齢階級別死亡率) \times (②観察集団の対応する年齢階級別人口)\}の総和③} \times 100$$

2）標準化死亡比（standardized mortality ratio: SMR）

SMRは，年齢調整死亡率のように観察集団の年齢階級別死亡率は使用せず，観察集団が基準集団の年齢階級別死亡率と同じ割合で死んだ場合の死亡数（期待死亡数）と，観察集団の実際の総死亡数との比である（巻末資料 p.178参照）。SMRは市町村など，観察集団の規模が小さい場合に用いられ*，基準集団と観察集団が同じ死亡率である場合を100（基準値）とし，100より大きいときは観察集団の死亡状況が基準集団より悪い，100より小さいときは基準集団よりよいことを意味する。

*人口規模が小さい集団では年齢階級の人口が小さくなるため，一つの年齢階級で一人の死亡が増えただけで，その年齢階級の死亡率が急増することもある。そのため，年齢階級別死亡率が安定せず，適切な評価ができないことがあることから，人口規模の小さい集団では，観察集団の年齢階級別死亡率を用いないSMRで評価することが多い。

3）PMI（proportional mortality indicator）

PMIは，全死亡数中に占める50歳以上の死亡数の割合のことである（巻末資料 p.178参照）。年齢調整死亡率などを計算するには年齢階級別人口や死亡数などのデータが必要なため，保健統計データが整備されていない国や地域では，年齢調整死亡率などで健康水準を把握することが困難な場合がある。そこで，PMIの算出でその国の衛生水準を知ることができ，値が高いほど衛生水準が高いと考えられる。PMIは，先進国では約90％であるが，発展途上国では低値を示す場合が多い。

（6）死産，周産期死亡，乳児死亡，妊産婦死亡

乳児死亡率や妊産婦死亡率などは，その国の衛生統計指標となる。死産は妊娠満12週以後の死児の出産であり，自然死産と人工死産に分けられる。また，生後1週未満の死亡を早期新生児死亡，生後4週未満の死亡を新生児死亡，生後1年未満の死亡を乳児死亡といい，出産後育成可能が認められる妊娠週数（妊娠満22週）以降の死産と生後1週未満の死亡を周産期死亡という（図3-5）。

わが国の乳児死亡率は世界的に最も良好な水準にある。1960年代半ばまでは急激に低下したが，近年では緩やかな低下傾向を示しており，2018年の乳児死亡数は1,748人，乳児死亡率（出生千対）は1.9となっている。また，早期新生児死亡，新生児死亡についても近年では緩やかな低下傾向を示している。

死産数の推移をみると，1950（昭和25）年から上昇傾向となり，ピークの1961（昭和36）年以後は1966年の「ひのえうま」の影響を除き，低下傾向となった。1995年からは横ばいで推移したが，2003（平成15）年以降低下し，2018年では死産数は1万9,614胎，死産率（出産千対）は20.9となっている。

周産期死亡数は2,999で，周産期死亡率（出産（出生数と妊娠満22週以後の死産数の合計）千対）は3.3となっており，

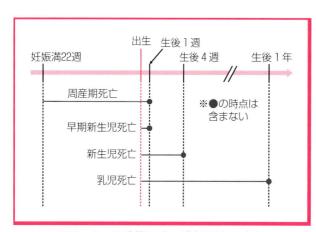

図3-5　周産期死亡，乳児死亡の定義

注）早期新生児・新生児・乳児死亡率，死産率，周産期死亡率の算出方法は巻末資料 p.177を参照のこと。

数・率ともに減少している。また，かつては高かった妊産婦死亡率（出産10万対）は，1950年代頃から大きく低下し，2018年には3.3であった。

4. 生命表

（1）生命表

厚生労働省で作成している生命表には，全国単位の「**完全生命表**」「**簡易生命表**」，都道府県・指定都市単位の「都道府県別生命表」，および市区町村単位の「市区町村別生命表」がある。

生命表は，ある時点において10万人が出生したと仮定した場合，その集団の死亡状況（年齢別死亡率）が今後変化しないと仮定したときに，各年齢の者が1年以内に死亡する確率（**死亡率**）や平均してあと何年生きられるか（**平均余命**）という期待値の表である。特に，0歳の平均余命である「**平均寿命**」は，図3-7のようにして計算され，保健福祉水準を総合的に示す指標として広く活用されている。

（2）平均余命と平均寿命

わが国の平均寿命は，第2次世界大戦直後の第8回完全生命表（1947年）では，男女ともに50年を超え，その後は大きく延びた。簡易生命表によると，わが国の2018（平成30）年の平均寿命は，男81.25歳 女87.32歳であり，前年と比べて男は0.16年，女は0.06年上回った。主要各国の比較を，図3-8に示した＊。

＊国によって平均寿命の作成基礎となるデータの時点などが異なるため，厳密な比較は難しい。そのため，順位はあくまでも目安である。

（3）健康寿命

健康寿命とは，一般に，ある健康状態で生活することが期待されている平均期間，またはその指標の総称を指し，健康日本21（第2次）では健康寿命の延伸が目標の一つとなっている。WHOによる算出では，2016（平成28）年における日本の健康寿命は，全体で74.8歳とシンガポールに次ぐ世界2位の健康寿命国となってい

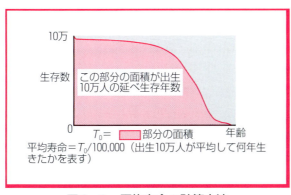

図3-7　平均寿命の計算方法

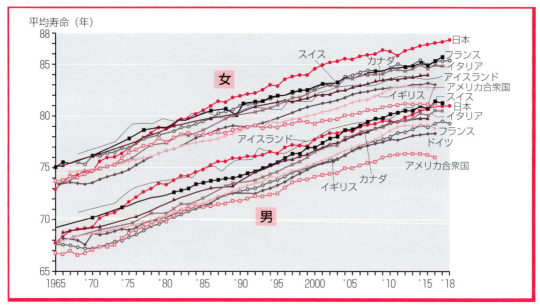

図3-8　主要各国の平均寿命の推移

注）1990年以前のドイツは旧西ドイツの数値である。

資料　UN：Demographic Yearbook など

る。また，厚生労働省による健康寿命の算出では，2016年で男が72.14歳，女が74.79歳であった。なお，WHOと厚生労働省の健康寿命の算出方法は異なる。

5. 傷病統計

◆層化無作為抽出

例えば，患者調査では日本にある全医療施設を対象とするのではなく，都道府県や2次医療圏ごとの医療施設リストなどから無作為に調査対象の医療施設を選ぶこと。

国民の生活や健康・受療の実態を把握する**傷病統計**の代表的なものに，層化無作為抽出した医療施設における受診患者の傷病などを調査する**患者調査**と，層化無作為抽出した地区内の世帯の健康状態などを調査する**国民生活基礎調査**がある。

(1) 患者調査

患者調査は，病院および診療所を利用する患者について，その傷病の状況などの実態を明らかにし，医療行政の基礎資料を得ることを目的として，厚生労働省によって3年に1回調査が行われる。調査内容は表3-4のとおりである。

1) 推計患者数

推計患者数は，調査日当日に病院，一般診療所，歯科診療所で受療した患者の推計数である。推計患者数は，推計入院患者数と推計外来患者数に分けられる。2017（平成29）年の推計入院患者数は131.3万人，推計外来患者数は719.1万人であった。傷病別にみると，推計入院患者数は「精神及び行動の障害」が25.2万人（中でも「統合失調症（15.4万人）」が多い），「循環器系の疾患」が22.9万人（中でも「脳血管疾患（14.6万人）」が多い），「新生物」が14.2万人であり，推計外来患者数は「消化器

5. 傷病統計　　*37*

表3-4　患者調査の調査内容

推計患者数	施設の種類・性・年齢階級別，傷病分類別（入院患者，外来患者），病床の種類別，主傷病・副傷病の状況，在宅医療の状況，救急の状況，入院（重症度など）の状況
受療率	性・年齢階級別，傷病分類別，都道府県別
主要な傷病の総患者数	
退院患者の平均在院日数等	施設の種類・年齢階級別，傷病分類別，都道府県別，病床の種類別，手術前平均在院日数・手術後平均在院日数
入院前の場所・退院後の行き先	

系の疾患」129.3万人（中でも「歯肉炎及び歯周疾患（46.9万人）」，「う蝕（27.7万人）」が多い），「循環器系の疾患」が88.9万人（中でも「高血圧性疾患（64.7万人）」が多い），「筋骨格系及び結合組織の疾患」が87.7万人であった。

2）総患者数

総患者数は，調査日には医療施設を外来受診していないが，継続的に医療を受けている者の数を推計したものである（巻末資料 p.178参照）。主な傷病の総患者数は，2017年では「高血圧性疾患」が993.7万人と最も多く，次いで「歯肉炎及び歯周疾患（398.3万人）」，「糖尿病（328.9万人）」の順であった。

3）受　療　率

受療率とは，調査日の人口10万人当たりの推計患者数のことをいう（巻末資料 p.178参照）。2017年の受療率は，入院では人口10万人当たり1,036，外来では5,675であった。傷病分類別にみると，入院では，高い順に「精神及び行動の障害（199）」，「循環器系の疾患（180）」，「新生物（112）」であり，外来では，「消化器系の疾患（1,021）」，「循環器系の疾患（702）」，「筋骨格系及び結合組織の疾患（692）」であった。

4）退院患者の在院日数等

退院患者の調査は，調査年の9月1日〜30日の1か月間実施される。2017年の推計退院患者について，在院日数の平均である平均在院日数を施設の種類別にみると，「病院」が30.6日，「一般診療所」が12.9日となっている。また，傷病分類別にみると，長い順に「精神及び行動の障害（277.1日）」，「神経系の疾患（81.2日）」，「循環器系の疾患（38.1日）」となっている。

（2）国民生活基礎調査

国民生活基礎調査は，保健，医療，福祉，年金，所得など国民生活の基礎的事項を調査し，厚生労働行政の企画および運営に必要な基礎資料を得ることを目的として，厚生労働省によって3年ごとに大規模調査が行われ，その間は小規模な基礎調査が毎年行われる。大規模調査の場合，調査内容は世帯票（世帯数と世帯人員数の状

況など），健康票（世帯員の健康状況など），介護票（介護の状況），所得票（各種世帯の所得の状況），貯蓄票（各種世帯の貯蓄の状況）からなる。

　2016（平成28）年の大規模調査によると，有訴者率（世帯員（入院者を除く）のうち，病気やけがなどで自覚症状がある者（巻末資料 p.178参照））は人口千人当たり305.9であり，前回の大規模調査（2013年）よりも低下している。自覚症状の中で多いのは腰痛，肩こりなどであった（腰痛：男91.8，女115.5，肩こり：男57.0，女117.5（人口千人当たり））。また，通院者率（世帯人員に対する医療施設，施術所の通院・通所者（巻末資料 p.178参照））は人口千人当たり390.2であり，高血圧症によるものが最も多かった（男120.0，女116.1）。前回（2013年）の調査と比較して，2016年の有訴者率は低下したが，通院者率は上昇している。

演習課題

❶ 最近のわが国の人口の推移，および分布（性別，年齢3区分別など）の特徴について調べてみよう。

❷ 最近のわが国の出生，死亡，婚姻，離婚，死産（人口動態の5事象）の特徴について調べてみよう。

❸ 最近のわが国の平均寿命，健康寿命などの推移や特徴（性別など）について調べてみよう。

❹ わが国の健康にかかわる調査（患者調査，国民生活基礎調査など）の結果について調べてみよう。

参考文献
・木村美恵子，徳留信寛，圓藤吟史編：公衆衛生学（第3版），化学同人，2012
・田中平三，徳留信寛，辻一郎 他編：社会・環境と健康（改訂第3版），南江堂，2010
・田中平三編：これからの公衆衛生学，南江堂，2010
・中村好一：基礎から学ぶ楽しい疫学（第2版），医学書院，2006

第4章	健康状態・疾病の測定と評価

　疾病の発生にはさまざまな要因があるが，疾病との関連を動物実験ではなく，人間の集団で明らかにする必要がある。そこで，ある疾病にすでに罹った人々の過去の習慣を調査したり，将来にわたって観察・調査を行い，集団の保健活動に役立てる研究科学，すなわち疫学（epidemiology）が発展した。ここでは，疫学研究を理解して，健康事象や疾病の発生にかかわる関連要因の空間的・時間的な分布と頻度を明らかにし，疾病の予防のための方策を立てる手法を学ぶ。

Key Words　罹患率　有病率　相対危険　寄与危険　オッズ比　コホート研究　症例対照研究　無作為比較試験　バイアス　交絡　エビデンスレベル　倫理的配慮　利益相反

1. 疫学の概念と指標

　疫学は，人々の健康や疾病の状態（数や分布）を記述し，健康や安全など疾病予防に関するさまざまに絡み合った要因を解明するための有効な方法である。

　疫学研究は人体への実験研究（介入研究，p.44）だけでなく，それを行うことが非倫理的な場合にも，危険因子の健康・疾病リスクに及ぼす影響を量的に評価できる唯一の方法である。この場合，疫学を用いれば，自然に起こる集団内の相違を観察することで，疫病などのアウトカムに及ぼす因子を探索することが可能となる。

◘危険因子
　疾病発生の決定要因と判明した曝露，あるいは健康関連行動。

◘アウトカム
　outcome：ある原因の結果起こる事象の総称。健康関連では疾病が多いが，疾病とは限らず，○○の改善という場合も使用される。

（1）疫学の対象と領域

　疫学は，公衆衛生活動の科学的基盤であり，①健康問題の重大さの数量化，②健康問題の要因（危険因子）の特定，③公衆衛生の政策策定のための量的指針の提供，④人口全体に及ぶ継続調査による予防戦略の有効性の検証ができる。例えば，病気のリスクを避けるためのアドバイスは，この疫学研究の結果のもとに行われる。疫学研究の対象と領域は，ジョン・スノーのコレラの研究に始まり，生活習慣病，出生，精神疾患，健康の維持・増進など，その対象領域は拡大している。

　一方，疫学研究で得られた結果は集団を対象とした結果であるため，確率やリスクとして役立てることができるが，すべての結果を患者一人ひとりのケアにそのまま適応できるわけではない。すなわち，個人の患者は疫学研究では明確になっていない特殊な要因をもっているかもしれないことを考慮しておく必要がある。

（2）疾病頻度（罹患率，累積罹患率，有病率，致命率，死亡率，生存率）

疾病の分布には，集団における疾病発生の頻度とパターンがある。頻度は通常罹患率・有病率・致命率・死亡率・生存率として計測され，曝露によってどの程度発生が変わるかを相対危険・寄与危険等で示し，疾病の予防や健康増進に役立てる。

1）罹患率（incidence）・累積罹患率（cumulative incidence）

罹患とは，疾病を発症する＝病気になることである。罹患率はある特定の期間内にどれだけの罹患者が発生したかを表す指標であり，コホート研究で測定される。

◆罹患率
発生率ともいわれ，障害や死亡などにも使用される。

罹患率＝一定期間内の罹患者数／危険曝露人口一人ひとりの観察期間の総和×10万
累積罹患率＝一定期間に発生した罹患者数／危険曝露人口の観察開始時点の人数×10万

2）有病率（prevalence）

有病とは，疾病を有する患者であることである。有病率は，ある集団の一時点においてある疾病をもつ人の割合（人口10万対が多い）を表す指標である。点有病率（一時点）と，期間有病率（短期間）があり，横断研究で測定される。

厚生労働省が全国規模で3年に1回行う患者調査で，治療中の疾病別患者数を推計している*。一般に急性疾患の有病率は低く，慢性疾患の有病率は高い。

＊有病率と，医療施設で受療した推計入院・外来患者数の受療率とは区別する

有病率＝調査時点の患者数／調査時点の対象人口×10万

・点有病率＝ある一時点で疾病を有する人数／調査対象人口
・期間有病率＝一定期間中に疾病を有した人数／調査対象人口

3）致命率（case fatality rate）

致命率とは，ある疾患に罹患し，死に至る人の割合である。流行性の急性疾患（感染症・中毒など）によく用いられる*。その疾病に罹患した場合の死亡確率を示すため，重篤度の指標となる。1か月以内致命率のように期間を明示する。

＊致命率は分母が罹患者数であることに注意。致命率と死亡率を区別すること。致命率は流行期間だけでなく，初発例から終息までの期間をとることが多い

致命率＝一定期間の罹患者中の死亡者数／罹患者数×100（％）

4）死亡率（mortality rate）

一定期間内の死亡数の単位人口に対する割合であり，がんの死亡率などがある。分母には調査対象年央人口が用いられ，粗死亡率のときは人口1,000人当たり，個別の疾病による死亡率の場合は人口10万人当たりが多い。しかし，人口がわからない場合は分母を全死亡者数で割った死亡割合を用いて比較することが多い（例：乳がんの全死因に占める死因別の死亡割合の国際比較）。

死亡率＝一定期間（通常1年間）の死亡者数／調査対象年央人口×1,000または10万

5）生存率（survival rate）

生存率とは，ある病気と診断されてから一定期間後に生存している確率のことで

ある。死因はその病気に関係のない自然死によるものも含まれる。がん治療では5年または10年を目安とし，5年（10年）生存率を用いてその予後の指標とすることが多い。高いほど予後がよく，治療方法や施設間の比較に用いられることが多い。

生存率＝一定期間の生存者数／罹患者数×100（%）

（3）曝露効果の測定（相対危険，ハザード比，オッズ比，寄与危険）

1）相対危険（RR：relative risk）

相対危険は，ある要因に曝露することによって，非曝露群に比べて何倍多く（少なく）疾病や健康障害になる危険があるかを示す。コホート研究などで対象とする曝露の有無（または強度）ごとに疾病の罹患率や死亡率が得られたときに算出できる。つまり相対危険は罹患率や死亡率の相対的な比である。

表4-1　曝露効果を測定するための2×2表

曝露	疾病など		
	有（症例）	無（対照）	計
有	a	b	a + b
無	c	d	c + d
計	a + c	b + d	a + b + c + d

$$相対危険 = \frac{曝露群の罹患率}{非曝露群の罹患率} = \frac{a／（a+b）}{c／（c+d）}$$

相対危険の値より，曝露要因とある疾病の罹患（または死亡）について下記の関連性があると解釈することができる。

RR＝1：関連なし　RR＞1：曝露は罹患リスクをX倍高める（例：3→3倍のリスク）
RR＜1：曝露は罹患リスクを下げる（例：0.25→1／4にリスクを下げる）

2）ハザード比（HR：hazard ratio）

相対危険は，一定期間内の疾病などの平均発症率の比を表しているのに対し，ある瞬間における発生率の比を表したものがハザード比である。

3）オッズ比（OR：odds ratio）

オッズとは，ある現象がみられる確率と，みられない確率の比である。症例対照研究では，症例群と対照群に対して曝露を調査する場合，症例群はすでに発症しているため，疾患の曝露群や非曝露群における発生率（罹患率）を計算することができない。そのかわり，症例群と対照群における曝露の頻度を比較する相対的な比なら算出可能であり，相対危険と同等のリスク評価をすることができる。これがオッズ比であり，症例対照研究や横断研究，メタアナリシスなどで相対危険が求められない場合にその近似値として求める*。

＊オッズ比は疾患の頻度が低いときの相対危険にほぼ等しい。コホート研究で疾病の発生率が低い場合，a＋b≒b，c＋d≒dとなることから，相対危険は（a／b）／（c／d）＝ad／bcに近似となる。

$$\text{オッズ比} = \frac{\text{症例群の（要因曝露人数／要因非曝露人数）}}{\text{対照群の（要因曝露人数／要因非曝露人数）}} = (a／c)／(b／d) = ad／bc$$

オッズ比が1を超えるとき，曝露の頻度が症例群で高く，曝露は疾患に罹患するリスクがあることを示す。反対に，オッズ比が1未満のとき，曝露の頻度が症例群で低く，曝露は疾患に対して防護的であることを示す。

4）寄与危険（AR：absolution risk）

寄与危険は，疾病頻度の差を示し，ある要因の曝露があった場合の疾病頻度の変化（増減）を示す。曝露によって増加または減少した罹患や死亡などを示し，増加の場合はその曝露＝病因を取り除くことで予防が可能であることを示す。

$$\text{寄与危険} = \text{曝露群の罹患率} - \text{非曝露群の罹患率} = a／(a+b) - c／(c+d)$$

寄与危険割合は，曝露群の患者のうち何％がその曝露が原因によって疾病を発症したのかを示す。

$$\text{寄与危険割合} = \frac{\text{曝露群の罹患率} - \text{非曝露群の罹患率}}{\text{曝露群の罹患率}}$$

2. 疫学の方法

疾患の発症機序が明らかになっていなくても，疫学研究によってある危険因子が疾患の原因であると特定できれば，その危険因子を除去することによってその疾患を予防できる。例えば，ジョン・スノーは1854年に起きたロンドンのコレラ大発生のデータを解析し，井戸水の供給元の違いがコレラの発生率に影響することに気づき，コレラ菌が発見される約30年前に，コレラの発生率の高い方の井戸水の供給を断つことでコレラの流行を防いだ。

◆分析疫学
記述疫学から得られた疾病の原因となる仮説要因について，その関連性を検証する手法。

疫学研究は観察研究と介入研究に大別され，観察研究は記述疫学と分析疫学があり，分析疫学には生態学的研究，横断研究，症例対照研究，コホート研究などがある。一方，介入研究にはランダム化比較対照試験（RCT）などがある。

（1）記述疫学（descriptive epidemiology）

記述疫学は，「疾病と基本的属性（年齢，性，人種，職業，社会的階級，地理的位置など）の関連についての一般的な観察」と定義され，その用語が示すように対象集団における疾病の発生頻度と分布を忠実に記述するものであり，疫学調査や研究の基本的な第一段階といえる。記述疫学で得られた結果をもとに仮説が導かれる。

(2) 横断研究（cross-sectional study）

横断研究は，疾病の有無と要因の曝露状況の測定が，ある一時点の調査に基づくものをいう。横断研究では，複数時点の情報が必要な疾病の発生率やリスクは測定できないが，その時点の有病率なら測定することができる。そのため，有病率測定や，その曝露との関連の検討に用いたりする。また，栄養素摂取量など，数年前に何を食べていたか思い出してもらって研究するよりも，現在の習慣的な摂取量をこれまでの摂取量の近似値として用いるほうが真実を反映しやすいものもある。アウトカム変数を一度しか計測しないので，比較的労力や経費は少ない。

(3) 生態学的研究（地域相関研究，ecological study）

生態学的研究は，国や都道府県，市町村などの地域集団を観察対象とし，集団間における曝露と疾病の発生頻度の関係を比較する。例えば，都道府県別の平均食塩摂取量と高血圧有病率との関連など地域集団間でその特性と疾病（健康障害）との関連性をみる。地域間で比較することが多いため，地域相関研究ともいう。潜在的にバイアスが存在する欠点があり，仮説を立てるためによく用いられる。

(4) コホート研究（cohort study）

コホートとは，疾病の発生率を観察する母集団で，初期調査の時点で共通した因子をもち，その後長期にわたって疾病等の発生を追跡される集団のことをいう。コホート研究は，当初当該疾患に罹患していない集団を，仮説要因に曝露した群（曝露群）としていない群（非曝露群）に分け，未来にわたり疾病の発生を調査比較する方法で，前向きコホートが一般的である（図4－1）。

この方法では，すべての人を長期にわたって経過観察するため，脱落者は極力な

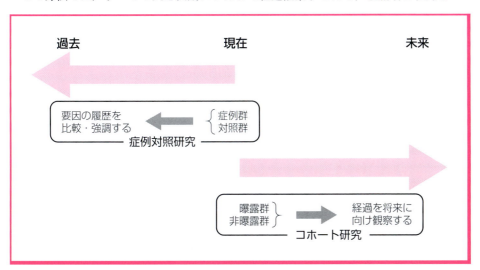

図4-1　症例対照研究とコホート研究

表4-2　症例対照研究とコホート研究の特徴

分析疫学	症例対照研究	コホート研究
長所	・時間がかからない ・労力がかからない ・経費がかからない ・追跡調査が不要 ・稀な疾患に有用	・罹患率を正確に計算できる ・寄与危険・相対危険を直接計算できる ・曝露情報のバイアスが生じにくい
短所	・選択バイアス，情報バイアスが生じやすい ・曝露要因の信頼度が低い ・罹患率を求めることができない ・寄与危険・相対危険を直接計算できない（オッズ比を計算して近似値とすることはできる）	・時間がかかる ・費用がかかる ・労力がかかる ・稀な疾患には不向き

い集団がよく，症例対照研究に比べてコストや労力や時間がかかる。表4-2に症例対照研究とコホート研究の特徴を示す。

　また，コホートを過去の記録に基づいて設定し，その時点から現在に向かって後ろ向きコホート研究を行い，追跡調査することも可能で，大きなデータベースがある場合に行われる*。

*前向きコホートでは必要なデータを予想して収集するため，バイアスを避けたデザインにできる。後ろ向きコホートではすでに別の目的で集められたデータベースを用いるため，厳密な質を確保できない可能性が高い。

（5）症例対照研究（case-control study）

　症例対照研究は，疾病の罹患群（症例群）と罹患していない群（対照群）に分け，疾患から曝露へと過去の要因の量を調査，比較して，要因と疾病の因果関係を探る研究方法である（図4-1）。後ろ向き研究であり，コホート研究とともに縦断研究と呼ばれる。

　曝露から疾病の発現まで何十年と待つ必要がなく，稀な疾患を研究する場合にも有効であるが，過去の曝露を思い出してもらうため，バイアスを管理することが難しく，またすでに疾病に罹患した人を対象とするため，相対危険，寄与危険など直接の効果尺度が得られないなどの特徴がある（表4-2）。

（6）介入研究（intervention study）

　介入研究は，疾病に関連すると推測される要因について人為的な介入を行い，一定期間後の介入の効果や影響を比較する。観察研究と対比して使われる。投薬や運動指導，栄養指導，行動の変化など人が積極的に介入して対象者の環境要因を強制的に変化させて影響を調べる研究である。費用や労力がかかり，安全性・倫理性が求められることから一般的にはある程度の効果が予測されるものを用いて行う。

　介入については，介入による安全性や侵襲度，苦痛について，インフォームド・コンセント（十分な説明と自発的同意）を行うなど観察研究に比べて特に倫理面を考慮する必要がある（6.疫学研究と倫理参照）。

（7）ランダム化比較試験（RCT：randomized control trial）

　ランダム化比較試験は，介入研究の一種である。介入群と非介入群の割付を乱数表などにより無作為に行うため，意思や心理的なバイアスを極力避けることができるが，介入に労力や倫理問題（意思を排除した介入群の決定で起こりうるさまざまな利益や不利益）が生じやすく，実施に求められる難易度が高い。交差試験を導入することにより信頼性の高い結果を得ることもできる。

　交差試験（cross over design）は，介入群と非介入群を途中で洗い流し期間を設けた後チェンジし，同じ集団同士の効果を比較する試験である。この場合，どちらの群も曝露を経験するため，観察集団の利益や不利益は平等になるという長所はあるが，洗い流し期間の後まで効果を持ち越す可能性がある。

　二重盲検試験（DBT：double blind study）は，被験者のみでなく験者にも処置群（実薬）か対照群（偽薬，プラセボ）かを知らせずに行う方法で，プラセボ効果を補正することができ，バイアスを排除できる。

3. バイアス，交絡の制御と因果関係の判定

（1）バイアス（bias：選択バイアス，情報バイアス）

　疫学における誤差には，偶然誤差と系統誤差がある。偶然誤差は確率的に起こる誤差（ランダム変動）で，症例数を増加することで真の値に近づけることができる。偶然誤差が小さいと信頼性・再現性が高いといえる。系統誤差は方向性のある誤差でバイアスといい，さまざまな種類がある。

　バイアスとは，「真の値から系統的に乖離した結果を生じさせる，あらゆる推測段階におけるプロセス」であり，データの収集，分析，解釈，公表，再検討のどのプロセスにおいても，真実と異なる結果が系統的に導かれる可能性がある。

　代表的なバイアスとして選択バイアスと情報バイアスがある。選択バイアスは，研究対象の集団を正しく代表していない場合のことで，情報バイアスは，測定・観察等情報そのものの収集に偏りが生じていることで，記憶バイアス・面接者バイアス・診断バイアスなどがある。

　症例対照研究では過去の記憶を調査するため，選択バイアスや情報バイアスが入りやすい。バイアスはサンプリングの段階で起こるため観察対象となる患者が抽出される段階，あるいは情報を収集する段階で排除しておかないと，解析時に排除することが困難となる。

（2）交絡と標準化

　交絡（confounding factor）とは，2つの因子に関連があるために，その分布が影

◘対象の限定
特定の年齢階級にあるものなど，限られた特性のものだけを対象として選定する方法

◘マッチング
性別や年齢などの交絡因子を要因群とコントロール群でそろえて選定する方法

◘層別解析
交絡因子を階層別に分けて解析する方法

◘多変量解析
交絡因子になり得る複数の要因を総合的に分析する方法

響して結果が歪められてしまうことである。例えば，次のような場合がある。

サプリメント X を常用している集団には A がんの発生率が低いという現象がみられたが，サプリメント X を常用している人には若い人が多かったとすると，年齢が交絡因子と考えられ，サプリメント X を過大評価してしまうことになる。

交絡はバイアスと異なり，解析段階で補正できるものがあるが，研究デザインの段階でバイアスや交絡を減らし，解析方法により交絡を補正し，研究結果の妥当性や信頼性を高めることができる。バイアスや交絡因子を制御するために，研究デザインの段階で行う方法としては，対象の限定（Restriction），マッチング（Matching），ランダム化（Randomization）などがあり，交絡因子を解析段階で調整する方法としては，層別解析，標準化，多変量解析（ロジスティック回帰分析など）などがある。標準化による層別解析は古くから使用されており，年齢構成の影響を除くための年齢調整死亡率はその一つである（p.32参照）。

（3）疫学研究の評価と因果関係のとらえ方

記述疫学で仮説が得られたら，分析疫学を行う前にその因果関係の妥当性を検証する必要がある。この基準には一例として Surgeon General（米国公衆衛生局長諮問委員会）の 5 基準（以下①〜⑤）がある。ただし，「関連の時間性」以外は欠如しても因果関係が否定されることにはならない。また，これらに「量と反応の関係（生物学的勾配）」すなわち，曝露量が大きいほど頻度が高くなるということも大切である。

---

① 関連の一致性：その要因と結果に人・場所・時間の普遍性があるか
② 関連の強固性：曝露と非曝露の集団の相対危険度やオッズ比が大きいか
③ 関連の特異性：要因と結果の関連が両方向から特異的に見られるか
④ 関連の時間性：要因の後に結果が起こるという時間的順序は仮説どおりか
⑤ 関連の整合性：これまでの既知の知識体系と矛盾しないか

---

4. スクリーニング

（1）スクリーニングの目的と適用条件

スクリーニングとは，無症状の疾患や危険因子などを簡単な検査で判断することである。すなわち，敏感度の高いスクリーニング検査でふるい分けし，特異度の高い検査で確定診断をする。早期発見・早期治療を行うためにさまざまなスクリーニングが胎生期から生涯にわたって続けられている。したがって，スクリーニングで見つかった状況への早期介入の有効性，すなわち1次予防の介入の質（効果，安全性，経費）や2次予防の治療の効果が期待される疾病や健康障害に対して行われる。

スクリーニング検査の例として，新生児マススクリーニング検査ではアミノ酸代

謝異常（フェニルケトン尿症），糖質の代謝異常（ガラクトース血症），内分泌疾患（先天性甲状腺機能低下症），がんのスクリーニング検査では肺がん（胸部X線検査，喀痰細胞診），直腸がん・大腸がん（便潜血検査，直腸検査），前立腺がん（前立腺特異抗原（PSA）検査），子宮頸がん（パパニコロー検査（子宮頸部の細胞診），ヒトパピローマウイルス遺伝子型検査），乳がん（乳房自己触診，乳房診察，マンモグラフィー）がある。

（2）スクリーニングの精度（敏感度，特異度，陽性反応的中度，ROC曲線）

スクリーニングの精度を判定するために以下の指標がある。

敏感度（sensitivity）とは，疾患を有する人のうち，検査で陽性となった人の割合である。すなわち，疾患ありの人をどれだけ正しく陽性（真陽性）と検査できるかを示すものである。敏感度が高い検査ほど，疾患を有する人を見逃しにくく（偽陰性が低く），手遅れになる人が少なくなる。

特異度（specificity）とは，実際に疾患がない人のうち検査で陰性となった人の割合であり，疾患なしの人をどれだけ正しく陰性（真陰性）と検査できるかである。特異度が高い検査ほど，疾患がないのに陽性（偽陽性）と判定され，精密検査や確定診断で陰性となるまで不安であった，という人が少なくなる（表4-3）。

表4-3 スクリーニング検査指標

		疾患 有	疾患 無	計
スクリーニング	陽性	真陽性 a	偽陽性 b	a＋b
	陰性	偽陰性 c	真陰性 d	c＋d
	計	a＋c	b＋d	a＋b＋c＋d

・敏感度＝a／（a＋c）
・特異度＝d／（b＋d）
・偽陽性率＝1－特異度
・陽性反応的中度＝a／（a＋b）
・陰性反応的中度＝d／（c＋d）

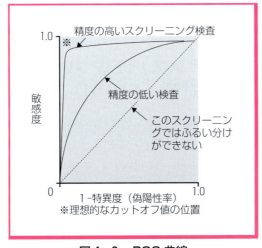

図4-2 ROC曲線

陽性反応的中度（PPV：positive predictive value）とは，スクリーニング検査陽性の人のうち，実際に当該疾患を有する人の割合である。

陰性反応的中度（NPV：negative predictive value）とは，スクリーニング検査陰性の人のうち，実際に当該疾患がない人の割合である。

スクリーニング検査は敏感度，特異度，陽性反応的中度，陰性反応的中度のいずれも高い方がよく，偽陽性率，偽陰性率は低い方がよい。ただし，敏感度，特異度は有病率の影響を受けないが，陽性反応的中度，陰性反応的中度は有病率の影響を受け，有病率が高いほどそれぞれ的中度も高くなる。

実際にそのスクリーニングを採用するかは，目的の疾病について次のような条件が整っている必要がある。①重要な健康問題である，②潜伏期や無症状期がある，③陽性確定のための手段がある，④適切な治療法がある，⑤罹患率が高い，⑥罹患率は低くても，早期に対策すれば重大な後遺症が残らない，⑦労力やコストの負担が低い，⑧総合的にメリットがデメリットを上回っている。

ROC 曲線（受信者動作特性曲線：receiver operating characteristic curve）は，敏感度と特異度の関係を示す曲線であり，検査値ごとに敏感度と特異度を求めプロットを描いて作製する（図4－2）。

ある疾病に対してスクリーニング方法が何種類かある場合は，敏感度も特異度も高い方が（図4－2でROC曲線が左上に近づくほど）有用な検査といえる。また，スクリーニング検査の基準を検討する場合は，**カットオフ値**（陽性と陰性の境界線）の位置を敏感度＝1，特異度＝1に近い点に決定するのが理想的である。しかし，敏感度と特異度との間には，敏感度を上げれば特異度が下がるという関係性，すなわち**トレードオフの関係**がある。したがって，スクリーニングの目的に応じてカットオフ値を決定することになる。

実際の現場では手間やコストなども考慮すると，敏感度も特異度も両方高いスクリーニング検査が採用できるとは限らない。この場合には複数のスクリーニング検査を組み合わせる方法もある（例：糖尿病のスクリーニングには尿糖検査，空腹時血糖，HbA1c などがある）。

5. 根拠（エビデンス）に基づいた医療（EBM）および保健対策（EBPH）

多くのガイドラインは，科学的根拠に裏付けられた厳密なルールに基づいており，科学的根拠の強さで格付けし，論理的根拠を与えている。最近は「根拠に基づい」た医療（EBM：evidence-based medicine）および保健対策（EBPH：evidence-based public health）が重要とされ，研究結果の妥当性や一般化を判断することに加え，最も質の高い情報を収集することや，これを現場に応用することが望まれている。

EBM は，ある疑問（仮説）に対し，最も的確な疫学研究を選択し，結果がエビ

⚡ EBM
治療効果・副作用・予後の臨床結果に基づいて，最も信頼できる情報をふまえ患者にとって最善の医療を行うこと。

デンスにしてよいほど信頼できるものかを吟味し，医療や保健対策に適用していく。一方，信頼性に疑問が残る情報には，エビデンスが乏しい，足りないといった表現がされる。介入の有効性やリスク，コストの意識が高まるほど，エビデンスが十分であるかなど，エビデンスの強弱が吟味されるようになってきた。

EBMと対照的に，経験や情熱，雄弁，自然の摂理，自信などは感情に訴えかけ説得力があるが，エビデンスと混乱して代替使用しないよう注意する必要がある。

（1）エビデンスの質のレベル

エビデンスレベルは，次の分類で上に記載したものほど信頼性が高くなる。

① システマティック・レビュー／メタアナリシス
② ひとつ以上のランダム化比較対照試験
③ 非ランダム化比較対照試験
④ 分析疫学（コホート研究や症例対照研究）
⑤ 記述疫学（相関研究，症例報告やケース・シリーズ）
⑥ 患者データに基づかない，専門委員会や専門家個人の意見

（2）系統的レビューとメタアナリシス

系統的レビュー（システマティック・レビュー：systematic review）は，特定の事象に対する厳密なレビューである。科学的根拠に基づいた計画に沿った原著論文だけをシステマティックに要約している。個々の研究の結果は一致していないことも多いため，それらの研究結果を統合するのに効果的な方法である。その時点のすべての膨大な数の研究が洗い出され，バイアスがないか検証し，科学的妥当性を検証し，効果や信頼区間をまとめていく。また，行う時点によって結果は異なることもあり得る。たとえば研究方法に改良が重ねられた論文が多くなってきた時点で，得られた結果が10年前のそれと異なることもある。

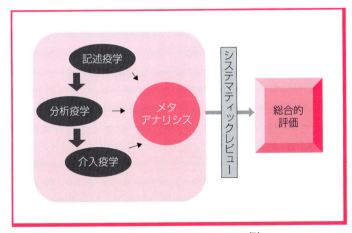

図4-3　メタアナリシスの例

メタアナリシス（meta-analysis）は，複数の研究を集めて統計学的に統合し，要約する手法である（図4-3）。メタ分析を行う場合，同質性について統計学的な検定をしたり，背景や介入やアウトカムが類似しているかを判定して行う。

（3）診療ガイドライン，保健政策におけるエビデンス

診療ガイドラインは，学会によって疾病，医療分野ごとに作成されており，EBMの手法によりエビデンスに基づいて作成されている。これにより，診断，治療の過度のばらつきを防ぎ，医療行為の意思決定が支援されている。また，世界中の臨床試験を集め系統的レビューを作成しているコクラン共同計画（1992年～）があり，ランダム化比較試験（RCT）のレビュー等がコクラン・ライブラリにて公開され，医療・政策に役立てられている。

保健政策においては，がん検診や予防医療などのように，その対象は患者個人ではなく集団である。高齢化や医療費の増大に対し費用対効果を高めるために集団の医療政策にもエビデンスを活用して保健政策をすすめている。

保健政策を行う際には，エビデンスの有効性を，効能（efficacy），効果（effectiveness），効率（efficiency）の指標に照らして検討する。

効能：理想的な条件がそろったときの有効性がどれくらいか

効果：現実の集団に実施した場合の有効性はどれくらいか

効率：それにかかる時間や費用で割って，単位時間または費用あたりどれくらいの有効性があるか

6. 疫学研究と倫理

疫学研究は人間が対象であるため，特にさまざまな倫理上の配慮が必要である。これまでに，第2次世界大戦前のナチスドイツの生体実験の批判から，医学的な実験には被験者本人の同意が必要であるというニュールンベルグ綱領（1947年）が制定された。また，1964年には**ヘルシンキ宣言**（ヒトを対象とする医学研究の倫理的原則，2013年最終修正）が世界医師会総会で採択された。

（1）人を対象とした研究調査における倫理的配慮

ヘルシンキ宣言に基づいてわが国においても倫理指針が作成されており，2014（平成26）年に従来の「臨床研究」と「疫学研究」に関する倫理指針が統合され，「人を対象とする医学系研究に関する倫理指針（平成26年文部科学省・厚生労働省，平成29年一部改正）」となった。

この指針は，人を対象とする医学系研究に携わる全ての関係者が遵守すべき事項を定めることにより，人間の尊厳および人権が守られ，研究の適正な推進が図られるようにすることを目的とする。全ての関係者は，次に掲げる事項を基本方針とし

てこの指針を遵守し，研究を進めなければならない。

① 社会的および学術的な意義を有する研究の実施

② 研究分野の特性に応じた科学的合理性の確保

③ 研究対象者への負担並びに予測されるリスクおよび利益の総合的評価

④ 独立かつ公正な立場に立った倫理審査委員会による審査

⑤ 事前の十分な説明及び研究対象者の自由意思による同意

⑥ 社会的に弱い立場にある者への特別な配慮

⑦ 個人情報等の保護

⑧ 研究の質および透明性の確保

したがって，人を対象とする医学研究の原則は次のとおりである。

① 携わる全ての関係者は，本指針に沿った研究を遂行する

② 研究の科学的合理性と倫理的妥当性を確保する

③ 個人情報の保護を徹底する

④ インフォームド・コンセントに基づいた研究を実施する

⑤ 倫理審査委員会の審査・許可のもとに行う

（2）インフォームド・コンセント

疫学研究に参加する対象者は，その研究の十分な説明（Informed）を受け，自発的同意（Consent）を行う権利をもっている。特に介入研究では，人為的な介入による安全性や侵襲度，苦痛について明記して充分な**インフォームド・コンセント**を行うなど，観察研究に比べて特に倫理面を考慮する必要がある。また，未成年者や認知症の高齢者など同意能力を欠く対象者への説明については，家族等代諾者が同意を行うが，その場合もできるだけ本人の賛意（インフォームド・アセント）を得ることが望ましい。

なお，遺伝子を扱う際は，ヒトゲノム・遺伝子解析研究に関する倫理指針（平成25年文部科学省・厚生労働省・経済産業省，平成29年一部改正）についても遵守されたものにする。

（3）利益相反

利益相反（**COI**：Conflict of Interest）とは，指針の中で「外部との経済的な利益関係等によって，公的研究で必要とされる公正かつ適正な判断が損なわれる，又は損なわれるのではないかと第三者から懸念が表明されかねない事態」と定義されている。例えば，企業からの資金提供がある臨床研究の場合，企業への義務と被験者への職務上の義務という2つの義務が相反することがあるため，データの公正性に影響しないよう配慮が必要である。この場合，利益相反に関する状況を計画書に記載し，インフォームドコンセントの手続きにおいて，研究対象者に説明を行う。また，データの公表時にはCOI状態の開示を求められる。ガイドラインとして「臨床研究の利益相反ポリシー策定に関するガイドライン（平成18年文部科学省）」や

◪**代諾者**
研究対象者の意思と利益を代弁できると考えられる者であり，研究対象者がインフォームド・コンセントを与える能力を欠くと判断される場合に，研究対象者の代わりに研究者等または既存試料・情報の提供を行う者に対してインフォームド・コンセントを与えることができる者をいう。

◪**インフォームド・アセント**
インフォームド・コンセントを与える能力を欠くと判断される研究対象者が，実施・継続されようとする研究に関してその理解力に応じたわかりやすい説明を受け，研究を実施・継続されることを理解し，賛意を表することをいう。

「厚生労働科学研究における利益相反（COI）の管理に関する指針（平成20年厚生労働省）」などが示されている。

演習課題

❶ 罹患率，有病率，致命率，死亡率，生存率についてまとめてみよう。

❷ 相対危険，寄与危険，オッズ比についてまとめてみよう。

❸ バイアスについてまとめてみよう。

❹ コホート研究と症例対照研究の特徴についてまとめてみよう。

❺ スクリーニング検査における敏感度と特異度についてまとめてみよう。

❻ 疫学研究の種類とエビデンスのレベルについてまとめてみよう。

参考文献
・角野猛，須崎尚編著：公衆衛生学実験・実習，建帛社，2011
・Kenneth J.Rothman: Epidemiology An Introduction, 2002（矢野栄二，橋本英樹監訳：ロスマンの疫学，篠原出版新社，2004）
・Robert H.Fletcher, Suzannne W.Fletcher: Clinical Epidemiology The Essentials, 2005（福井次矢監訳：臨床疫学，メディカル・サイエンス・インターナショナル，2006）
・文部科学省，厚生労働省：人を対象とする医学研究に関する倫理指針，2014

第5章 **生活習慣（ライフスタイル）の現状と対策**

　日本人の平均寿命が飛躍的に伸び，それに伴い生活習慣に関わる疾患が増加している。不健全な生活習慣は，メタボリックシンドロームや糖尿病，動脈硬化症などの生活習慣病を引き起こす。その結果，約2/3が生活習慣病で死亡しており，健康寿命を最も阻害し，国民医療費や介護費用にも悪影響を及ぼしている。一方，バランスのとれた食生活，適度な身体活動，休養，禁煙などの良好な生活習慣により生活習慣病が予防できる。本章では，生活習慣と生活習慣病との関連を理解し，その予防の重要性と歴史的な取り組みについて学習する。

Key Words　生活習慣病　メタボリックシンドローム　非感染性疾患（NCD）　健康日本21（第2次）　健康寿命　健康増進法　身体活動基準2013　受動喫煙　慢性閉塞性肺疾患（COPD）　大量飲酒　アルコール依存症　睡眠　休養　歯科保健

1. 健康に関連する行動と社会

　先進国では過食や運動不足が指摘され，悪性新生物や糖尿病，動脈硬化症など，生活習慣と密接に関連した疾病が克服すべき重要な問題となっている。**メタボリックシンドローム**の進行に伴い，**メタボリックドミノ**と呼ばれる生活習慣病の連鎖が引き起こされる（図5-1）。メタボリックドミノは，①**内臓脂肪型肥満**を始めに（1列目），②肥満やインスリン抵抗性を基盤に，高血圧や高血糖，高脂血症などの危険因子の増加（2列目），③それに続く高血圧や糖尿病に伴う動脈硬化を基盤に，虚血性心疾患や脳血管障害，慢性腎臓病（CKD）などの臓器障害へと進行（3列目），④最終的に，心不全や脳卒中，認知症や人工透析などに至る（最終列）。複数の危険因子が連鎖反応を起こし，メタボリックドミノは一気に進行する。運動量の増加と食事の改善を通じた内臓脂肪の減少など，できる限り早い介入によりこのような症状の回避が期待できる。

　2019（令和元）年の高齢社会白書によると，わが国の平均寿命と健康寿命（日常生活に制限のない期間）との差は，2016（平成28）年で男性8.84年，女性12.35年である。生活習慣を改善して健康的な日常生活を確立し，疾病や介護予防，健康寿命の延伸を達成して生活の質（QOL）を向上させることが重要である。

（1）健康の生物心理社会モデル

　疾病の背景には医学的要因だけでなく，人がもつ様々な心理的要因，および人間関係や経済問題などの社会的要因が心身に及ぼす影響が指摘されている。そこで，

◀**メタボリックシンドローム**
　内臓脂肪型肥満（腹囲が，男性85cm以上，女性90cm以上）に加え，高血圧・高血糖・血中脂質異常のうち2つ以上を合併した状態であり，予備軍は腹囲に加えて1つを合併した状態をいう（第6章p.86参照）。わが国では予備軍を含めると約2,000万人に達すると推定されている。

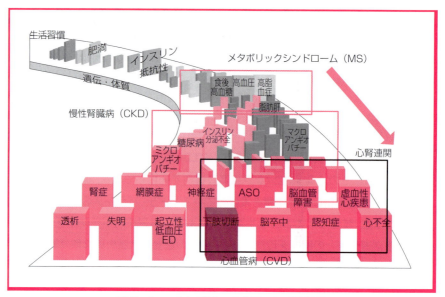

図5-1　メタボリックドミノの概念図

出典　日本臨牀 61（10），2003，p.1837-1843

　1977年にエンゲル（G. Engel）は，疾病の病因の解明を優先するメディカル（生物医学）モデルの考え方ではなく，患者個人の生物的・心理的・社会的な3側面を考慮して理解していこうとする**生物心理社会モデル**（biopsychosocial model）を提唱した。すなわち，人々の環境・文化・生活習慣・友人関係等まで配慮しながら，健康や疾病に対処する考え方である。これはWHO憲章の健康の定義と共通性があり，病気のみを診るのではなく，「病人を診る」という視点が根底にあり，救命や疾患治療に対する医学の考え方をさらに発展させた。

1）生物的要因

　生物的要因には，人体・組織・細胞・遺伝子・微生物などがある。生物学・医学的知見に基づいて診断や治療，リハビリテーションなどを行う生物医学的アプローチが必要である。

2）心理的要因

　心理的要因には，他者との関係性，情緒の状態，自己効力感，認知，信念，感情，ストレス，対人関係などがある。認知心理学では，自分の健康または疾病の状態をどのように受け止めるかという認知過程が重要視される。心理療法や心理教育に基づき，認知や行動を修正して自分の病気や環境に対処する能力が改善できる。

3）社会的要因

　社会的要因は生活環境全般であり，貧困・雇用状況などの経済的状態，都市化・工業化，人種・文化，教育，家族や地域の人々のソーシャルサポート等がある。患者を取り巻く家族のサポート，安価な福祉・医療サービス等の環境整備が重要である。

（2）生活習慣病，NCDの概念

　生活習慣病とは日常生活（食事・運動・飲酒・喫煙など），加齢，遺伝などが発症に関与する疾病であり，精神疾患や感染症は含まれない＊。国際的には，非感染性疾患（NCD）が生活習慣病と同様の疾病の総称として用いられている。特に悪性新生物，循環器疾患，糖尿病，慢性閉塞性肺疾患（COPD）が主要なNCDとして捉えられ，予防や管理のための包括的な取り組みが地球規模の課題である。

　生活習慣病は加齢により罹患率が高まり，全死亡原因の中で上位を占めるため，かつては成人病と呼ばれ，早期発見・早期治療である2次予防に重点が置かれてきた。その後，生活習慣が発症や進行に深く関係することが明らかにされたため，1996（平成8）年，厚生省（現・厚生労働省）公衆衛生審議会が健康的な生活習慣を確立するという1次予防を重視するために提唱した概念である。生活習慣病の特徴には，①複数の要因が関係（加齢や遺伝要因，病原体やストレス，有害物質などの環境要因，食生活や運動習慣などの生活習慣要因など），②発症までの期間および有病期間が長い慢性疾患，③1つの生活習慣病が他の生活習慣病の発症を誘発する連鎖性などがある。これらの特徴から，生活習慣病の発症や進行を防止するには，食生活・身体活動・休養などの生活習慣の改善を通した1次予防が重要である。

　そこで生活習慣病の予防対策として，壮年期死亡の減少，健康寿命の延伸とQOLの向上を目的とした「健康日本21（第2次）」が推進されている。

＊代表的な生活習慣病は，わが国の死亡順位第1位，2位，4位である悪性新生物，心疾患，脳血管疾患（この三つの死因で約50%を占める）に加え，循環器疾患，糖尿病，慢性閉塞性肺疾患（COPD），痛風，骨粗しょう症，歯周病なども位置づけられる。

（3）健康日本21

　わが国では急速な少子高齢化と疾病構造の変化に伴い，国民の健康増進や疾病予防の積極的な推進が求められている。2000（平成12）年，国民健康づくり運動として健康日本21が開始され，2002（平成14）年に法的基盤を成す健康増進法が制定された。健康増進法には，①受動喫煙の防止，②特定保健用食品を特別用途食品の1つとして定義，③国民健康・栄養調査の毎年の実施，④食事摂取基準の設定，⑤がん検診の実施，⑥特定給食施設における栄養管理などが盛り込まれている。

1）わが国における健康増進の変遷と今後

　わが国における健康増進は，「国民健康づくり対策」として，1978（昭和53）年から数次にわたって展開されてきた（図5-2）。2000（平成12）年に厚生省（現・厚生労働省）は「健康日本21」（21世紀における国民健康づくり運動）を発表し，1次予防を重視した国民健康づくり対策を打ち出した。2011（平成23）年から「健康日本21評価作業チーム」により，9分野（栄養・食生活，身体活動・運動，休養・こころの健康づくり，たばこ，アルコール，歯の健康，糖尿病，循環器病，がん）で設定された数値目標（80項目）の達成状況や関連する取り組みの評価が行われた。この結果を踏まえ，厚生労働省は第4次国民健康づくり対策に反映し，2013（平成25）年度から健康日本21（第2次）が開始された（図5-2, 3）。

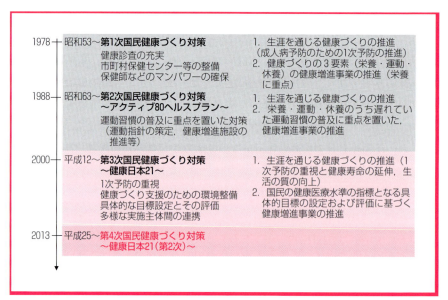

図5-2　わが国における国民健康づくり対策の流れ

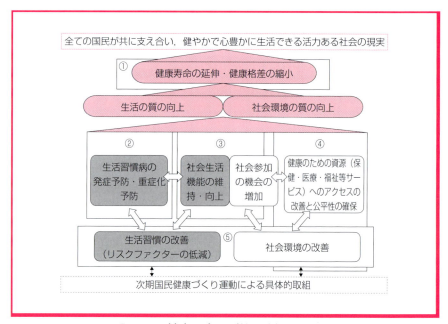

図5-3　健康日本21（第2次）の概念図
出典　厚生労働省：平成24年健康日本21（第2次）の推進に関する参考資料

　健康日本21（第2次）は，①健康寿命の延伸と健康格差の縮小（2項目），②主要な生活習慣病の発症予防と重症化予防の徹底（NCDの予防）（14項目），③社会生活を営むために必要な機能の維持および向上（12項目），④健康を支え，守るための社会環境の整備（5項目），⑤栄養・食生活，身体活動・運動，休養，飲酒，喫煙および歯・口腔の健康に関する生活習慣および社会環境の改善（22項目）などを改

善目標として設定している。

2. 身体活動，運動

（1）身体活動・運動の現状

　身体活動（生活活動・運動）は，健康づくりに欠かせない生活習慣であり，2013（平成25）年に厚生労働省は健康づくりのための身体活動基準2013および健康づくりのための身体活動指針（アクティブガイド）を策定し，身体活動の重要性を普及・啓発している。身体活動基準では，メッツ（MET：metabolic equivalent）という単位を用いる。メッツは，様々な身体活動の強度の指標であり，活動に必要な総エネルギー消費量を座位安静時代謝量の倍数として表す。座位安静時代謝量は，絶食せずに食後2～3時間後に座位で測定したエネルギー消費量であり，基礎代謝量の約1.2倍程度である。測定値には，姿勢の維持や精神的緊張により消費されるエネルギー，食事誘発性熱産生の一部が含まれている。座って安静にしている状態（1メッツ）が基準であり，普通歩行が3メッツに相当する。身体活動量は，身体活動の強度（メッツ）に身体活動の実施時間（時）をかけたもの（メッツ・時）である。

　身体活動がもたらす生活習慣病の予防効果を示す研究から，健康づくりのための身体活動量は，3メッツ以上の強度の身体活動（歩行またはそれと同等以上の身体活動）を毎日60分，週に23メッツ・時以上行うこととされている。そのうち3メッツ以上の強度の運動（息が弾み汗をかく程度の運動）を毎週60分，4メッツ・時以上行うことを目標としている。23メッツ・時/週の身体活動を歩数に換算すると，1日あたり8,000～10,000歩程度である。また4メッツ・時/週の運動は，速歩なら約60分，テニスなら約35分に相当する（巻末資料p.188参照）。

　2018（平成30）年の国民健康・栄養調査の結果から，運動習慣のある者（1回30分以上の運動を週2回以上実施し，1年以上継続している者）の割合の年次推移を図5-4に，性・年齢階級別の結果を図5-5に示した。運動習慣のある者の割合は，男性31.8%，女性25.5%であり，この10年間では男性に有意な増減はないが，女性は有意に減少した。性・年齢階級別では，男性は30歳代で19.0%，70歳以上で45.8%，女性では30歳代で8.9%，70歳以上で37.5%であり，若年者より高齢者の方が運動習慣のある割合は男女ともに高い。健康日本21（第2次）では，2022（令和4）年度の運動習慣者の目標値を20～64歳では男性36%，女性33%，65歳以上では男性58%，女性48%と定めており，いまだ目標値には達していない（巻末資料p.185参照）。

1）歩数の現状

　2008～2018（平成20～30）年における20歳以上の1日の歩数平均値の年次推移を図5-6に，性・年齢階級別歩数の結果を図5-7に示した。平均値は男性6,794歩，女性5,942歩であり，前年に比べて女性はやや増加しているものの，男性ではわず

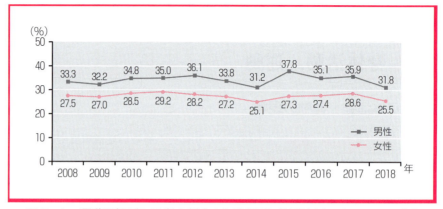

図5-4 運動習慣がある者の割合の年次推移（20歳以上，2008～2018年）
資料　厚生労働省：平成30年国民健康・栄養調査

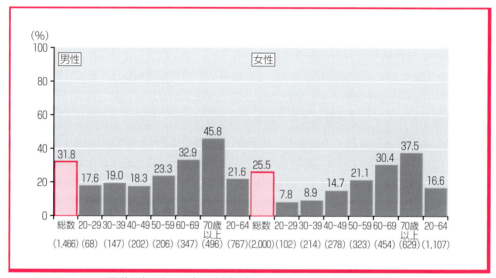

図5-5 運動習慣がある者の割合（20歳以上，性・年齢階級別，2018年）
資料　厚生労働省：平成30年国民健康・栄養調査

かな減少傾向を示している。健康日本21（第2次）における2022（令和4）年度の歩数目標は，日常生活における歩数の増加を目指し，20～64歳の男性9,000歩，女性8,500歩，65歳以上の男性7,000歩，女性6,000歩と現状の歩数に対して約1000歩以上の増加を目指している（巻末資料p.185参照）。

（2）身体活動・運動の健康影響

1）身体活動と生活習慣病の予防

　身体活動に取り組むことは，疾病予防だけでなく気分転換やストレス解消，QOLの向上につながる。一方で身体活動の不足は，肥満や生活習慣病発症，高齢者の自立度低下や虚弱の危険因子である。WHOは身体活動不足を，死亡に対する

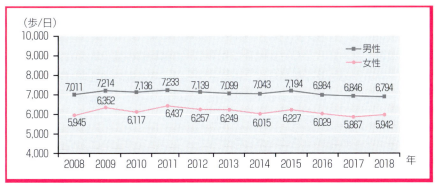

図5-6　歩数の平均値の年次推移（20歳以上，2008～2018年）
資料　厚生労働省：平成30年国民健康・栄養調査

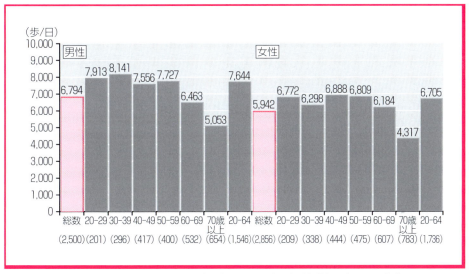

図5-7　歩数の平均値（20歳以上，性・年齢階級別，2018年）
資料　厚生労働省：平成30年国民健康・栄養調査

危険因子とし，高血圧（13％），喫煙（9％），高血糖（6％）に次ぐ第4位（6％）として位置づけている。

活発な身体活動を行うと，消費エネルギー量の増加と体力の向上により身体機能が活性化し，糖や脂質の代謝が活発となり，内臓脂肪の減少が期待される。加えて骨格筋のインスリン抵抗性を改善して血糖値を低下させ，血管内皮機能や血流調節などを改善して降圧効果も得られる。さらに，リポプロテインリパーゼ（LPL）活性が増大し，トリグリセリドの分解を促進し，HDLコレステロールが増加する。これらの結果，血糖値や脂質異常，血圧の改善により生活習慣病が予防できる。

2）内臓脂肪減少のための身体活動量

腹囲1cmの減少は，約1kgの内臓脂肪の減少に相当する。それには運動によるエネルギー消費量の増加と食事改善によるエネルギー摂取量の減少を合わせて約

7000kcal が必要となる。1か月で達成するには，1日あたり約230kcal の運動量または摂取エネルギーの減少が必要である。一般に，運動のみで体重を減量するよりも，食事改善と組み合わせた方が減量しやすく，内臓脂肪の減少量も大きい。

健康づくりのための身体活動量は，週に4メッツ・時程度の運動を目標としている。しかし内臓脂肪を確実に減少させるには，週に10メッツ・時程度かそれ以上の運動量が必要とされ，30分間の速歩を週5回行うとよい。食事摂取量を変えないまま週に10メッツ・時程度の運動量を負荷すると，1か月で約1〜2％の内臓脂肪の減少が期待できる。

（3）健康づくりのための身体活動基準および指針

2006（平成18）年，厚生労働省は国民の健康づくりに向け，生活習慣病の予防に対する身体活動量や運動量，体力の基準値を「健康づくりのための運動基準2006」として，また，それを達成するための方法を「健康づくりのための運動指針2006（エクササイズガイド）」として策定した。2013（平成25）年には健康日本21（第2次）の開始に伴い，それぞれ健康づくりのための身体活動基準2013および健康づくりのための身体活動指針（アクティブガイド）として改訂された（巻末資料 p.187参照）。改訂にあたり，従来の生活習慣病予防だけでなく，加齢に伴う生活機能低下予防のため，運動器症候群（ロコモティブシンドローム）や認知症の予防を含んだ内容となった。この身体活動基準や指針には，現在の身体活動量や体力の評価，それを踏まえた目標設定の方法，個人の身体特性および状況に応じた運動内容の選択，それらを達成するための方法が具体的に示されている*。

3. 喫 煙 行 動

（1）喫煙の現状

1）習慣的に喫煙している者

図5−8は，習慣的に喫煙している者の割合の年次推移である。習慣的に喫煙している者とは，タバコを「毎日吸っている」または「時々吸う日がある」と回答した者である*。わが国の喫煙率は，1966（昭和41）年の83.7％をピークに男女ともに減少傾向が続き，ピーク時の約1/4に減少している。しかし，世界的には決して低いとはいえず，先進諸国と比べて高率である。わが国は若い世代の喫煙が多いことや受動喫煙防止対策の遅れが課題である。

2018（平成30）年の国民健康・栄養調査によると，現在習慣的に喫煙している者の割合は17.8％であり，男女別でみると男性29.0％，女性8.1％で，この10年間ではいずれも有意に減少している（図5−8）。年齢階級別にみると，男性は30歳代が，女性では40歳代が最大である（図5−9）。

*18〜64歳の身体活動の基準は，3メッツ以上の強度の身体活動を毎日60分（23メッツ・時/週）である。それは約6,000歩に相当し，日常の身体活動量にあたる2,000〜4,000歩を加えると8,000〜10,000歩となり，健康日本21（第2次）の目標とも整合がとれている（巻末資料 p.185,187参照）。

*平成23，24年までは，これまでに合計100本以上，または6か月以上タバコを吸っている・吸っていた者のうち「この1か月間に毎日または時々タバコを吸っている」と回答した者を指した。

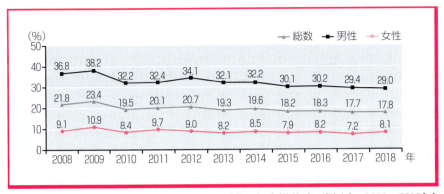

図5-8　現在習慣的に喫煙している者の割合の年次推移（20歳以上, 2008～2018年）
資料　厚生労働省：平成30年国民健康・栄養調査

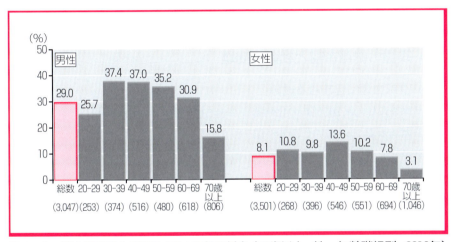

図5-9　現在習慣的に喫煙している者の割合（20歳以上, 性・年齢階級別, 2018年）
資料　厚生労働省：平成30年国民健康・栄養調査

2）未成年者の喫煙

「未成年者の健康課題および生活習慣に関する実態調査研究」（厚生労働科学研究費補助金）によると，未成年の喫煙は2000（平成12）年以降，減少傾向を示している。高校生の喫煙経験率は，2000年に男子50.3％，女子33.7％であったのに対し，2014（平成26）年には男子11.9％，女子5.8％と大幅に減少した。常習的な喫煙率も2000年では男子18.4％，女子5.4％であったが，2014年は男子1.6％，女子0.5％に減少した。未成年から喫煙を開始すると，悪性新生物や循環器疾患など疾病に対するリスクが高く，ニコチン依存を形成しやすい。未成年者の喫煙防止（防煙）や禁煙治療などの課題も多い。

3）禁煙意志の有無

2018（平成30）年の国民健康・栄養調査によると，現在習慣的に喫煙している者のうち，タバコをやめたいと思う者の割合は32.4％であった。男女別にみると男性30.6％，女性38.0％であり，男女ともに横ばいの状況が続いている（図5-10）。常

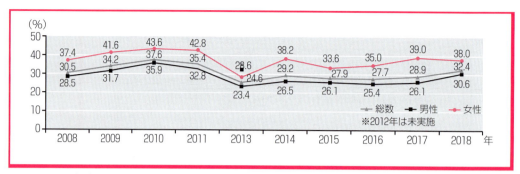

図5-10 習慣喫煙者のうち，たばこをやめたいと思う者の割合の年次推移（20歳以上，2008～2018年）

資料 厚生労働省：平成30年国民健康・栄養調査

習的な喫煙者はニコチン依存症を形成し，禁煙の意志があってもやめられないことが多いことも影響している。

（2）喫煙の健康影響と社会的問題

1）タバコ煙に含まれる成分

タバコ煙には約5,300種類の化学物質が含まれ，そのうち200種類以上が有害物質であると言われている。その1つは**一酸化炭素（CO）**であり，赤血球成分であるヘモグロビンの2価鉄に対して酸素の約200倍親和性が高い物質である。一酸化炭素はヘモグロビンと可逆的に結合し，ヘモグロビンの酸素運搬能を阻害して酸素欠乏症を引き起こす。呼気一酸化炭素濃度は，1日の喫煙本数とよく相関するため，禁煙外来では呼気一酸化炭素濃度測定が行われる。

タールは，ヤニと呼ばれ，タバコのフィルターや歯などを黒く変色させ，発がん性が指摘されている。また，ニコチンは中枢神経系のニコチン受容体に結合し，脳内報酬系からドーパミンの遊離を促進し，神経系に影響を及ぼすことで**ニコチン依存症**を引き起こす。

2）喫煙の健康影響

喫煙は多くの疾患との関連が指摘されており，そのうち喫煙との関連が判明している**悪性新生物**も多い。非喫煙者と比較して喫煙者は悪性新生物による死亡率が高

●タバコの煙とダイオキシン●

タバコの煙にはダイオキシン類が含まれ，濃度は一般ごみ焼却炉の濃度よりもはるかに高い。（ダイオキシン類の約90％は，一般ごみ焼却施設における炭素・酸素・水素・塩素を含むごみの低温燃焼により発生する。）毒性が強く，発がんプロモーション作用や催奇形性などが指摘されている。また，細胞内の核内受容体である芳香族炭化水素受容体（Ah受容体）に結合し，薬物代謝酵素であるCYP1Aの発現を誘導することが知られている。

表5-1　ブリンクマン指数と疾病リスク

ブリンクマン指数	疾病リスク
400以上	肺がんが発生しやすく，厳重な注意が必要である
600以上	肺がん・COPDの高度な危険がある
1000以上	喫煙者における咽頭がん発病者の平均値
1200以上	肺がんに加え，咽頭がんの危険性が非常に高い

く，40歳以上の国民約26万人を対象に行われた「計画調査（1966～1981）」によると，咽頭がん（約32.5倍），肺がん（約4.5倍），食道がん（約2.2倍），膀胱がん（約1.6倍），胃がん（約1.5倍）である＊。

　喫煙は動脈硬化の促進因子であり，高血圧や虚血性心疾患（狭心症や心筋梗塞），脳血管疾患（脳梗塞や脳出血）など循環器疾患への進行につながる。

　妊娠中の喫煙は胎児にも重大な影響を及ぼし，低出生体重児（2500g未満で生まれた児）のリスクを高める。喫煙には血管収縮作用があるため妊娠高血圧症を引き起こし，血液循環の悪化に伴い胎児に運ばれる栄養素が不足することが影響する。

　喫煙の健康への影響は，ブリンクマン指数によって予測することができる。ブリンクマン指数は，1日の喫煙本数に喫煙年数を掛けて算出する。例えば，1日40本を20年間喫煙している場合，ブリンクマン指数は40×20＝800となる。表5-1のように，ブリンクマン指数は数値ごとに危険性が階層化され，禁煙治療における保険適用の要件にもなっている。

＊年間の悪性新生物による死亡者数の約1/4は喫煙が原因と考えられ，禁煙すれば予防が可能である。

3）受動喫煙の影響

　長期間にわたるタバコ煙の曝露は，慢性気管支炎や肺気腫を引き起こし，慢性閉塞性肺疾患（chronic obstructive pulmonary disease：COPD）へと進行する。「NICEスタディ（2001）」によると，わが国には40歳以上の人口の8.6％，約530万人のCOPD患者がいると推定される。COPD患者の90％以上は喫煙者であるが，約5％は長期間の受動喫煙者であるとされている。健康日本21（第2次）の推進に関する参考資料によると，喫煙による死亡者数は年間12万～13万人だが，さらに受動喫煙による死亡者数は6,800人と推定されている。COPD患者の大多数が未診断，未治療の状態であるため，早期治療によりQOLを向上させること，禁煙により予防すること，受動喫煙対策が重要である。

（3）禁煙サポートと喫煙防止

　喫煙対策の基本は，①未成年者の喫煙防止（防煙），②受動喫煙の害を排除・減少させる環境づくり（分煙），③禁煙支援や節度ある喫煙（禁煙支援・節煙）である。健康日本21（第2次）においても喫煙対策は重要な課題であり，①成人の喫煙率の減少，②未成年者の喫煙をなくす，③妊娠中の喫煙をなくす，④受動喫煙の機会を有する者の割合の減少について目標値を設定している（巻末資料p.186参照）。

*未成年者喫煙禁止法は，2022（令和4）年度から成人年齢が18歳以上となるのに伴い，法律名が「20歳未満の者の喫煙の禁止に関する法律」となる。

未成年者の喫煙は，成長期の心と体に重大な影響を及ぼすために**未成年者喫煙禁止法**により禁じられ*，未成年者にタバコを販売した者に対しては罰則規定が盛り込まれている。2008（平成20）年，ICカード方式成人識別タバコ自動販売機が全国で導入され，自動販売機での購入には成人識別ICカード（**taspo：タスポ**）が必要になった。未成年者を有害な喫煙から保護し，もし喫煙を始めた場合は早期に禁煙させ，治療することが必要である。

厚生労働省は2013（平成25）年，禁煙希望者に対してより効果的な禁煙支援が行えるように，また職場の衛生管理者など多くの人がサポートできるように実践的にまとめた**禁煙支援マニュアル（第2版）**を公表した。2006（平成18）年には診療報酬改定により，新たにニコチン依存症管理料が新設され，禁煙治療に保険が適用されることとなった。

（4）受動喫煙防止

1）健康増進法の分煙規定

受動喫煙防止のため，**健康増進法**第25条により学校や病院など多数の利用者がある公共施設では，施設管理者に受動喫煙の防止措置を講ずることが努力義務とされた。2018年7月，健康増進法が改正され，受動喫煙対策を諸外国並みに厳しくすることが盛り込まれ，2020（令和2）年4月には公共施設の施設管理者への受動喫煙防止対策の義務化が完全実施される*。

*学校や病院など第1種施設は原則敷地内禁煙，工場やホテルなど第2種施設は原則屋内禁煙が義務づけられる。また，喫煙者にも公共の場での喫煙に対して罰則規定が盛り込まれた。

2）労働安全衛生法の分煙規定

労働者の受動喫煙防止のため，**労働安全衛生法**において事業者に受動喫煙防止対策を講じることが努力義務とされている。屋内を全面禁煙にして屋外喫煙所を設けることや十分な換気を行うことなどの対策が求められている。

（5）その他のタバコ対策

1）WHOの対策

WHOにおいても喫煙はNCDのリスク要因と位置づけ，国際的に予防管理を求めることとした。タバコの消費・受動喫煙が，健康・社会・環境・経済に及ぼす破壊的な影響から，現在・将来の世代を保護するため，2005年にWHOによる**タバコ規制枠組条約**（Framework Convention on Tobacco Control：FCTC）が発効し，世界初の公衆衛生分野における条約となった。①タバコ需要の減少目的の価格変更・課税，②公共の場での受動喫煙防止対策，③タバコの含有物規制，④タバコ製品パッケージの30％以上のスペースで健康警告の表示，⑤タバコ広告の原則禁止，⑥喫煙の健康影響への教育，⑦未成年者への販売禁止などの内容が盛り込まれている。

WHOは，毎年5月31日を**世界禁煙デー**とし，厚生労働省は世界禁煙デーを初日とする1週間を**禁煙週間**と定めて啓発活動を実施している。

表 5-2 禁煙補助薬の種類と特徴

	貼付剤 （パッチ）	ガム	飲み薬 バレニクリン（チャンピックス®）
用法	1日1回1枚 貼付場所は毎日変える	喫煙したくなったとき，1回1個を30～60分かけてゆっくり噛む。 禁煙前の喫煙本数：使用個数 20本以下：4～6個/日 21～30本：6～9個/日 31本以上：9～12個/日 （1日最大24個まで） 禁煙に慣れてきたら個数を減らす 使用期間は3か月	次第に増量していく 1～3日目　0.5mg/回，1日1回 4～7日目　0.5mg/回，1日2回 8日目以降　1.0mg/回，1日2回 投与期間は12週間
特徴	・禁煙してから開始 ・妊婦は禁忌 ・食欲抑制効果 ・使用方法が簡単	・禁煙してから開始 ・妊婦は禁忌 ・食欲抑制効果 ・突然の喫煙欲求に対応可能	・禁煙開始日の1週間前から服用可能 （喫煙中にも服用可能） ・妊娠中も使用可能 ・ニコチンを含まない

2）禁 煙 治 療

　わが国では喫煙に伴うニコチン依存症に対する**禁煙補助薬**として，ニコチン製剤：①貼付剤（パッチ）（医療用・一般用（OTC））・②ガム（一般用），③バレニクリン（チャンピックス®）（医療用）の3種類が使用可能である（表5-2）。

　バレニクリンは禁煙の意志を確認し，禁煙外来でニコチン依存症と診断後に処方される。①ニコチン切れ症状を軽くする，②禁煙中に喫煙した場合，おいしいと感じにくくさせる特徴がある*。

　喫煙によるニコチン依存症に対しては**禁煙外来**を受診し，**禁煙治療**を開始することが重要である。禁煙治療が保険適用となるには4つの条件がある（表5-3）。

*①は，バレニクリンがニコチン受容体に結合し，ニコチンと比較して快楽を感じるドーパミンを少量放出させることで，イライラなどニコチン切れ症状を軽減する。②は，ニコチンがニコチン受容体に結合することをブロックし，禁煙中の一服がおいしいという満足感を感じなくさせる。

表 5-3　禁煙治療に医療保険が適用される条件

①ただちに禁煙することを希望していること
②ニコチン依存についてのスクリーニングテスト（TDS）の結果が5点以上（10点満点中）で，ニコチン依存症と診断されること
③ブリンクマン指数が200以上
④禁煙治療の標準手順書に沿った禁煙治療について説明を受け，その禁煙治療を受けることを文書により同意すること

初回の診察で以上の4つの条件をすべて満たすことを確認し，医師が禁煙治療が必要と認めた場合は保険適用となる
（35歳未満は②の要件が廃止され，若年者に対する禁煙治療が可能となった）

4. 飲酒行動

（1）飲酒の現状

　2012（平成24）年の国民健康・栄養調査によると，飲酒習慣がある者（週に3日以上飲酒し，1日あたり1合以上を飲酒する者）の割合は19.7％であり，男女別では男性34.0％，女性7.3％で，いずれも横ばいの傾向が続いている。

　一方，生活習慣病のリスクを高める量（1日あたりの純アルコール摂取量が男性40g以上，女性20g以上＊）を飲酒している者の割合の年次比較を図5-12に示したよう

＊純アルコール量20gは清酒1合（180mL）に含まれる量であり，他にはビール・発泡酒中瓶1本（500mL），チュウハイ7度（350mL），ワイン2杯（240mL）の量にほぼ相当する。

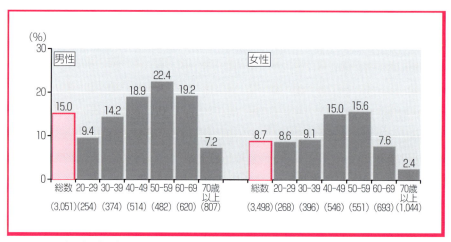

図5-11　生活習慣病のリスクを高める量を飲酒している者の割合（20歳以上，性・年齢階級別，2018年）

資料　厚生労働省：平成30年国民健康・栄養調査

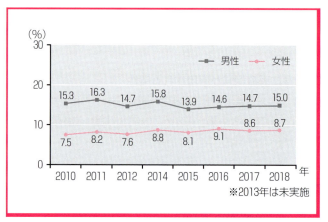

図5-12　生活習慣病のリスクを高める量を飲酒している者の割合の年次推移（20歳以上，2010～2018）

資料　厚生労働省：平成30年国民健康・栄養調査

に，2018（平成30）年は男性15.0％，女性8.7％であり，年齢階級別にみると男女ともに50歳代が最も高く，男性22.4％，女性15.6％であった（図5-11）。2010（平成22）年からの推移でみると男女とも有意な増減はない。

（2）飲酒の健康影響と社会的問題

1）アルコールの代謝

アルコール（**エタノール**）の代謝は，主に肝臓で2つの特異的代謝酵素が関わる。エタノールは，肝細胞可溶性画分に存在する**アルコール脱水素酵素（ADH）**によりアセトアルデヒドに酸化される。さらにアセトアルデヒドは，肝ミトコンドリア画分に存在する**アルデヒド脱水素酵素（ALDH2）**により酢酸に酸化され，最終的に**TCA回路**に流入してエネルギー源として使われ，水と二酸化炭素になる（図5-13）。

また習慣的な飲酒により，小胞体膜（肝ミクロソーム画分）に存在する薬物代謝酵素**シトクロムP450（CYP2E1）**の発現が誘導され，エタノールのもう1つの代謝経路が亢進する。お酒は練習すれば強くなると言われるのはこのためである。

一方，大量の飲酒は健康に悪影響を及ぼす。エタノール分解の増加により，肝ミトコンドリアにNADHが蓄積し，TCA回路が抑制される。加えて脂肪酸のβ酸化も促進される。その結果アセチルCoAは，エタノール代謝およびβ酸化の亢進の両方から過剰となる。TCA回路が抑制されているため，アセチルCoAは**ケトン体**（アセト酢酸・β-ヒドロキシ酪酸・アセトン）へと代謝され，**ケトアシドーシス**をきたす。また飲酒は，末梢から脂肪の放出を促進し，肝臓に脂肪が蓄積されて**脂肪肝**の要因となる。

2）アルコール代謝能の遺伝的要因

エタノールを代謝するADHとALDHの酵素活性は，**個人差や人種差**が大きいことが知られている。日本人の約9割は欧米人に比べてADH活性が高い一方，約4割はALDH2活性が低い。日本人は，この酵素活性の差により血中アセトアルデヒド濃度が高くなりやすく，飲酒後の悪酔い・二日酔いがもたらされることで，お酒が弱い要因になっている。アルコールパッチテストや遺伝子検査により，アル

> **CYP2E1**
> 肝ミクロソーム画分に存在するミクロソームエタノール酸化酵素系（MEOS）の本体である。

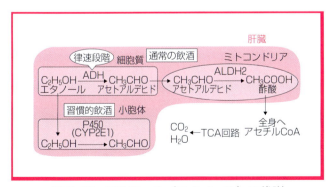

図5-13 アルコール（エタノール）の代謝

●メタノールの健康被害●
　粗悪な密造酒には，エタノールに構造が似たメタノール（CH_3OH）が混入することがある。もしメタノールを誤飲すると，ADHによりホルムアルデヒドに，次いでALDH2によりギ酸に代謝される。ギ酸が視神経を傷害して失明を引き起こし，ロシアなど諸外国で密造酒の飲酒による失明がたびたび報道されている。メタノールは多くの健康障害を引き起こすため，劇物に指定されている。

コールに対する適性を判定することができる。

3) 飲酒の健康への影響

　アルコールは発がん因子として知られ，直接的な影響を受ける部位を中心に口腔がん・咽頭がん・食道がん・肝臓がんなどのリスクが上昇する。また肝炎や脂肪肝，肝硬変などの**アルコール性肝障害**の要因となる。アセトアルデヒドはミトコンドリアを傷害し，血中のm-AST（m-GOT）値が上昇する。

　多量の飲酒は，過剰なエネルギー摂取につながるうえ，肥満や糖尿病，脂質異常症などの生活習慣病や動脈硬化症による**循環器疾患**を発症するリスクを高める*。

4) 飲酒行動とその影響

　ストレスが多い者は，毎日の習慣的な飲酒や酒量の増加につながる傾向にある。長期間にわたる大量の飲酒により**アルコール依存症**を形成し，それは薬物依存などと比較しても依存性は強い（表5-4）。2013（平成25）年に実施された成人の飲酒行動に関する全国調査（厚生労働科学研究費補助金「WHO世界戦略を踏まえたアルコールの有害使用対策に関する総合的研究」）によると，アルコール使用障害同定テスト（AUDIT）得点が16点以上（潜在的アルコール依存症）の者は，男性4.6％，女性0.7％であり，AUDIT得点が20点以上（アルコール依存症の疑い）の者は，男性2.1％，女性0.2％であった。国際疾病分類第10版（ICD-10）基準のアルコール依存症該当者の割合は，男性1.0％，女性0.2％，推計数は58万人であった。より軽度の問題飲酒者の割合は男性を中心に減少している可能性があるが，重症者の状況は改

*習慣的な飲酒は痛風結節を引き起こす。ビールやレバー，白子などのプリン体が多い食品を摂取すると，キサンチンオキシダーゼによる尿酸への代謝が増加し，高尿酸血症へと進行する。足の親指の関節などで尿酸が析出し，激痛を伴う痛風結節を発症する。

表5-4　主な依存性物質の特徴

依存性物質	中枢作用	精神依存 （精神衝動的な欲求）	身体依存 （やめると禁断症状が出る）	耐性 （次第に量が増える）
アルコール 催眠薬・抗不安薬	抑制	++	+++	++
覚せい剤	興奮	+++	+	+
大麻	抑制	++	−	−

出典　田中千賀子，加藤隆一，成宮周編：NEW薬理学（第7版），南江堂，2017

表5-5　エタノール血中濃度と中毒症状

血中濃度（mg/mL）	症状
50mg/100mL 以下	脱抑制行為（行動活発・おしゃべり・興奮・自制心欠如など）
50〜200mg/100mL	情緒不安定・感覚機能低下・運動能力低下・思考判断力低下
200〜300mg/100mL	錯乱・視力障害・言語障害・記憶喪失
300〜350mg/100mL	昏迷・意識喪失
350〜600mg/100mL	昏睡・呼吸中枢麻痺・循環器不全・死亡

出典　田中千賀子, 加藤隆一, 成宮周編：NEW 薬理学（第7版）, 南江堂, 2017

善しておらず, 若年者では飲酒行動の男女差が減少している।

　血中アルコール濃度が上昇するにつれ, 正常な身体機能が低下して健康に影響を及ぼす（表5-5）。飲酒による暴力や飲酒運転など日々飲酒に起因する事件・事故が報道されており, 社会全体での適正な飲酒への取り組みが課題である。

（3）アルコール対策と適正飲酒

1）多量飲酒者

　健康日本21の最終評価によると, 2009（平成21）年の多量飲酒者（1日平均純アルコール60g を超えて摂取する者）の割合は, 男性4.8％, 女性0.4％と推計され, その者を減らす取り組みが課題である。

　悪性新生物・高血圧・脳出血・脂質異常症など, 飲酒に関連する多くの健康問題のリスクは, 1日平均飲酒量とともにほぼ直線的に上昇することが多くの研究から示されており, 飲酒量は少ないほどよい。一方, 全死亡率・虚血性心疾患・脳梗塞については, 飲酒量との関係が比例関係にあるとは限らない。しかし, 男性は純アルコール44g/日（日本酒2合/日）程度以上, 女性は22g/日（日本酒1合/日）程度以上の飲酒で非飲酒者や機会飲酒者に比べてリスクが高くなる。

　一般に女性は男性に比べ, 肝臓や膵臓など飲酒による臓器障害を発症しやすく, アルコール依存症に至る期間も短い。健康日本21（第2次）では生活習慣病のリスクを高める飲酒量を, 男性で1日平均40g 以上, 女性20g 以上と定め, 2022（令和4）年度に男性13％, 女性6.4％にする数値目標が示されている（巻末資料p.185）*。

2）未成年者の飲酒

　未成年者はアルコール分解能力が未発達であるため, アルコールの身体的・精神的な影響を大人よりも受けやすく, 急性アルコール中毒に陥りやすい。飲酒開始年齢が早いほど将来のアルコール依存症や全身の臓器障害のリスクが高くなる。また脳の神経細胞に悪影響を及ぼし, 記憶力や学習意欲など脳機能の悪化による学習成績の低下が判明している。このような医学的知見に基づき, 未成年者の飲酒は未成年者飲酒禁止法で禁止されている*。

◀機会飲酒
　社交的な場など, 機会があるときだけ飲酒すること。

＊ WHO の飲酒ガイドラインでは, アルコールに関連するリスクが上昇する閾値を, 男性は40g/日, 女性は20g/日と定めている。先進諸国のガイドラインでは, 許容飲酒量に男女差を設け, 女性は男性の1/2〜2/3程度としている。

＊未成年者飲酒禁止法は, 2022（令和4）年度から成人年齢が18歳以上となるのに伴い, 法律名が「20歳未満の者の飲酒の禁止に関する法律」となる。

健康日本21（第2次）には，2022（令和4）年度に未成年者の飲酒を0％にする数値目標が示されている（巻末資料 p.185）。

3）妊娠中の飲酒

妊娠中の飲酒は胎児に影響が大きく，**胎児性アルコール症候群（FAS）**による中枢神経系の異常，発育不全，容姿の異常などが発生する危険性がある。FAS が防止できる安全な飲酒量は不明であり，妊娠中または妊娠しようとしている女性には禁酒が求められる。健康日本21（第2次）には，2014（平成26）年に妊娠中の飲酒を0％にする数値目標が示されている（巻末資料 p.186）。

4）今後必要となるアルコール対策

2010（平成22）年，WHO により**アルコールの有害な使用を低減するための世界戦略**が採択され，アルコール関連問題を低減するための具体的な対策が10分野に渡って示された。その後2013（平成25）年に，WHO は NCD の予防とコントロールのため，「Global Action Plan 2013－2020」を策定し，アルコールの有害な使用の少なくとも10％削減することを掲げている。

これを踏まえ，わが国でもアルコール健康障害対策のため，2013（平成25）年に**アルコール健康障害対策基本法**が成立した。アルコール健康障害とは，アルコール依存症および多量の飲酒，未成年者の飲酒，妊婦の飲酒などの不適切な飲酒の影響による心身の健康障害をいう。アルコール健康障害は，本人の健康の問題にとどまらず，家族にも深刻な影響を及ぼし，重大な社会問題を生じさせる危険性が高い。アルコール依存症対策（専門医療機関の整備・保健所などでの相談や指導），貧困・低所得・孤独・高齢者など社会問題と関連する者への飲酒対策，未成年者に対する自動販売機での販売禁止など，総合的な取り組みが重要である。

5. 睡眠，休養，ストレス

（1）睡眠と生活リズム

人は1日を約24時間のリズム（サーカディアンリズム：circadian rhythm）で生活する。身体にある**生体時計**は1日約25時間であるが，脳の視交叉上核に時計遺伝子があり，光を認識することによって生体時計が調節される。夜型など日光にあたらない生活，夜遅くまで明るい照明やパソコンなどの強い光を見るような生活は，生体時計を乱して生活習慣病を引き起こす危険性を高める。朝，太陽の光を浴びることで毎日脳の生体時計を調節する必要がある。

人は睡眠と覚醒を交互に繰り返して正常な精神活動を営むが，それには脳の意識水準を司る視床と脳幹網様体が重要である。末梢から感覚刺激が脳幹網様体に入ると多くのシナプスを通りながら視床でニューロンを交代し，大脳皮質に広く投射して意識水準を高めている。これは上行性脳幹網様体賦活系と呼ばれ，活性化により

●催眠薬の開発●

　視交叉上核に存在するメラトニン MT_1 受容体の刺激は，神経興奮を抑制し，体温を下降させて睡眠を誘発する。一方，メラトニン MT_2 受容体の刺激は，体内リズムを同調させ概日リズムの位相を変動させる。メラトニン MT_1 および MT_2 受容体を選択的に刺激して睡眠を誘発する選択的メラトニン受容体作動薬や，オレキシン（覚醒を促進する神経ペプチド）受容体遮断薬が開発され，より自然な眠りがもたらされる催眠薬が発売されている。

覚醒状態がもたらされ，抑制により睡眠が誘発される。

　睡眠は，脳波パターンの変化や眼球運動，筋緊張などを合わせて**レム睡眠**（REM：急速眼球運動）と**ノンレム睡眠**に分けられる。ノンレム睡眠は，全睡眠の70〜80％を占め，睡眠深度から4相に分けられ，脳波は睡眠が深くなるにつれ高振幅徐波に変化する。筋肉は一定の活動状態にあり，寝返りが可能である。一方，レム睡眠は全睡眠の20〜30％を占める。急速な眼球運動が起こり，筋肉は著しく弛緩する。脳波は低振幅速波の覚醒パターンを示すため，夢体験が高い確率で現れる。

（2）睡眠障害と睡眠不足の現状，睡眠指針

1）睡眠時間

　2018（平成30）年の国民健康・栄養調査では，1日の平均睡眠時間は「6時間以上7時間未満」の割合が最も高く，男性34.5％，女性34.7％である。「6時間未満」の割合は，男性36.1％，女性39.6％であり，性・年齢階級別では男性では30歳代で最も高く47.0％，女性では50歳代で54.0％である（図5-14）。また睡眠で休養が十分にとれていない割合は21.7％で，2009（平成21）年から有意に増加している。

2）睡眠の質

　2015（平成27）年の国民健康・栄養調査によると，1日の平均睡眠時間が6時間未満の者について，男女とも「日中，眠気を感じた」とする者が最も多く，男性44.5％，女性48.7％である（図5-15）。次いで，「睡眠時間が足りなかった」とする者が多く，男性34.6％，女性39.5％である。

3）健康づくりのための睡眠指針

　睡眠による休養・心の健康づくりのための取り組みとして，2003（平成15）年に厚生労働省は「健康づくりのための睡眠指針〜快適な睡眠のための7箇条〜」を策定した。2013（平成25）年度から健康日本21（第2次）が開始され，睡眠の重要性を一層周知する必要から，2014（平成26）年に**健康づくりのための睡眠指針2014〜睡眠12箇条〜**として改訂された。この改訂は科学的根拠に基づき，①具体的な生活に活かせるようにライフスタイル別，②生活習慣病や心の健康に関する記載の充実という方向性に基づいている（巻末資料p.189）。

72　第5章　生活習慣（ライフスタイル）の現状と対策

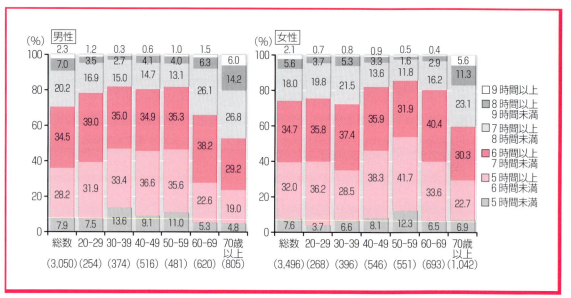

図5-14　1日の平均睡眠時間（20歳以上，性・年齢階級別，2018年）

資料　厚生労働省：平成30年国民健康・栄養調査

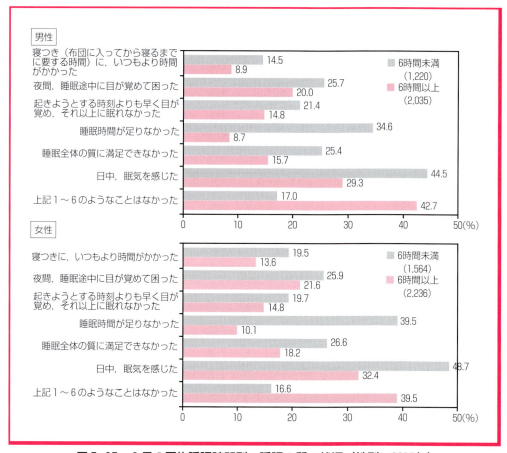

図5-15　1日の平均睡眠時間別，睡眠の質の状況（性別，2015年）

資料　厚生労働省：平成27年国民健康・栄養調査

近年，24時間社会の拡大により，国民の睡眠を取り巻く環境は大きく変化した。睡眠不足は食事や運動などの生活習慣を乱し，高血圧や循環器疾患，メタボリックシンドロームなどの生活習慣病の危険性を高める*。さらに，作業能率や生産性の低下をきたし，事故やヒューマンエラーにつながる危険性がある。疲労感や注意集中力低下，眠気や意欲減退，情緒不安定など心の健康にも強く影響する。また睡眠不足や不眠症には，**睡眠時無呼吸症候群**（SAS：睡眠時に呼吸停止や低呼吸になる疾病），むずむず脚症候群（下肢静止不能症候群：ふくらはぎや足先がむずむずする疾病），ナルコレプシー（日中に突然眠気に襲われる疾病）などの睡眠障害が存在する可能性がある。定期的な運動や規則正しい食生活などにより，よい睡眠による健康づくりを進めていかなければならない。

*レプチン（食欲抑制作用を有するホルモン）を低下させ，グレリン（食欲亢進作用を有するホルモン）を亢進するなど肥満を導く。また，前頭前野や大脳辺縁系の代謝活性を低下させ，コルチゾルの分泌を増加させて不安や抑うつなど心の健康にも影響を及ぼす。

（3）休養の概念と休養指針

子どもから高齢者まで人が健康に生活するためには，栄養・運動面でバランスをとり，休養が日常生活に適切に取り入れられた生活習慣を確立することが重要である。そのため，休養の普及・啓発を目的として，厚生省（現・厚生労働省）は，1994（平成6）年に**健康づくりのための休養指針**を策定した（巻末資料 p.189）。

健康づくりのための休養には，「休む」ことと「養う」ことの2つの要素が含まれている。「休む」とは，仕事や活動によって生じた心身の疲労を回復し，元の活力ある状態に戻して健康を保つことである。「養う」とは，明日に向かっての鋭気を養い，身体的・精神的・社会的な健康能力を高めることである。

このような休養を達成するため，単に横になって過ごすのではなく，1日の中にリラックスする時間や自分を見つめる時間をもつことである。加えて，趣味やスポーツなどの楽しみや生きがいを見つけ，ボランティア活動やサークル活動など，社会活動に参加して様々なコミュニケーションを図ることも大切である。休暇を活かして疲れをとり，ゆったりとした時間を過ごして心身を調整し，生活の基盤である家族の関係を築いて将来へ備えることが真の休養につながる。健康日本21（第2次）における休養の目標として，睡眠による休養を十分とれていない者の割合を2022年度までに15％，週労働時間60時間以上の雇用者の割合を2020年度までに5.0％にまで減少させることとしている（巻末資料 p.185）。

（4）ストレスの概念とストレスマネジメント

1）ストレス

アメリカの生理学者キャノン（W. B. Cannon）はホメオスタシス（生体恒常性）の概念を確立した。ホメオスタシスとは，生体が動的平衡により内外の様々な変化に応じ，形態や生理的状態を一定に保つことであり，体温や血圧，体液量やpH・浸透圧などの血液の性質など，生体の性状や性質，血糖値・血漿脂質量・血球数などの血液の成分などが一定範囲に保たれていることをいう。正常値から逸脱した場合

はホメオスタシスを維持する機構に異常が生じたことになる。またストレスとは，ホメオスタシスを維持できず，生理機能の平衡状態に乱れを生じさせるような強い外部負荷であると提唱した。

　一方カナダの生理学者セリエ（H. Selye）は，1930年代にストレスを「外界からのあらゆる要求に対し，生体が起こす非特異的反応」と提唱した。寒暖や騒音，精神緊張など生体反応を引き起こす外部からの非特異的刺激をストレッサーと呼び，下垂体前葉−副腎皮質の内分泌系を中心とする全身性の反応をストレスと呼んだ。そして，このストレス反応が環境の変化に対する生体の防御反応として，短期的には適応的に働くことを見出した。セリエのストレス学説は生物学的性格が強いのに対し，その後の研究ではストレスを心理学的観点から捉えることが多くなった。

2）ストレスマネジメント

　ストレス反応の軽減を目的とした介入のことを**ストレスマネジメント**という。セリエは，内部環境の破壊を起こさない程度のストレス刺激に繰り返し曝露された生体では，曝露初期には強い生理機能の変化を起こすが，次第にこれらの反応が沈静化して生体活動の安定性を回復し，ストレスに対する抵抗性を獲得して適応するとした。ストレスに対する正しい知識や対処方法を身につけるなどのストレスマネジメントにより，強いストレス反応を受けないように調整することが可能である。健康日本21（第2次）では，こころの健康についての具体的な目標を掲げている（巻末資料 p.183参照）。

6. 歯科保健行動

（1）歯の健康と食生活

　歯の健康は食生活やQOL，健康寿命に大きく影響し，人生を決定づける要因の1つになる。歯の喪失で食事の咀嚼が困難になると食生活に大きな影響が生じる。また虫歯（う歯）や歯周病は全身の健康に悪影響を生じ，様々な疾患に対するリスクを高める。2013（平成25）年の国民健康・栄養調査によると，70歳以上で自分の歯を20本以上有する者は咀嚼状況が良好だが，19本以下では大きく低下する（図5-16）。咀嚼能力の低下により食事内容に偏りが生じると，栄養の摂取状況にも影響する。歯の喪失が進むと食物繊維が豊富な野菜類や赤身肉など硬い食品を避け，炭水化物が多くて柔らかい食品を好む傾向にあり，栄養摂取に偏りが生じる。

　甘味食品や飲料の摂取は，う歯の発生に強く関係する。口腔内や歯の表面に残った糖質を**ミュータンス菌**が分解・発酵することで有機酸（乳酸など）が産生され，有機酸は歯の表面（エナメル質など）のカルシウムを溶かすことでう歯が発生する。そのため，適切な甘味食品や飲料の摂取習慣，および食後の正しい歯みがき・ブラッシング・歯間部の手入れが重要である。

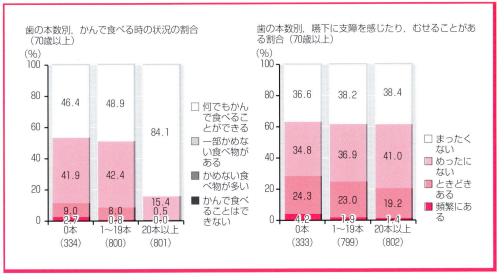

図5-16　咀嚼の状況（70歳以上）

資料　厚生労働省：平成25年国民健康・栄養調査

　キシリトールなどの**糖アルコール**は，低カロリーでう歯になりにくい甘味料として用いられ，その機能性から特定保健用食品の認可を受けている。糖アルコールはアルドースやケトースのカルボニル基を還元して作られ，ブドウ糖（グルコース）やショ糖（スクロース）などと比較して，①う歯のリスクは低い，②吸収されにくいために低カロリー，③甘味度は同等かやや低いという特徴がある。

（2）歯と全身の健康

1）疫　　学

　歯科疾患は有病率が高く，2019（令和元）年の学校保健統計調査によると，う歯の有病率は幼稚園児・小学生では1位，中高校生では2位である（p.156参照）。2016（平成28）年の国民生活基礎調査では，通院者率の上位5傷病のうち，「歯の病気」は男性・女性ともに3位である（図5-17）。また，2017（平成29）年度の国民医療費のうち，歯科診療医療費は6.7％を占めている。

2）歯の喪失

　う歯や歯周病を有する者が適切な処置を受けず，ケアを怠ると最終的には歯の喪失を招く。2018（平成30）年の「永久歯の抜歯原因調査」（8020推進財団）によると，抜歯原因の29.2％がう歯，37.1％が歯周病である。年齢別では30歳前後まではう歯による抜歯の割合が増加，30歳代から50歳代にかけては歯周病による抜歯の割合が増加し，それ以上の年代ではほぼ一定だった（図5-18）。

　1989（平成元）年より80歳になっても自分の歯を20本以上残そうとする**8020**（ハチマルニイマル）**運動**が推進されている。「一生自分の歯で食べる」ことを目標にした標語であり，80は男女合わせた平均寿命，20は硬い食べ物も満足して食べるため

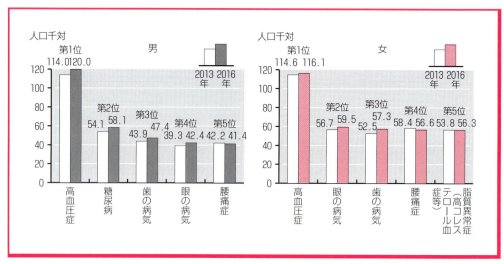

図5-17 性別にみた通院者率の上位5傷病
資料 厚生労働省:平成28年国民生活基礎調査

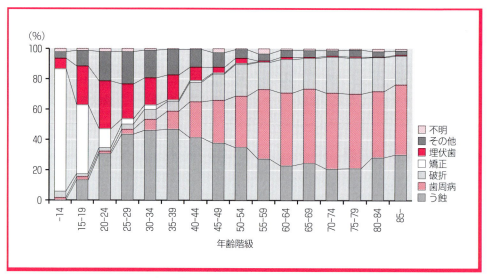

図5-18 主な抜歯原因の割合（年齢階級別，2018年）
資料 8020推進財団:平成30年永久歯の抜歯原因調査

に必要な歯の本数を表している。2016（平成28）年の「歯科疾患実態調査」によると，8020達成者の割合は年々増加傾向にあり（図5-19），2016年には51.2％に達すると推計され，1人平均現在歯数についても80～84歳で15.3本，85歳以上で10.7本であり年々増加傾向にある。

3）う　　歯

う歯は乳幼児期や学齢期に有病率が高いが年々減少傾向にあり，2016（平成28）年には3歳児のう歯有病率15.8％，1人平均う歯数0.54本であり，12歳児のう歯有病率35.5％，1人平均う歯数0.84本と改善している。一方で成人期のう歯の状況

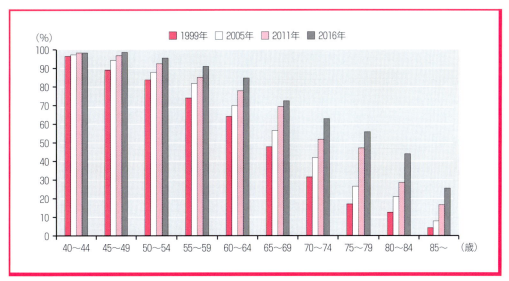

図5-19　20本以上の歯を有する者の割合の年次推移
資料　厚生労働省：平成28年歯科疾患実態調査

は，2016年には40歳の未処置歯を有する者の割合は35.1％，60歳では34.4％であり，緩やかな改善傾向を示してはいるが，なお今後の課題である。

年齢が高くなるにつれ，重度のう歯を治療してクラウンやブリッジなどで修復した歯が占める割合が高くなる*。これらは歯の神経を取る抜髄をした無髄歯であるため，有髄歯に比べて歯を失うリスクは高く，日々のメンテナンスが重要である。

4）歯周病

わが国では，歯周病の程度を表す指標として地域歯周疾患指数（CPI）が用いられている。4 mm 以上の歯周ポケットをもつ者の割合は，2016（平成28）年がいずれの年代においても最も高率であり，年齢とともに増加傾向にある（図5-20）。

歯周病は全身の疾患とも関連する。動脈硬化に伴う心疾患や脳血管疾患は，飲酒や喫煙，メタボリックシンドロームなどの生活習慣に加え，歯周病も発症リスクを高める。歯周病菌が血流に乗り，全身に移行すると血管内皮細胞に付着，侵入して炎症を招いて動脈硬化症を引き起こす*。

歯周病は糖尿病の合併症に位置づけられ，互いに負の影響を及ぼし合う。炎症した歯肉から TNF-α や IL-1 などの炎症性サイトカインが全身に放出され，インスリン抵抗性が高まって糖尿病が悪化する。糖尿病の悪化は歯周病のさらなる悪化を招き，サイトカインを大量に放出するようになるという悪循環に陥る。

高齢者の**誤嚥性肺炎**の原因菌の多くは歯周病菌であると指摘されている。肺や気管への食べ物の流入は咳により防止されるが，高齢者はこの機能が衰えるために誤って肺や気管への流入が生じる。この時，食べ物と一緒に口腔内の細菌も気管から肺に流入し，免疫力が弱い高齢者は誤嚥性肺炎を発症する。そのため，予防には口腔ケアと歯周病コントロールが重要となる。

＊成人では，過去に治療歴がある歯に二次的に発生する二次う歯の割合が増加し，高齢者では，歯肉の退縮により露出した歯根面に発生する根面う歯の割合が顕著に高くなる。

🔴 **CPI**
専用に開発されたプローブを使用して歯周ポケットの深さを測定し，歯肉出血や歯石，歯周ポケットの深さにより評価する。

＊炎症やサイトカイン産生などが惹起されると，マクロファージが集積し，歯周病菌や壊死細胞，LDL コレステロールなどを貪食して泡沫細胞となり，最終的にアテローム性プラークが形成される。

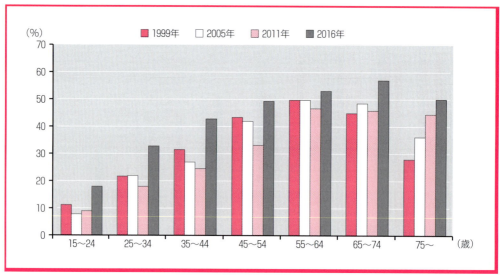

図5-20　4mm以上の歯周ポケットを有する者の割合の年次推移

資料　厚生労働省：平成28年歯科疾患実態調査

(3) 歯科保健行動

1) う歯予防対策

フッ化物は歯のエナメル質を強化し，酸に溶けにくくするため，フッ化物の使用は歯質の強化対策としてう歯予防に効果的である。

フッ化物洗口は厚生労働省の「フッ化物洗口ガイドライン」で推奨され，4歳から14歳までの期間に実施することが特に効果があるとされている*。この他全ての世代で実施できるセルフケアとして，豊富な種類のフッ化物配合歯磨き剤が世界的に使用されている。また海外では広く水道水フッ化物濃度調整（**水道水フロリデーション**）が実施されているが，日本では未実施である。

一方，小児に対するう歯の予防対策として**シーラント**が行われており，歯ブラシが届きにくい奥歯の噛み合わせ部分の溝に対し，フッ素を配合した樹脂を埋めてう歯になりにくくする処置がとられている。

2) 歯周病予防対策

歯周病の予防には口腔清掃をこまめに行い，口腔内を清潔に保ってプラーク（歯垢）コントロールや歯周病菌を除去することが重要である。日々のセルフケアでは，歯ブラシを的確に使用したブラッシング，およびデンタルフロスや歯間ブラシを使用した歯周病の好発部位である歯間部清掃を行う方法が効果的である。

しかし，セルフケアだけでは全ての汚れを落としきれないため，歯の表面にプラークや石灰化した歯石が蓄積・沈着する。歯科医院などの医療機関による専門的なケアとして専門的歯面清掃・歯石除去（PMTC）が普及しており，定期的に歯面清掃やフッ化物歯面塗布を受けるとよい。

＊洗口液で約30秒間ブクブクうがいをして全ての歯にまんべんなく洗口液がゆきわたるように行い，洗口後30分間は飲食物をとらないようにする。

6．歯科保健行動　　*79*

（4）歯科保健対策

　わが国では歯科保健の状況を把握するため，1957（昭和32）年から6年ごとに「歯科疾患実態調査」が実施され，歯科保健医療対策の基礎資料として活用されている*。歯科保健対策は，従来はう歯の予防が中心だったが，近年は歯周疾患に対しても重点が置かれている。加えて，高齢者や寝たきり者に対する口腔ケアの重要性が認識されている。

　2011（平成23）年に歯科口腔保健の推進に関する法律が施行され，生涯を通じた歯科疾患の予防，口腔機能の維持や向上などの具体的な目標値を定め，口腔の健康保持に関する総合的な施策が推進されている。ライフステージに応じた歯科保健対策が実施され，①幼児期は歯口清掃の指導，②学齢期は永久歯う歯の予防や早期治療，③成人期は歯周疾患の早期治療，④高齢期は8020運動の推進である。

　歯科疾患の予防や早期治療の定着，および正しい知識の普及・啓発などを目的とし，2013（平成25）年から毎年6月4日から10日までを歯と口の健康週間（2012年までは歯の衛生週間と呼んだ）と定めて運動を実施している。

　母子歯科保健対策である1歳6か月児，3歳児の歯科健康診査により，乳幼児や妊産婦に対する口腔診査・保健指導が実施され，1人あたりの平均う歯数は減少傾向を示している。

*2016（平成28）年の同調査より5年ごとに実施される。

演習課題

❶ 生活習慣病は，私たちの生活習慣とどのように関係しているか考えよう。

❷ 健康日本21（第2次）の取り組みや目標値について調べよう。

❸ 健康づくりのための身体活動基準2013および健康づくりのための身体活動指針を調べ，健康づくりにはどのような身体活動が必要か考えよう。

❹ 喫煙がもたらす健康への悪影響と，わが国での喫煙対策について調べよう。

❺ 飲酒がもたらす健康への悪影響と，適正な飲酒に向けての対策について調べよう。

❻ 休養の重要性について調べよう。

❼ 歯科保健行動にはどのようなものがあるか。う歯・歯周病それぞれについて調べよう。

参考文献
・厚生労働省：健康日本21（第2次）の推進に関する参考資料，2012
・厚生労働省：国民健康・栄養調査報告，2013,2015,2018
・厚生労働省：歯科疾患実態調査，2016
・厚生労働省：健康づくりのための身体活動基準2013
・厚生労働省：健康づくりのための睡眠指針2014
・厚生労働統計協会：国民衛生の動向2019/2020,2019
・古野純典編：社会・環境と健康（第5版），南江堂，2017

| 第6章 | 主要疾患の疫学と予防対策 |

健康寿命の延伸のためには，生活習慣病はもちろんであるが，精神疾患，虐待の問題など社会全体として取り組んでいかなければならない課題も多い。

本章では，がん，循環器疾患，代謝疾患，骨・関節疾患，感染症，精神疾患，その他の疾患（腎臓疾患，呼吸器疾患，認知症），自殺，不慮の事故，虐待，暴力を取り上げた。これらの概要，疫学等についてまとめ，予防対策等について考えることをねらいとする。

Key Words がん対策　がん検診　高血圧　脳血管疾患　心疾患　メタボリックシンドローム　糖尿病　脂質異常症　骨粗鬆症　感染症　自殺　不慮の事故

1. が　　ん

日本において，**悪性新生物**（がん）の死因順位は，1981（昭和56）年から第1位を占めており，国民の健康における重要課題として対策が進められてきた。がんの死亡数と罹患数は，人口の高齢化を主な要因としてともに増加し続けており，がんによる死亡者数は年間約37万人で，総死亡の約30%を占めており，日本人の3人に1人はがんで死亡することとなる。

日本人のがんの主な原因として，喫煙（男性：約29.7%，女性：約5.0%）と感染（男性：約22.8%，女性：約17.5%）があげられ，その他のもの（飲酒，食物・栄養，身体活動，体格，化学物質，生殖要因とホルモン）は，日本や海外の研究結果から比較的小さいと報告されている。

がん死亡を防ぐために重要なのは，がんの早期発見である。そのためには，自覚症状がなくても定期的に有効ながん検診を受けることと，自覚症状がある場合にはいち早く医療機関を受診することが重要である。

（1）主要部位のがん

日本人のがん全体の年齢調整死亡率は，男女とも緩やかな減少傾向を示している。がんの部位別の推移（図6-1）を見ると，1990年代まで男女とも長らく死因の第1位であった胃がんが，食生活の変化，医療技術の進歩による早期発見・早期治療などにより，1960年以降大きく減少している。男性では，1990年代半ばまで増加傾向にあった肺，肝臓，大腸，前立腺がんも近年では横ばいから減少傾向に転じている。女性では，1970年以降増加傾向を示している乳がんが2016年に死因の第1位

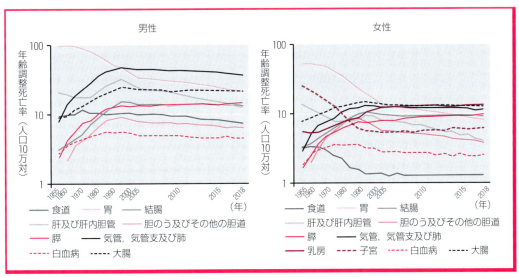

注）肺がんは，気管，気管支のがんを，子宮がんは子宮頸がん，体がんを含む。大腸がんは結腸と直腸S字結腸移行部および直腸がんの計。年齢調整死亡率算出は「昭和60年モデル人口」（昭和60）によっている。

図6-1 部位別年齢調整がん死亡率（人口10万対）の推移

となった。また子宮がんが，生活面での衛生環境の改善による子宮頸がんの減少や，早期発見・早期治療により，1960年代と比較すると大きく減少していたものの，1990年以降は横ばいとなっている。

（2）がん対策

1）がん対策の経緯とがん対策基本法，がん対策推進基本計画

1953（昭和28）年にがんが結核を抜いて，死因の第2位となったことから，日本のがん対策が始まり，1983年に老人保健事業として胃・子宮頸がん検診が国レベルの施策として導入されたことから本格的となった。

その後，がん対策をより一層推進することを目的としてがん対策基本法（2006（平成18）年）が制定され，本法律に基づき，2007（平成19）年にがん対策推進基本計画を策定し，少なくとも6年ごとに見直しを行い，がん対策がなされてきた。本法律では，関係者（国，地方公共団体，医療関係者，国民等）の責務を明らかにするとともに，国によるがん対策推進基本計画の策定および都道府県によるがん対策推進計画の策定を義務付けている。2017（平成29）年度には2022（令和4）年度までの6年間を実行期間とした第3期がん対策推進基本計画が策定され，がん患者の就労支援やがんに関する教育の推進が基本的施策に盛り込まれた。本計画では，全体目標を「がん対策が総合的かつ計画的に推進され，がん患者を含む国民が，がんを知り，がんの克服を目指す」と定め，①がん予防，②がん医療の充実，③がんとの共生を3つの柱に分野別施策と個別目標を定めている。

2）がん登録

「がん医療の充実」では，がん登録の推進に関する取り組みなどを定めている。がん対策に必要なデータを得ることを目的として，2013（平成25）年12月にがん登録等の推進に関する法律（がん登録推進法）が成立し，2016（平成28）年1月より施行された。施行に伴い，国が中心になって全国がん登録が実施されるとともに，全病院と一部の診療所に罹患情報の届出が義務づけられ（患者の同意は不要），生存率等の正確な情報が得られるようになった（院内がん登録）。また，それらの情報が都道府県を通じて国立がん研究センターへ提出されることで，より正確なデータに基づくがん対策の実施，がん患者とその家族への適切な情報提供が期待される。

3）がんと就労

「がんとの共生」では，がんと診断された時からの緩和ケアの推進や就労支援に関する取組などについて定めている。がん医療の進歩により，がん患者・経験者が長期生存し，働きながらがん治療を受けられる可能性が高まっており，がん患者の離職防止や再就職のための就労支援を充実させていくことが強く求められている。就職支援事業等としては，がん相談支援センターでの相談支援に加え，転職や再就職の相談に対応するため，がん患者等の就職支援に対応する専門相談員である「就職支援ナビゲーター24」を公共職業安定所に配置し，拠点病院等と連携し取り組んできた。復職支援としては，個々の患者ごとの治療と仕事の両立に向けたプランの作成支援，患者の相談支援および主治医や企業・産業医と復職に向けた調整の支援を行う「両立支援コーディネーター」を拠点病院等に配置し，主治医等，会社・産業医および「両立支援コーディネーター」による，患者への「トライアングル型サポート体制25」を構築することとしている。

（3）がん検診

厚生労働省は，がん検診の適切な実施方法などに関する指針として「がん予防重点健康教育及びがん検診実施のための指針」を示しており，市町村はこれに基づき健康増進法に基づく健康増進事業の一環として5つのがん（胃，子宮，肺，乳，大腸）検診を努力義務として行っている（表6-2）。

2012（平成24）年6月に策定された「がん対策推進基本計画」（第2期）では，「5年以内に受診率50％（胃，肺，大腸は当面40％）」が掲げられ，受診率の算定には40～69歳（子宮頸がんは20～69歳）までを対象とすることとし，がん検診クーポン券の配布をはじめとする様々な取り組みが行われてきた。しかし，がん検診の受診率は依然として低く，第3期の基本計画に個別目標して記載されていた「胃，肺，大腸は当面40％」が削除され，「男女とも対策型検診で行われている全てのがん種において，がん検診の受診率の目標値を50％とする」とされるとともに，「精密検査受診率の目標値を90％とする」という新たな目標が追加された。

表6-2 がん検診の種類

種類	検査項目	対象年齢	受診間隔
胃がん	問診および	胃部X線検査または胃内視鏡検査	50歳以上[*1]	2年に1回[*1]
子宮頸がん		視診, 子宮頸部の細胞診および内診（双合診）| 20歳以上	2年に1回
肺がん		胸部X線検査, 必要に応じて[*2]喀痰細胞診	40歳以上	年に1回
乳がん		乳房X線検査（マンモグラフィ）|	2年に1回
大腸がん		便潜血検査（免疫便潜血検査2日法）|	年に1回

*1 当分の間, 胃部X線検査については40歳以上および年1回実施可
*2 喫煙指数（ブリンクマン指数）＝1日の喫煙本数×喫煙年数が600以上の者

2. 循環器疾患

　脳梗塞と脳出血などの脳血管疾患（脳卒中）と，急性心筋梗塞などの虚血性心疾患に代表される心疾患を含む循環器疾患は，がんと並んで日本人の主要死因である。また，脳血管疾患は重度の要介護状態に至る原因として認知症と並んで最大の原因となっており，社会的な影響力，医療費への負担が大きい疾患群である。

　厚生労働省の人口動態統計による脳血管疾患，心疾患の年齢調整死亡率は，男女とも1975（昭和50）年に比べると順調に減少している（図6-2）。

　循環器疾患の予防は基本的には高血圧，脂質異常症などの危険因子の管理である。今までの疫学研究より，喫煙，低い身体活動などと，肥満，高血圧，糖尿病を

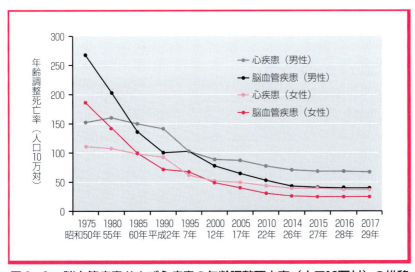

図6-2　脳血管疾患および心疾患の年齢調整死亡率（人口10万対）の推移
資料　厚生労働省　人口動態統計

含む耐糖能異常，脂質異常症，さらにはこれらの複合体であるメタボリックシンドロームが主要危険因子とされ，循環器疾患の予防には，これらの管理が中心となる。健康日本21（第2次）でも，脳血管疾患・虚血性心疾患の発症リスクの低減を目指し，高血圧，脂質異常症，糖尿病，喫煙の4つの危険因子について改善する方向が示されている。健康日本21（第2次）における循環器疾患に関連する予防目標としては，①脳血管疾患と虚血性心疾患の各年齢調整死亡率の減少，②高血圧の改善（収縮期血圧の平均値の低下），③脂質異常症の減少，④メタボリックシンドロームの該当者及び予備群の減少，⑤特定健康診査・特定保健指導の実施率の向上の5項目を設定している（巻末資料 p.182参照）。

（1）高　血　圧

高血圧は，脳血管疾患や虚血性心疾患，慢性心不全などあらゆる循環器疾患の危険因子であり，日本人の循環器疾患の発症や死亡に対して大きな人口寄与危険割合を示し，他の危険因子と比べるとその影響は大きい。また，正常血圧と高血圧間の領域（正常高値血圧と高値血圧）の循環器疾患発症数への寄与も非常に大きい。成人における高血圧の基準は，疫学研究の成果によって決められてきた（表6-3）。

国内外の多くの疫学研究により，血圧値が高いほど脳血管疾患と虚血性心疾患の罹患率が上昇することが報告され，血圧と循環器疾患の関連は "lower the better" と考えられる。このことから，健康日本21（第2次）においては，「高血圧の改善（収縮期血圧の平均値の低下）」を指標として掲げ，国民集団全体とした場合，平均血圧レベルを下げるという目標設定となっている（巻末資料 p.181参照）。

高血圧は，腎臓病あるいはホルモン異常の疾患等により血圧が高くなる二次性高血圧（全体の10%未満）と，遺伝および生活習慣によって起こる本態性高血圧（90%以上）に分けられる。後者の原因となる生活習慣としては，食塩，エネルギー，アルコールの過剰摂取，カリウム不足，肥満（内臓脂肪型），運動不足，喫煙，心理的

表6-3　成人における血圧値の分類

分類	診察室血圧（mmHg）			家庭血圧（mmHg）		
	収縮期血圧		拡張期血圧	収縮期血圧		拡張期血圧
正常血圧	<120	かつ	<80	<115	かつ	<75
正常高値血圧	120〜129	かつ	<80	115〜124	かつ	<75
高値血圧	130〜139	かつ/または	80〜89	125〜134	かつ/または	75〜84
Ⅰ度高血圧	140〜159	かつ/または	90〜99	135〜144	かつ/または	85〜89
Ⅱ度高血圧	160〜179	かつ/または	100〜109	145〜159	かつ/または	90〜99
Ⅲ度高血圧	≧180	かつ/または	≧110	≧160	かつ/または	≧100
（孤立性）収縮期高血圧	≧140	かつ	<90	≧135	かつ	<85

出典　日本高血圧学会：高血圧治療ガイドライン2019

ストレスなどがあげられる。

（2）脳血管疾患

1）脳 梗 塞

脳梗塞は，脳の血管が血栓によって閉塞し，そこから先へ酸素や栄養が供給されなくなり，脳の組織が破壊される疾病である。脳の血管が動脈硬化を起こし細くなり，血流が途絶える場合を脳血栓といい，心臓や頸部の動脈にできた血栓（血塊）がはがれて，脳の血管につまる場合を脳塞栓という。脳血栓は主に高齢者に起こり，知覚障害・運動障害・意識障害などが徐々に進行する。脳塞栓は，突然に半身の麻痺やけいれんによって始まることが多い。

2）脳 出 血

脳出血は，脳の血管が動脈硬化によって脆くなっているときに血圧が高くなると，動脈が破れて脳の中で出血することである。脳出血が起こると突然意識を失って倒れ，深昏睡に陥り半身麻痺を生じる場合が多い。

3）くも膜下出血

くも膜下出血は，脳の表面を走る主幹脳動脈で，血管の一部が瘤状に膨れた脳動脈瘤が破れて症状が出現する。動脈瘤が破裂すると，脳の表面を覆うくも膜という薄い膜の内側に出血する。くも膜下出血は脳血管疾患の中では死亡率が高く，重症な病態である。

（3）心 疾 患

心疾患には，虚血性心疾患（心筋梗塞，狭心症），慢性リウマチ性心疾患，心不全などが含まれ，最も重要なのは虚血性心疾患である。

虚血性心疾患の3大危険因子は，高血圧，喫煙，脂質異常症と言われている。動脈硬化性疾患予防ガイドライン2017年版によると，脂質異常症については，空腹時採血で高 LDL コレステロール血症140mg/dL 以上，低 HDL コレステロール血症40mg/dL 未満，高トリグリセライド血症150mg/dL 以上の管理目標が提示されている。しかし，健康日本21（第2次）では集団としての目標の見地から，他の危険因子を保有していない一般的な者の管理目標値（総コレステロール240mg/dL，LDL コレステロール160mg/dL）を参考にすべきとしている（巻末資料 p.182参照）。

3. 代 謝 疾 患

（1）肥満，メタボリックシンドローム

肥満は，BMI（体重 kg/身長 m^2）を指標とし，日本肥満学会が18.5未満を低体重，18.5〜25未満を普通体重，25以上を肥満とした。肥満は体内の脂肪組織が過剰に蓄

表6-3　メタボリックシンドローム診断基準

ウエスト周囲径	男性≧85cm　女性≧90cm （内臓脂肪面積：男女とも100cm^{2}に相当）
上記に加え以下のうち2項目以上	
血中脂質	中性脂肪≧150mg/dL　かつ/または　HDLコレステロール<40mg/dL
血　圧	収縮期血圧≧130mmHg　かつ/または　拡張期血圧≧85mmHg
血　糖	空腹時血糖≧110mg/dL　または　HbA1c≧5.5%

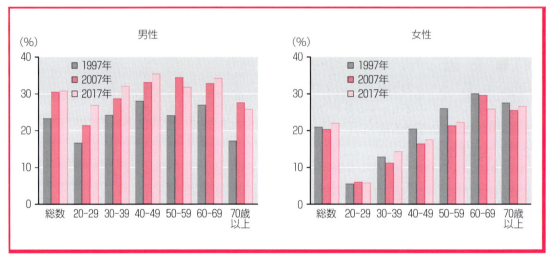

図6-2　肥満者の割合の推移（20歳以上）

資料　厚生労働省：国民健康・栄養調査

積された状態であり，肥満のうち，関連した健康障害を合併しているか，その合併のリスクが高い場合で，医学的に減量が必要な病態を**肥満症**としている。

肥満は，高血圧，糖尿病，脂質異常症，虚血性心疾患，脳梗塞，高尿酸血症，睡眠時無呼吸症候群などのリスク因子であり注意が必要である。

また，**皮下脂肪型肥満**（下半身肥満）と**内臓脂肪型肥満**（上半身肥満）があり，内臓脂肪型肥満の方が健康障害を併発するリスクが高いといわれている。

肥満予防としては，肥満になる原因を考える必要がある。最も重要なものは摂取カロリーと消費カロリーのバランスであり，具体的には食べ過ぎと運動不足となる。まず，自分の適正カロリーを意識し，体重の管理を実行していくことが重要であるが，やはり自分の健康は自分で作り上げていくという意識が基本になる。

メタボリックシンドローム（**内臓脂肪症候群**）は，内臓脂肪の蓄積がさまざまな病態の基礎となるため，表6-3の診断基準が2005（平成17）年に提唱された。

メタボリックシンドロームは内臓脂肪蓄積による**インスリン抵抗性**から，糖尿病，高血圧症，脂質異常症のリスクが増し，心筋梗塞や脳梗塞などの疾患に結びつく。内臓脂肪は皮下脂肪と異なり比較的容易に運動により燃焼できるので，有酸素

運動を中心とした運動を生活に取り入れることにより予防することが大切である。

メタボリックシンドローム対策としては，特定健康診査・特定保健指導の中で，積極的支援レベル，動機づけ支援レベル，情報提供レベルなどに判定され，それぞれの支援を受ける中で改善，予防を行っていくことが実施されている。

2017（平成29）年国民健康・栄養調査によれば，20歳以上が対象で，肥満者の割合は男性30.7%，女性21.9%，年齢別では男性が40歳代で最も割合が高く35.3%であり，女性は70歳以上で26.5%であった（図6-2）。10年前，20年前の比較では，男性は20年前よりも肥満者の割合は増加しているが，10年前との比較では大きな変化はみられない。女性は40～60歳代で減少しているものの，大きな変化はみられない。

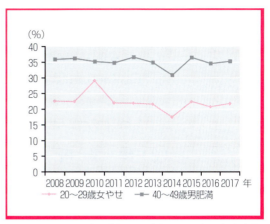

図6-3　40歳代男性の肥満者および20歳代女性の「やせ」の者の割合の推移

資料　厚生労働省：国民健康・栄養調査

一方「やせ」の者の割合は，全体で男性4.0%，女性10.3%と，肥満と比較して女性の「やせ」の者が多い傾向にあり，特に20歳代女性では21.7%にのぼる。40歳代男性の肥満者と20歳代女性の「やせ」の者の割合の10年間の推移は図6-3のとおりである。男性の肥満者の割合はわずかに増加傾向がみられ，女性の「やせ」の者の割合は増減を繰り返しているものの，大きな変化はみられていない。

メタボリックシンドロームについては，2017（平成29）年国民健康・栄養調査によれば，図6-4に示したように，総数では，「強く疑われる者」の割合は男性

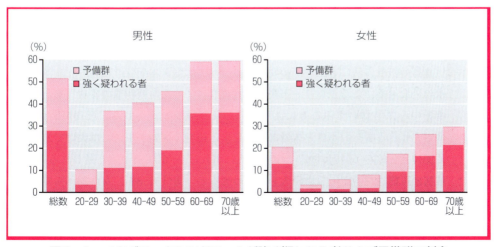

図6-4　メタボリックシンドロームが強く疑われる者および予備群の割合

資料　厚生労働省：平成29年国民健康・栄養調査

27.8％，女性12.9％であり，「予備群と考えられる者」の割合は男性23.6％，女性7.5％であった。40〜74歳では，「強く疑われる者」の割合は男性28.6％，女性12.3％であり，「予備群と考えられる者」の割合は男性25.1％，女性8.0％であった。また40〜74歳における2007（平成19）年のメタボリックシンドローム該当者の推計は，国民健康・栄養調査によると，「強く疑われる者」および「予備群」を合計すると約1,940万人になる。

（2）糖　尿　病

糖尿病は，インスリンの作用不足による慢性の高血糖を主徴とする疾患である。インスリンの作用不足の原因として，インスリンの分泌が障害される場合と，インスリン抵抗性のために作用が障害される場合がある。

糖尿病は，1型糖尿病，2型糖尿病，その他の糖尿病および妊娠糖尿病に分類される。1型糖尿病は自己免疫により膵臓のβ細胞が破壊され，インスリンの分泌が障害されて発症する。2型糖尿病はインスリン分泌障害とインスリン抵抗性が原因となり，特にインスリン抵抗性が重要である。原因としては遺伝要因に加え脂肪細胞が分泌する腫瘍壊死因子（TNF-α）がインスリン抵抗性を引き起こすといわれており，日本人の糖尿病の95％以上がこの型である。

主な症状は口渇，多飲，多尿，体重減少などであるが，特に合併症に注意を要する。急性の合併症としては，薬物療法中にみられる低血糖，ケトアシドーシスによる糖尿病性昏睡がある。ケトアシドーシスはインスリンが絶対的に不足している1型糖尿病で生じやすい。慢性の合併症としては，細小血管障害として，糖尿病性神経障害，糖尿病性網膜症，糖尿病性腎症があり，3大合併症といわれている。神経障害は末梢神経にみられる多発神経障害であり，糖尿病性網膜症は失明の主な原因となっている。また糖尿病性腎症は人工透析の最も多い原因となっている。

予防対策としては，特に2型糖尿病の場合摂取カロリーが過剰にならないようにすることが重要で，そのためにバランスのとれた食事を摂取することを心がけ，運動不足にならないようにすることが大切である。

食事の摂取方法にも工夫が必要である。ペットボトル症候群といわれる清涼飲料水の摂取過多によるカロリー過剰，間食摂取による高血糖状態の持続，また炭水化物を中心に早食いすることによる膵臓の負担等が考えられる。三食規則正しく，ゆっくりと咀嚼し，バランスのとれた食事と適度な運動が予防には大切である。

2017（平成29）年国民健康・栄養調査によれば，「糖尿病が強く疑われる人」「糖尿病の可能性を否定できない人」を合わせると，男性31.8％，女性28.6％であった（図6-5）。1997（平成9）年，2006（平成18）年，2017年の年次推移では，いずれの年も40歳代から増加し始めており，1997年と比較すると，「糖尿病が強く疑われる人」は男性，女性ともに増加傾向にあり，特に男性の70歳以上では倍以上に増加している。また「糖尿病の可能性を否定できない人」でも，増加傾向にあり，男女

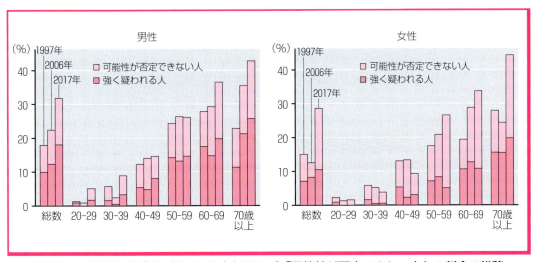

図 6-5 糖尿病が「強く疑われる人」および「可能性が否定できない人」の割合の推移
資料 厚生労働省：国民健康・栄養調査

とも60歳代では倍以上に増加している。

また，「糖尿病が強く疑われる人」「糖尿病の可能性を否定できない人」は合計2,050万人と推計されている。

糖尿病の受療率は図6-6のように推移している。2017（平成29）年における人口10万人当たりの入院患者数は15，外来患者数は177であり，特に外来患者数では1984（昭和59）年の89からほぼ倍増している。糖尿病は近年増加が著しいが，肥満やメタボリックシンドロームが大きく関与しており，生活習慣を適正にすることが求められている。健康日本21（第2次）では，糖尿病有病者の増加の抑制として2022（令和4）年度に1,000万人を目標としている（巻末資料 p.183参照）。

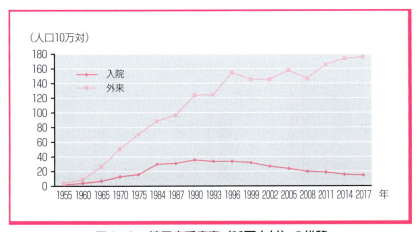

図 6-6 糖尿病受療率（10万人対）の推移
資料 厚生労働省：患者調査

（3）脂質異常症

脂質異常症は，血液中の脂質が過剰であったり，不足している状態をいい，動脈硬化性疾患の最大の危険因子の一つである。1980年代は総コレステロールを中心に診断，管理目標が立てられていたが，2007（平成19）年から動脈硬化学会の診断基準から総コレステロールが外され，LDLコレステロールが重要視されるようになった。動脈硬化性疾患予防ガイドライン2017年版では，トリグリセリド（TG）：150mg/dL以上，LDLコレステロール：140mg/dL以上（120～139mg/dL：境界域），HDLコレステロール：40mg/dL未満，Non-HDLコレステロール170mg/dL以上（150～169mg/dL：境界域）のいずれかに該当した場合に診断される。脂質異常症は，心筋梗塞や脳梗塞につながる原因であるが，自覚症状がほとんどないことが問題である。

予防対策としては，脂肪の摂取のみでなく，炭水化物はトリグリセリド（中性脂肪）として蓄えられるので，脂肪の摂取と同時に炭水化物の摂取量にも注意する必要がある。基本的に適正な体重を維持し，三食バランスのとれた食事を摂取し，適度な運動によって筋肉量を維持し脂肪の蓄積を防ぐなど，生活習慣によって予防することが重要である。

2017（平成29）年国民健康・栄養調査によれば脂質異常症が疑われる人は，総数で男性24.3％，女性22.7％，最も割合の高い年代は男女とも，70歳代で33.6％，42.2％であった（図6-7）。2014（平成26）年からの推移では，男女とも50歳代から増加している。

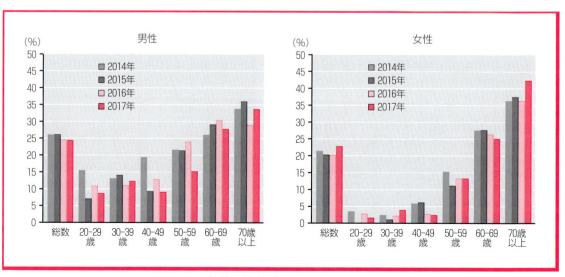

図6-7　脂質異常症が疑われる人の割合の推移

資料　厚生労働省：国民健康・栄養調査

4. 骨・関節疾患

（1）骨粗鬆症・骨折

1）概　　要

骨粗鬆症は骨量が減少し，骨の微細構造が障害され，骨の脆弱性が増し，骨折が起こりやすくなる疾患である。骨粗鬆症の予防は骨折の予防でもある。特に高齢者にとって骨折は寝たきりにつながりQOLの低下をもたらす。

骨粗鬆症は，**原発性骨粗鬆症**と**続発性骨粗鬆症**に分類される。原発性骨粗鬆症には閉経後骨粗鬆症，老人性骨粗鬆症があり，続発性骨粗鬆症には内分泌性，栄養性，薬物性などがある。生活習慣病として通常は原発性の予防が重要である。

原発性骨粗鬆症の診断基準によれば，骨量が若年成人の平均値（20～44歳における骨量の平均値）の70％以下または－2.5SD以下であると骨粗鬆症と診断される。

一般的に使われている骨量・骨質の測定法には，X線を用いる方法（DXA法，SXA法），X線フィルムの濃度を定量する方法（MD法），CTを用いる方法（QCT法），超音波を用いる方法（QUS法），骨代謝マーカーを用いる方法などがある。

骨粗鬆症は，さまざまな原因が複雑に関与しているが，取り除くことが可能なリスク因子としては，カルシウム不足，ビタミンD不足，ビタミンK不足，極端な食事制限，低体重，運動不足，喫煙，過度の飲酒などがあげられる。

図6-8に年齢による骨量の変化を示した。この図から予防の考え方としては，①思春期から20歳代の急激に骨量が増加する時期に骨量を増加させること。②男女とも40歳くらいまで骨量は保たれるが，この時期の骨量を高く，長く保つこと。③40歳過ぎた頃（女性は特に閉経後）の骨量の減少を抑えることである。

骨粗鬆症による**骨折**は大腿骨近位部，脊椎椎体の圧迫骨折，橈骨遠位部の骨折が

◘ SD
　stndard devision：標準偏差。
◘ DXA
　dual energy X-ray absorptiometryの略。
◘ SXA
　single energy X-ray absorptiometryの略。
◘ MD
　microdensitometryの略。
◘ QCT
　quantitated computed tomographyの略。
◘ QUS
　quantitative ultrasoundの略。

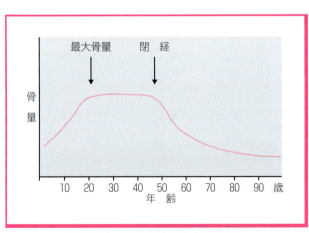

図6-8　年齢による骨量の変化

多くみられる。高齢者の骨折は寝たきりに結びつくので注意が必要である。寝たきりの原因としては脳血管疾患に次いで多くなっている。

2）疫　学

骨粗鬆症の診断基準によると，骨粗鬆症推計患者数は40歳以上の女性で約980万人，男性では約300万人，計1,280万人と見積もられている。骨粗鬆症の特徴として，男性より女性の方が多く，これは女性の方が骨量そのものが少ないことに加え，骨代謝に関与しているエストロゲンが閉経後に減少することによる。骨粗鬆症と骨折の国民生活基礎調査による通院者率の推移を図6-9に示した。男性の骨粗鬆症は2001（平成13）年から大きな変化はみられないが，女性では増加傾向にある。

（2）変形性関節症などの関節疾患

関節は骨と骨，骨と軟骨を結ぶ構造体であり，**関節疾患**は外傷や高齢者にみられる変形性のものや，感染症やリウマチなどによる炎症性のものとに大別される。

国民生活基礎調査による関節症の通院者率は，千人当たり1998年男性10.7，女性24.4に対し，2016（平成28）年男性12.6，女性27.7と，女性の方が男性の倍以上多く，男女とも近年増加傾向が認められる。

関節リウマチは，全身性の慢性炎症疾患であり，関節の滑膜を中心に炎症を起こす疾患で，指節関節，肘，膝，足首，脊椎に好発する。初期の症状としては関節の腫脹，疼痛，熱感などである。あらゆる年齢層で発症するが，通常20歳代で発症し，70歳代まで加齢とともに増加する。男女比は約1：3で女性に多い。原因は不明であるが遺伝的要因，感染，免疫機構の異常などが関与するといわれている。

変形性関節症は，関節軟骨の変性，破壊によるもので，膝関節，股関節，脊椎などに好発する。特に膝関節に起こるものは，変形性膝関節症といわれ中年以降の肥満女性に多発している。初期の症状としては運動痛であり，関節内に滲出液が貯留

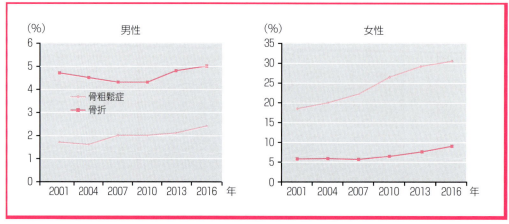

図6-9　骨粗鬆症および骨折の通院者率（千人対）の推移

資料　厚生労働省：平成28年国民生活基礎調査

し，可動域が次第に減少する。原発性のものの原因は不明であるが，加齢による関節軟骨の変性，過度の使用などが考えられ，リスク因子としては肥満，膝の周囲の筋肉特に大腿四頭筋の低下などがある。

（3）ロコモティブシンドローム（運動器症候群）

ロコモティブシンドロームとは，運動器の障害により要介護になるリスクの高い状態になることをいう。特に加齢による筋力の低下や持久力の低下，バランス能力の低下などが原因となるほか，骨粗鬆症や変形性膝関節症，関節リウマチなどの疾患によって関節可動域が制限されたり，筋力が低下したりすることなどが原因となる。要介護状態になる主要な原因であり，健康寿命の延伸のためには予防，早期発見・早期治療が重要である。

健康日本21（第2次）では，ロコモティブシンドロームを認知している国民の割合の増加として80%を目標にしている（巻末資料 p.184参照）。

5. 感 染 症

（1）感染症とは

感染とは，病原体が宿主の中に入って一定量以上に増殖することをいい，感染によって引き起こされた臨床的に所見が認められる疾患を感染症という。

公衆衛生の歴史の中で，感染症は最も恐れられてきた疾患であるが，近年の抗生物質（抗生剤）を始めとした医学の進歩や上下水道の整備などの環境衛生の発達などによって，一時期のように猛威をふるう場面は少なくなった。しかし，社会での人類の営みが複雑になるに伴い，薬剤耐性菌の出現，再興感染症，日和見感染症など様相を変えながら，現代でも人類の生命を脅かす存在として注目を集めている。

（2）感染症の成立

感染症は，感染源，感染経路，感受性者の3つの要素が結びつかないと成立しない。例えば経口感染症の場合，病原菌と感受性者が存在しても，その病原菌を口へ運ばなければ感染症にはならない。したがって感染症対策を考える場合，感染症の性質によって，感染源対策，感染経路対策，感受性者対策を行うことで効果的に感染症を予防することができる。

感染が成立してもすぐに症状が出るわけではない。病原体に感染してから症状が出るまでの期間を潜伏期という。潜伏期は，感染症によってさまざまである。また，感染が成立しても必ずしも症状が出ない場合もある。それを不顕性感染といい，保菌者（キャリア）となって病原体を排出するので公衆衛生上問題となる。不顕性感染に対して感染後発症する場合を顕性感染という。

94　第6章　主要疾患の疫学と予防対策

表6-4　主な感染症の感染源

病原微生物	主な感染症
細　菌	コレラ，細菌性赤痢，ペスト，腸チフス，ジフテリア，結核など
ウイルス	日本脳炎，急性灰白髄炎（ポリオ），麻しん，インフルエンザ，エイズなど
クラミジア	オウム病，トラコーマなど
リケッチア	発疹チフス，つつが虫病など
真　菌	カリニ肺炎など
スピロヘータ	ワイル病，梅毒など
原　虫	アメーバ赤痢，トキソプラズマ，マラリアなど
寄生虫	フィラリア，エキノコックスなど

表6-5　感染経路と主な感染症

感染経路			主な感染症
直接感染	直接接触感染	生殖器，皮膚，血液など	性病，エイズなど
		土壌，水	破傷風，炭疽など
		咬傷	狂犬病など
	飛沫感染	くしゃみ，せきなど	インフルエンザ，SARS など
	垂直（母子）感染	経胎盤，経産道	梅毒，風しん，B 型肝炎，エイズなど
間接感染	媒介物感染	注射針，寝具，便など間接接触	B 型肝炎，エイズなど
		食物など（経口感染）	赤痢など多くの消化器系感染症
		水系（経口感染）	赤痢など多くの消化器系感染症
	飛沫核（空気）感染	飛沫の浮遊物	麻しん，結核，水痘など
	じんあい（空気）感染	土壌，ほこりなど	レジオネラなど
	媒介動物感染	ハエ，ゴキブリなど	消化器系感染症
		カ，シラミなど（経皮感染）	日本脳炎，マラリア，チフスなど

　また，普段は症状を発症させないが，他の疾病に罹患していたり，薬剤，手術などのために感受性者の抵抗力が低下している場合に感染，発症を起こすことを日和見感染という。エイズ患者でみられるカポジ肉腫，カリニ肺炎，悪性腫瘍の化学療法中にみられるサイトメガロウイルス感染症などがある。

1）感　染　源

　ヒトや動物に感染を起こさせるものを感染源といい，細菌，原虫，スピロヘータ，リケッチア，真菌，ウイルスなどがある。ヒトや動物も感染源となり得るので注意が必要である。またネズミ，ウシ，ブタ，イヌなども感染源となる。

　主な感染症の病原微生物（病原体）は表6-4のとおりである。

2）感　染　経　路

　病原体が感受性者に伝播される経路をいう。感染経路は表6-5のように分類される。飛沫感染は，患者の咳やくしゃみ等から排出された微生物が飛散し，直接他

人の粘膜に付着することで感染が成立するもので，飛沫核（空気）感染は飛沫として空気中に飛散した病原体が，水分が蒸発し軽い微粒子となって長時間浮遊し，それを他人が吸い込むことによって感染が成立するものである。

3）感 受 性 者

感染源がヒトに侵入してもすべてに感染が起こるわけではない。感受性者の抵抗力，例えば免疫がある場合は，病原体が侵入してもその増殖を阻止することができ，この場合は病原体に対する感受性がないことになり，感染症は成立しない。免疫は病原体に対して特異的な防御作用を示す抗体や細胞を保有することによる抵抗力である。ヒトが病原体に感染した場合，症状の有無にかかわらず免疫が成立する。これを自然能動免疫という。一方病原体の分画，毒性を減弱させたもの，または変形させたものを人工的にヒトに接種して成立する免疫を人工能動免疫といい，予防接種がこれにあたる。

（3）感 染 症 法

「感染症の予防及び感染症の患者に対する医療に関する法律」（感染症法）によれば，現在感染症は表6-6のように分類されている。

1～4類，新型インフルエンザ等感染症を診断した医師はただちに，また5類感染症のうち全数把握対象疾患については7日以内に，最寄りの保健所長を経由して都道府県知事に届け出なければならないことになっている。

（4）主要な感染症

1）結 　　核

結核は，結核菌による感染症であり，いずれの臓器にも病巣を形成するが，わが国では肺，気管支に病巣を形成する肺結核が約90％を占める。1935（昭和10）年から1950（昭和25）年まで死因の第1位を占めていたが，その後減少し2017（平成29）年では第30位になっている。新登録結核患者数は，減少傾向にはあるものの2017年に16,789人が登録されている。1997（平成9）年頃から新登録患者数が上昇し1999（平成11）年には「結核緊急事態宣言」が出された。患者は，高齢者が多いことが特徴であるが，外国人や住所不定者の患者の増加の問題も抱えている。

結核対策としては，2006（平成18）年に結核予防法が感染症法に統合された。予防接種はツベルクリン反応検査が廃止され，2013（平成25）年の予防接種法の改正により，生後1歳に至るまでの間にBCG直接接種が行われている。定期健康診断は，事業所，学校，施設ではその長が，一般住民については市町村長が実施義務者となっている。また，一律の定期健康診断から，医療従事者や学校関係者など発症すると感染源となりやすい人や高齢者など，発症頻度が高いハイリスク層への検診が重視されるようになった。2003（平成15）年の「日本版21世紀型DOTS戦略推進体系図」によれば，患者への服薬管理を確実に行い治療に結びつけるDOTS（直

表6-6 感染症法による感染症の分類

類型	感染症	性格
1類	エボラ出血熱，クリミア・コンゴ出血熱，痘そう，南米出血熱，ペスト，マールブルグ病，ラッサ熱	感染力，罹患した場合の重篤性等に基づく総合的な観点からみた危険性が極めて高い感染症
2類	急性灰白髄炎，結核，ジフテリア，重症急性呼吸器症候群（SARS），中東呼吸器症候群（MERS），鳥インフルエンザ（H5N1），鳥インフルエンザ（H7N9）	感染力，罹患した場合の重篤性等に基づく総合的な観点からみた危険性が高い感染症
3類	コレラ，細菌性赤痢，腸管出血性大腸菌感染症，腸チフス，パラチフス	感染力，罹患した場合の重篤性等に基づく総合的な観点からみた危険性が高くないが，特定の職業への就業によって感染症の集団発生を起こし得る感染症
4類	E型肝炎，A型肝炎，黄熱，Q熱，狂犬病，炭疽，鳥インフルエンザ（鳥インフルエンザ（H5N1, H7N9）を除く），ボツリヌス症，マラリア，野兎病，その他	動物，飲食物等の物件を介して人に感染し，国民の健康に影響を与えるおそれのある感染症（人から人への感染はない）
5類	インフルエンザ（鳥インフルエンザ及び新型インフルエンザ等感染症を除く），ウイルス性肝炎（E型肝炎及びA型肝炎を除く），クリプトスポリジウム症，後天性免疫不全症候群（AIDS），性器クラミジア感染症，梅毒，麻しん，メチシリン耐性黄色ブドウ球菌感染症，その他	国が感染症発生動向調査を行い，その結果等に基づいて必要な情報を一般国民や医療関係者に提供・公開していくことによって，発生・拡大を防止すべき感染症
新型インフルエンザ等感染症	新型インフルエンザ 再興型インフルエンザ	全国的かつ急速なまん延により国民の生命・健康に重大な影響を与えるおそれがあると認められるもの
指定感染症	新型コロナウイルス感染症（病原体がベータコロナウイルス属のコロナウイルス（令和2年1月に中華人民共和国から世界保健機関に対して，人に伝染する能力を有することが新たに報告されたものに限る。）であるものに限る。）	既知の感染症の中で上記1～3類，新型インフルエンザ等感染症に分類されない感染症で1～3類に準じた対応の必要が生じた感染症
新感染症		人から人に伝染すると認められる感染症であって，既知の感染症と症状が明らかに異なり，その伝染力，罹患した場合の重篤度から判断した危険性が極めて高い感染症

接監視下短期化学療法）事業が推進されている。

2）エイズ（後天性免疫不全症候群）

エイズは，HIV（ヒト免疫不全ウイルス）による感染症で，細胞性免疫の不全を引き起こす疾病である。HIVに感染すると多くの場合症状もなく経過し，10年程度経過した後にエイズ関連症候群として発熱，リンパ節腫脹などで発症し，免疫不全状態が進行するとカリニ肺炎やカポジ肉腫などを発症する。HIV感染者，エイズ患者数の推移を表6-7に示した。感染は血液などを介する直接感染で，性行為，血液製剤，母子感染が主な感染経路である。現在のわが国での患者の90％以上が男性であり，そのうち約80％が性的接触が原因である。

世界では，2016年の新規HIV感染者は180万人，エイズによる死亡者は100万人と推定されている。エイズ対策としては，検査相談体制の充実，医療体制の構築，

青少年への学校における教育などが実施されている。また，WHO は12月1日を世界エイズデーとして啓発活動を行っている。

3）インフルエンザ

インフルエンザウイルスによる急性呼吸器感染症である。発熱，悪寒，頭痛，筋肉痛などの症状が現れる。インフルエンザウイルスには A，B および C 型があり流行は A および B 型ウイルスによって引き起こされる。A 型の場合，赤血球凝集素（HA）とノイラミニダーゼ（NA）によってさまざまな組み合わせの抗原型が存在し，世界的な流行としては1918年のスペインインフルエンザ，1957年のアジアインフルエンザ，1968年の香港インフルエンザがある。2003年頃からアジアを中心にして家禽のインフルエンザ（H1N1）の人への感染が報告され，鳥インフルエンザ（H5N1）が2類感染症に位置づけられた。また，2009年から新型インフルエンザ（H1N1）がブタ由来のインフルエンザとしてメキシコで発生し，感染がわが国でも大きな社会問題となった。しかし，その後沈静化しインフルエンザ（H1N1）2009として，通常の季節性インフルエンザとして位置づけられた。

インフルエンザは，抗原が多数存在するばかりでなく，鳥や豚などの鳥類・哺乳類にも感染し，感染を繰り返しているうちに抗原型が変異するので，新しい型のウイルスの出現によって大きな流行を繰り返す危険性がある。

2013（平成25）年になり，中国において鳥インフルエンザ（H7N9）が発生した。このウイルスは従来ヒトへの感染が確認されていなかったウイルスであるが，今回ヒトへの感染が明らかとなり，死者が発生するなど大きな問題となった。2014（平成26）年の改正において，2類感染症に位置づけられ，入院措置等の法的根拠が整備され，発生直後の対策が強化された。

（5）検疫と予防接種

海外渡航が便利になり，海外からの感染症の輸入には絶えず警戒が必要である。航空機や船舶を介して国内に感染症が持ち込まれることを防ぐために検疫法が制定されている。その対象の疾病として，エボラ出血熱，クリミア・コンゴ出血熱，ペスト，マールブルグ病，ラッサ熱，南米出血熱，痘そうの1類感染症の他，マラリア，デング熱，新型インフルエンザ等感染症，鳥インフルエンザ（H5N1），チクングニア熱が定められている。2014年には鳥インフルエンザ（H7N9），中東呼吸器症候群（MERS）が，2016年にはジカウイルス感染症が追加された。

予防接種は，感受性者対策として最も有効な予防手段である。天然痘の根絶をはじめ多くの感染症予防に大きな成果をあげてきた。1948（昭和23）年に制定された

表6-7　わが国の HIV 感染者およびエイズ患者報告数の推移

	HIV 感染者数	エイズ患者数
1990年	66	31
1995年	277	169
2000年	462	329
2005年	832	367
2010年	1,075	469
2015年	1,006	428
2017年	976	413

資料　厚生労働省エイズ動向委員会：エイズ発生動向報告

予防接種法は，1994（平成6）年の改正により，「受けるよう努めなければならない」という努力義務規定となっている。2013年4月には，①予防接種施策の総合的な推進を図るため，厚生労働大臣は，予防接種に関する基本的な計画を策定すること，②A類疾病（従前は一類疾病）にHib感染症，小児の肺炎球菌感染症，ヒトパピローマウイルス感染症を追加，③B類疾病（従前は二類疾病）には政令で疾病が追加できること，④副反応の報告の義務化などの法改正が行われた。

　現在行われている定期の予防接種の対象疾病は，A類疾病として，ジフテリア，百日せき，破傷風，急性灰白髄炎（ポリオ），麻しん，風しん，日本脳炎，結核（BCGワクチン），Hib感染症，肺炎球菌感染症（小児がかかるものに限る），ヒトパピローマウイルス感染症，水痘，B型肝炎があり，2020年10月よりロタウイルス感染症も追加される。B類疾病としてインフルエンザ（高齢者），肺炎球菌感染症（高齢者）がある。ワクチンには，生ワクチンと不活化ワクチンが用いられる。生ワクチンは，毒性を弱めた細菌やウイルスから作られるもので，麻しん，風しん，BCGワクチンに用いられている。不活化ワクチンは，細菌やウイルスを死滅させ免疫に必要な部分を取り出して作るもので，ジフテリア，百日せき，破傷風，日本脳炎，Hib感染症，小児肺炎球菌感染症，ヒトパピローマウイルス感染症，インフルエンザ，急性灰白髄炎，B型肝炎に用いられている。急性灰白髄炎は生ワクチンが用いられていたが，副反応の問題もあり2012（平成24）年から不活化ワクチンが用いられるようになった。

　A類疾病は，集団に免疫状態を形成することによって，予防接種が受けられない対象も集団によって守るという集団予防に比重を置いた疾病であり，B類疾病は，あくまでも個人に免疫を付与することによって，免疫が付与された個人を守るという個人予防を目的としたものである。予防接種はまれにではあるが，副作用が生じることがあり，予防接種法による救済制度が適用される。

6. 精 神 疾 患

　精神疾患患者数は，患者調査によれば受療率では外来患者が増加傾向にあり，悪性新生物より多い。また，総患者数でその内訳をみると気分障害，統合失調症，神経症性障害が多い（表6-8）。

　精神障害者の医療については入院医療，通院医療が行われている。入院医療については精神保健及び精神障害者福祉に関する法律（精神保健福祉法）で，通院医療については障害者の日常生活及び社会生活を総合的に支援するための法律（障害者総合支援法）により行われている。わが国では，従来から入院中心の医療体制がとられており，精神病床数も増加してきた。しかし，地域でケアをするという流れの中で，図6-10に示したように，1993（平成5）年頃から入院患者の減少がみられる。

　入院形態には，任意入院と強制入院（措置入院，医療保護入院，緊急措置入院，応急

6. 精神疾患

表6-8 精神障害者（総患者数）の推移
（単位　千人）

精神障害の種類	2002年	2005年	2008年	2011年	2014年
気分［感情］障害（躁うつ病を含む）	711	924	1041	958	1116
統合失調症，統合失調症型障害及び妄想性障害	734	757	795	713	773
神経症性障害，ストレス関連障害及び身体表現性障害	500	585	589	571	724
血管性及び詳細不明の認知症	138	145	143	146	144
アルコール使用（飲酒）による精神及び行動の障害	49	51	50	43	60
その他の精神作用物質使用による精神及び行動の障害	7	9	16	35	27
その他の精神及び行動の障害	103	124	164	176	335

資料　厚生労働省：患者調査

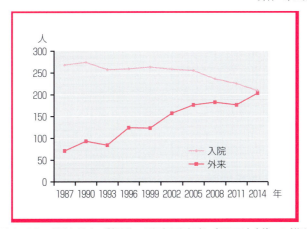

図6-10　精神および行動の障害受療率（10万人対）の推移

資料　厚生労働省：患者調査

表6-9　各種入院形態

入院形態	概　要
任意入院	書面による患者本人の同意が必要。
措置入院	自傷他害の恐れがある患者の場合，2名以上の精神保健指定医が診察し一致した場合に都道府県知事が指定病院に強制的に入院させる制度。
医療保護入院	精神保健指定医が診察し，入院の必要性が認められ保護者の同意があれば本人の同意がなくても精神科病院の管理者が強制的に入院させる制度。
緊急措置入院	自傷他害の恐れが著しく高く急速を要する患者の場合，1名の精神保健指定医の診察で都道府県知事が強制的に入院させる制度。入院期間は72時間までとする。
応急入院	急速を要する場合，1名の精神保健指定医の診察で指定病院の管理者が，本人，保護者の同意なく強制的に入院させる制度。入院期間は72時間までとする。

表6-10　入院形態別入院患者数の推移
（単位：人）

	2013年	2014年	2015年	2016年	2017年
任意入院	157,178	155,122	153,833	153,512	150,722
医療保護入院	136,680	131,924	127,599	129,593	130,360
措置入院	1,663	1,503	1,515	1,523	1,621
その他	1,915	1,857	1,859	1,778	829

資料　厚生労働統計協会：国民衛生の動向

入院）がある。入院形態とその概要を表6-9に，入院形態別の入院患者数の推移を表6-10に示した。

（1）主要な精神疾患

1）気分障害

気分が沈んだり高揚したりすることは日常で普通に起こるが，その程度が強く持続時間が長く，自分でコントロールできなくなるのが気分障害である。自殺の誘因になったり，就労，就学が困難になったりするので対策は大切である。うつ病，躁状態とうつ状態が出現する躁うつ病（双極性障害），軽いうつや躁の状態が持続する持続性気分障害などがある。

2）統合失調症

統合失調症の多くは青年期に発症し，明らかな男女差はみられない。年間1万人当たり1～4人程度が発症している。幻覚，妄想などの陽性症状と感情鈍麻，引きこもりなどの陰性症状などの症状を示す。

被害妄想，誇大妄想，宗教妄想などの症状が急激に始まる妄想型，意欲低下が主症状で談話の内容にまとまりがとぼしくなる連合弛緩が著しい破瓜型，大声をあげて動き回ったり，暴力や自傷もみられる緊張型がある。

3）神経症性障害

神経症性障害は，大きなストレスや，持続的なストレスにさらされたときに起こる不適応反応である。数か月で軽快する場合もあるが長期化する例が多い。支持療法，精神分析療法，森田療法，行動療法などの精神療法や薬物療法がある。

通常は危険な状況ではないのに，極度の恐怖を感じ，不安を生じる恐怖症性不安障害（高所恐怖，赤面恐怖など），対象のはっきりしない恐れの感情で，ひどい場合は現実に対処することが困難となる不安障害（パニック障害等），自分の意志に反して浮かんでくる概念（強迫観念）で苦しむ強迫性障害などもある。

また，重度ストレス反応には，大きな災害や事故等の強いストレスに対して抑うつや不安，頻脈，発汗などが生じる一過性の障害である急性ストレス反応と，強い精神的，身体的ストレスに対する遅延した反応で，通常の場合数週間から数か月を経て生じる外傷後ストレス障害（PTSD：post-traumatic stress disorder）がある。

（2）精神保健対策

精神障害者については，その適切な医療，保護また発生予防のために1950（昭和25）年に精神衛生法が制定された。1987（昭和62）年に名称が精神保健法となり，現在は精神保健及び精神障害者福祉に関する法律（精神保健福祉法，1995年）に改正され，精神保健行政の最前線として保健所を位置付け，技術指導援助機関として精神保健福祉センターが設置されている。また，精神障害者保健福祉手帳が交付され地域社会への復帰の促進が図られている。

わが国では，従来から入院中心の医療体制がとられており，精神病床数も増加し

てきたが，地域でケアをするという流れの中で，先に図6-10で示したように，1993年頃から入院患者の減少がみられている。しかし，平均在院日数は依然として「精神及び行動の障害」が最も長い。

7. その他の疾患

（1）CKD（慢性腎臓病）

　わが国における腎疾患患者は年々増加傾向にあり，2018（平成30）年の死因順位で腎不全は第8位である。日本腎臓学会によれば慢性腎臓病（CKD）は腎臓の障害（たんぱく尿など），もしくは糸球体ろ過量（GFR）60mL/分/1.73m^{2}未満の腎機能低下が3か月以上持続するものとされる。現在は末期腎不全による透析患者が増加しており，成人の約13%がCKD患者といわれている。日本透析医学会によれば慢性透析患者数は2016年に32万9,609人で，原因とされる疾患の第1位は糖尿病性腎症（38.8%）で，次いで慢性糸球体腎炎（28.8%）となっている。CKDは透析患者になるリスクのみでなく心血管疾患のリスクが高くなり，1次予防，2次予防が大切である。

（2）呼吸器疾患

　肺炎は，原因微生物によって細菌性肺炎と非定型肺炎（ウイルス肺炎，マイコプラズマ肺炎，クラミジア肺炎など）に分類される。細菌性肺炎の原因は，肺炎球菌によるものが最も多く，咳嗽，膿性痰，胸痛，呼吸困難がみられる。肺炎気管支炎としての死因順位は，人口10万人対の死亡率として1975（昭和50）年から（肺炎としては1995（平成7）年から）2010（平成21）年まで第4位であったが，2011年は脳血管疾患を抜いて第3位となった。高齢者の誤嚥性肺炎の増加によるものと考えられる。

　慢性閉塞性肺疾患（COPD）は，喫煙などのような有害な物質の吸引によって肺に炎症反応が起こり，不可逆的な気流の制限が進行性に起こる疾患である。COPDのリスクの80〜90%を喫煙が占める。40歳以上で喫煙歴がある場合に発症し，慢性的な咳嗽，喀痰，労作性呼吸困難がみられる。1秒率の低下を特徴とする。死因順位では1999（平成11）〜2009（平成21）年まで第10位であった。2010年に肝疾患を抜いて第9位となったが，2014年以降は順位を下げている。健康日本21（第2次）ではCOPDの認知度の向上として2022（平成34）年度に80%にすることを目標としている（巻末資料p.183参照）。

▶1秒率
　呼吸機能検査の一つ。

（3）認 知 症

　認知症は，脳の機能が障害されることで起こり，生活にさまざまな支障が生ずる状態である。厚生労働省の試算では，2012（平成24）年の時点での認知症発症者数

（65歳以上）は約460万人，認知症の前段階にある者約400万人といわれている。

原因にはさまざまあるが，脳細胞がびまん性に萎縮していく変性疾患には，アルツハイマー病，レビー小体病，前頭・側頭型認知症などがあり，脳梗塞や脳出血などのために脳細胞が壊死をする脳血管性認知症がある。このうち最も多いのが**アルツハイマー病**である。

世帯構造が変化し，単独世帯が増加している今日，独居高齢者の認知症の発症が危惧されている。適切な生活習慣を身に付けることによって，発症を予防することが重要である。

厚生労働省は「認知症施策推進総合戦略」（新オレンジプラン）を公表し，認知症の人の意思が尊重され，できる限り住み慣れた地域のよい環境で自分らしく暮らし続けることができる社会の実現を目指している。今後ますます地域社会の取り組みが大切と考えられる。

（4）難病対策

難病は，原因不明で治療法が確立されていないため，患者は長期療養を強いられ大きな負担となっていた。そのため56の疾患については特定疾患治療研究事業の中で，法律によらない研究事業として国が治療費を助成してきた。しかし，難病はこれらの疾患以外にも多くあり，より一層の充実した難病対策のため，2017（平成27）年1月に**難病の患者に対する医療費等に関する法律（難病法）**が施行され，対象疾患は特定疾患の56疾患から331疾患（2017年4月）に拡大された。

難病法（p.169）で規定している難病のうち「患者数が本邦において一定の人数に達せず，客観的な診断基準が定まっているもので，患者の置かれている状況からみて良質かつ適切な医療の確保を図る必要性が高いものとして，厚生労働大臣が厚生科学審議会の意見を聞いて指定するもの」を**指定難病**といい医療費助成対象となっている。難病法では，基本方針の策定，難病にかかる新たな公平かつ安定的な医療費助成の制度の確立，難病の医療に関する調査および研究の推進，療養生活環境整備事業の実施などがうたわれており，難病対策の充実が期待される。

8. 自殺，不慮の事故，虐待，暴力

（1）自　殺

警察庁の自殺統計*によれば，自殺者数は1998（平成10）年以降毎年3万人前後で推移していたが，2018（平成30）年は20,840人で2012（平成24）年から7年続けて3万人を下回り減少している。性別では，男性14,290人で68.6％を占めた。自殺者数の年次推移をみると，図6-11に示したように1983（昭和58）年頃小さなピークがあり，1997（平成9）年から1998（平成10）年にかけて大きく増加している。急増の原因については，バブル経済の崩壊とされているが，その後数年は高水準で推移し

◆アルツハイマー病
記憶障害，見当識障害（日付や自分の居場所がわからない等の状態）。女性に多い。

◆レビー小体病
初期の段階で幻視がみられる。うつ症状がみられることもある。男性に多い。

◆前頭・側頭型認知症
異常な行動がみられ，同じ行動を繰り返すことも多い。時に反社会的な行動もあり，若年者の発症もみられる。

◆脳血管性認知症
物忘れや計算はできないが，判断はできるといったようなまだら認知症状となる。感情のコントロールができにくい。男性に多い。

*警察庁の自殺統計では，外国人も含む総人口を対象とし，捜査により自殺と判明した時点で自殺に計上している。厚生労働省の人口動態統計では，日本における日本人を対象とし，自殺，他殺あるいは事故死のいずれか不明のときは自殺以外で処理している。

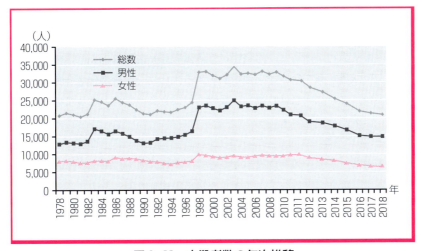

図6-11 自殺者数の年次推移

資料 警察庁：自殺統計

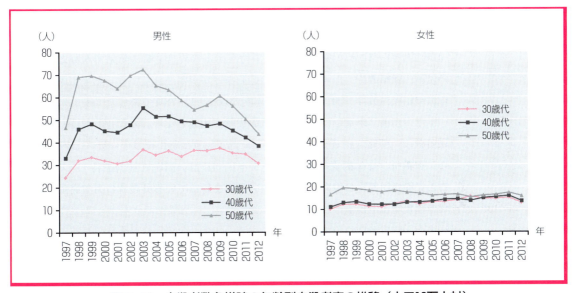

図6-12 自殺者数急増時の年齢別自殺者率の推移（人口10万人対）

資料 警察庁：自殺統計

ており，はっきりした原因はわかっていない。しかし，少なくとも図6-12に示したように，この増加は特に中高年男性の経済・生活問題による自殺が増加したことによると考えられる。

原因動機別自殺者数は，警察庁の統計によると健康問題が2018（平成30）年で10,423人と最も多く，次いで経済・生活問題3,432人となっている。

（2）不慮の事故

ここ数年毎年4万人弱の死亡者が出ていたが，2018（平成30）年では4万1,213人

の死亡者，死亡率は33.2（10万人対）で，死因順位の第6位であった。種類別でみると転倒・転落・墜落が最も多く，窒息，溺死・溺水，交通事故が次いで多くなっている。年齢階級別にみると，死亡率は0歳児で高く，45歳以上で次第に高くなるが75歳以上で顕著に高くなる。交通事故による死亡は，構成割合からすると15〜24歳で最も高い。また，窒息は0歳と75歳以上で最も高い割合となっている。

（3）虐待，暴力

虐待，暴力は，子どもの虐待ばかりでなく，家庭内暴力，セクシャルハラスメント，いじめ，高齢者の虐待などさまざまな場面で深刻な問題を生じる。これら人格や尊厳を傷つける行為は自殺に結びついたり，心に大きな傷を生じることになる。これらの問題の解決が困難な理由の一つに，密閉性の高さがあげられる。

特に子どもの虐待は，成長や発達を大きく阻害するため，社会としても重要な課題である。子どもの虐待防止について「**児童虐待の防止等に関する法律**」（2000年）が制定されている。この法律では，虐待は，外傷が生じる「身体的虐待」，わいせつな行為をされる「性的虐待」，放置をされる「ネグレクト」，心理的外傷を与える「心理的虐待」に分けられる。児童虐待を防ぐため，早期に発見する努力や，通告の義務，強制調査，保護者の接触の制限などが規定されている。児童相談所に寄せられた相談件数は，2017（平成29）年度では13万3,778件であった（図6-13）。

また，高齢化が進むにつれ高齢者の虐待が問題となる。高齢者の虐待については「**高齢者虐待の防止，高齢者の養護者に対する支援等に関する法律**」（2005年）があり，虐待を「身体的虐待」「ネグレクト」「心理的虐待」「性的虐待」としている。ここでも早期発見の努力や強制調査，虐待を行っている養護者の当該高齢者との面会の制限などが規定されている。

また，障害者についても「**障害者虐待の防止，障害者の養護者に対する支援等に**

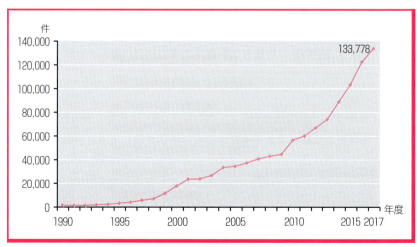

図6-13　児童虐待の相談件数の推移

資料　厚生労働省：児童相談所での児童虐待相談対応件数，2018

関する法律」(2011年)が制定され，虐待を禁止し，防止等に対する国の責務，虐待を受けた障害者に対する保護，自立支援のための措置が図られている。

演習課題

❶ 主ながんの死亡率の推移，リスク要因についてまとめてみよう。

❷ 主な循環器疾患の現状と予防対策についてまとめてみよう。

❸ 糖尿病，脂質異常症の現状と予防対策についてまとめてみよう。

❹ 主な感染症の発生要因と予防対策についてまとめてみよう。

❺ わが国の自殺の現状についてまとめてみよう。

参考文献
・国立がん研究センター：がん情報サービス「がんの発生要因」，https://ganjoho.jp/public/pre_scr/cause_prevention/factor.html
・厚生労働省：健康日本21(第2次)の推進に関する参考資料，平成24年7月
・厚生労働統計協会：国民衛生の動向，各年版
・Sasazuki S, Inoue M, Iwasaki M, *et. al*（JPHC Study Group):Combined impact of five lifestyle factors and subsequent risk of cancer: the Japan Public Health Center Study. Prev Med. 2012, Feb; 54 (2): 112-6
・骨粗鬆症の予防と治療ガイドライン作成委員会：骨粗鬆症の予防と治療ガイドライン2011年版，2012
・日本動脈硬化学会：動脈硬化性疾患予防ガイドライン2017年版，2017

| 第**7**章 | 保健・医療・福祉の制度 |

わが国は，第2次世界大戦以降，保健・医療・福祉体制の整備を重ね，乳児死亡率や平均寿命において世界最高の水準を達成するまでに至った。しかし，近年急速に進む高齢化の中で，新たに解決しなければならないさまざまな課題も生まれている。本章では，現行の保健・医療・福祉の制度と各ライフステージにおける健康問題およびその対策について理解を深めるとともに今後の課題についても考える。

Key Words 社会保障　社会福祉　医療保険　地域保健　介護保険　母子　高齢者　労働者　児童生徒　国際機関

1. 社会保障の概念

（1）社会保障の定義と歴史

　「社会保障」の「社会」とは，人間の集合体である地域や国家を意味し，「保障」とは，何らかの理由により生じた不測の事態や事故に遭遇した場合，それらを望ましい状態にしたり，なんらかの侵害からその生命や暮らしを守ることを意味する。

　すなわち「社会保障」とは，国家や地域社会が個人の生活において生じた不測の事態や事故に備えるために用意した社会的な制度やサービスを意味している。

　わが国の社会保障制度は，第2次世界大戦前および戦中において，健康保険や年金制度等が整備されたが，それらは戦争遂行上必要なものとして利用されたに過ぎず，名実ともに整備されるのは戦後のGHQ（連合国最高司令部）における占領政策の一環としてなされたもの以降である。そうした社会背景の中で，1950（昭和25）年，社会保障制度審議会による「社会保障制度に関する勧告」がなされた。この勧告には，わが国が取り組むべき社会保障に関する概念が盛り込まれたのである。

　「社会保障制度とは，疾病，負傷，分娩，廃疾，死亡，老齢，失業，多子，その他困窮の原因に対し，保険的方法または直接公の負担において経済保障の途を講じ，生活困窮に陥った者に対しては，国家扶助によって最低限度の生活を保障するとともに，公衆衛生および社会福祉の向上を図り，もってすべての国民が文化的社会の成員たるに値する生活を営むことができるようにすることをいう」。この勧告は，憲法第25条に規定する「生存権保障」を具現化するために，その対象と方策を表しており，このことから，わが国の社会保障制度は社会保険，公的扶助，社会福

◘ GHQ
　太平洋戦争の終結に際してポツダム宣言の執行のために日本において占領政策を実施した連合国軍の機関。

◘社会保障制度審議会
　社会保障制度審議会設置法（1948年）に基づき，内閣総理大臣に対し，社会保障制度の調査，審議等を行い勧告する機能をもつ。

祉および公衆衛生（医療を含む）から構成されていると定義づけられる。

（2）公衆衛生と社会保障

わが国の社会保障制度の概要は図7-1のとおりである。この枠組みをつくりあげた1950年の社会保障制度審議会勧告は，社会保障は**社会保険**，**公的扶助**，**社会福祉**および**公衆衛生**によって構成されているとし，公衆衛生を社会保障制度の一分野であることを明確に打ち出している（図7-2）。

また，2000（平成12）年9月の同審議会の意見書「新しい世紀に向けた社会保障」において公衆衛生は「国民全体を集合的な受益者とする施策」とし，社会基盤（インフラ）の一つとして，国民が健康に生活できるよう例えば生活習慣病対策・伝染病（感染症）予防・公害対策・上下水道・食品衛生など社会全体で取り組まなければならない課題に対応する社会保障の基礎となる分野であるとしている。

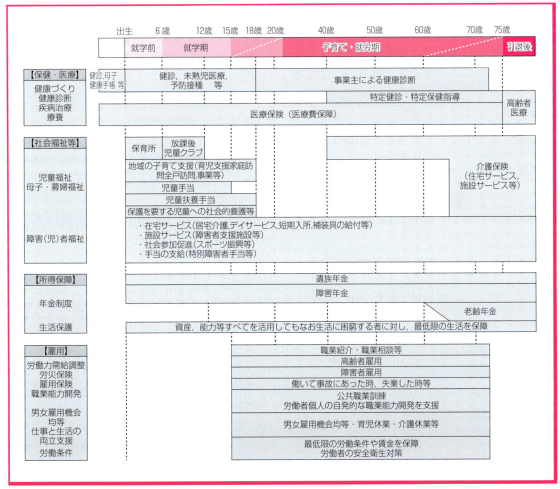

図7-1　国民生活を支える社会保障制度

出典　厚生労働省：平成29年版厚生労働白書，2017，p.8

> 社会保障制度は，国民の「安心」や生活の「安定」を支える<u>セーフティネット</u>。
> 社会保険，社会福祉，公的扶助，保健医療・公衆衛生からなり，人々の生活を生涯にわたって支えるものである。

①社会保険（年金・医療・介護）

国民が病気，けが，出産，死亡，老齢，障害，失業など生活の困難をもたらすいろいろな事故（保険事故）に遭遇した場合に一定の給付を行い，その生活の安定を図ることを目的とした強制加入の保険制度

○病気やけがをした場合に誰もが安心して医療にかかることのできる<u>医療保険</u>
○老齢・障害・死亡等に伴う稼働所得の減少を補填し，高齢者，障害者および遺族の生活を所得面から保障する<u>年金制度</u>
○加齢に伴い要介護状態となった者を社会全体で支える<u>介護保険</u>

②社会福祉

障害者，母子家庭など社会生活をする上でさまざまなハンディキャップを負っている国民が，そのハンディキャップを克服して，安心して社会生活を営めるよう，公的な支援を行う制度

○高齢者，障害者等が円滑に社会生活を営むことができるよう，在宅サービス，施設サービスを提供する<u>社会福祉</u>
○児童の健全育成や子育てを支援する<u>児童福祉</u>　等

③公的扶助

生活に困窮する国民に対して，最低限度の生活を保障し，自立を助けようとする制度

○健康で文化的な最低限度の生活を保障し，その自立を助長する<u>生活保護制度</u>

④保健医療・公衆衛生

国民が健康に生活できるようさまざまな事項についての予防，衛生のための制度

○医師その他の医療従事者や病院などが提供する<u>医療サービス</u>
○疾病予防，健康づくりなどの<u>保険事業</u>
○母性の健康を保持，増進するとともに，心身ともに健全な児童の出生と育成を増進するための<u>母子保健</u>
○食品や医療品の安全性を確保する<u>公衆衛生</u>など

※これらの分類については，1950年および1962年の社会保障制度審議会の勧告に沿った分類に基づいている

図7-2　社会保障制度とは
出典　厚生労働省ホームページ：厚生労働政策レポート（戦後社会保障制度史）

2. 保健・医療・福祉における行政の仕組み

（1）国の役割と法律

　　保健・医療・福祉における国の役割は，憲法第25条（生存権）に定められている。**憲法**は国の根本規範であり，これを遂行するために，国が定める**法律**，地方自治体が定める**条例**などが整備され，行政の仕組みが成り立っている。

　　わが国の保健・医療・福祉を担当する機関は，国と地方自治体の体系化された組織の中で，それぞれが連携しながら重要な役割を果たしている。衛生行政組織における国の管轄および関連機関（第一線機関）は各分野で異なる（表7-1）。

　　わが国の**一般衛生行政**は，国（厚生労働省）─都道府県（衛生主管部局）─保健所─市町村（衛生主管課係）として体系化されている。一般に保健所の設置は，都道府県が行うことになっているが，政令市（中核市を含む），特別区も直轄の保健所を設置しており，この場合は国（厚生労働省－政令市・特別区（衛生主管部局）─保健所という体系となっている。

表7-1　保健・医療・福祉にかかわる行政組織

種　別	国	内　容	地方組織
一般衛生行政	厚生労働省	地域住民の健康増進など	市町村保健センター 保健所
		母子の健康増進など	
		精神障害の予防 精神障害者への支援など	保健所
社会福祉行政		貧困者の援助，障害者への福祉サービス	福祉事務所 児童相談所
労働衛生行政		職域の安全，労働者の健康対策	労働基準監督署
学校保健行政	文部科学省	児童生徒，教職員の健康対策など	教育委員会
環境保健行政	環境省	環境の保全，公害被害の防止	都道府県

　一般衛生行政において，厚生労働省は中心機関として重要な役割を果たしている。本省（内部部局）は，健康局（地域保健，生活習慣病対策），医薬・生活衛生局（生活衛生・食品安全部：食品衛生），労働基準局（安全衛生部：労働補償，労働衛生），雇用均等・児童家庭局（母子保健），老健局（老人保健），社会・援護局（障害保健福祉部：障害者福祉），保険局（医療保険）などに分かれ，各分野を管轄している。また，地方支分部局として全国7か所に地方厚生局が設置されている。

（2）地方自治の仕組み

　地域の住民が政治を自主的に行うことを<mark>地方自治</mark>といい，その団体を<mark>地方公共団体</mark>（地方自治体）という。地方自治の仕組みは地方自治法に定められており，地方公共団体の種類，組織，運営，国との関係などが規定されている。地方公共団体には都道府県，市町村があり，それぞれ議決機関としての地方議会や，執行機関として首長とその補助機関などがある。地方公共団体は，住民の福祉の増進を図ることを目的に，地域の行政を自主的かつ総合的に行う権限をもち，さらに住民の意思を地方自治に反映させるために，住民には地方議会議員と首長の直接選挙と議会の解散請求，議長や首長の解職請求，条例の制定，監査請求などの権利が認められている。近年では，行政を監視し，住民の苦情を処理するオンブズマン制度や，地域のために民間の住民が独自の活動を行う特定非営利活動法人（NPO）など，よりよい地域づくりを目指す動きがある。

（3）都道府県の役割

　各都道府県で若干異なるが，一般的な組織として，保健，医療，福祉行政を主管する部局（衛生部，保健福祉部，健康福祉部など），環境を主管する部局（環境部，環境生活部など），各部局の下にそれぞれ課が置かれている。都道府県における衛生行政関連機関として保健所，地方衛生研究所，精神保健福祉センターなどがある。

　<mark>保健所</mark>は，疾病予防，健康増進，環境衛生など，公衆衛生活動の中心機関であ

り，地域住民の健康を担う重要な役割をもっている。1994（平成 6）年の地域保健法の改正によって，その役割が明確化され，広域的・専門的・技術的拠点として機能が強化された。

地方衛生研究所は　地域における科学的かつ技術的に中核となる機関として，その専門性を生かし保健に関する調査研究などを行う機関として，都道府県，政令市に設置されている。主な業務は，調査研究のほか，試験検査，研修指導，公衆衛生情報などの収集・解析・提供に大別される。

（4）市町村の役割

市町村には，保健衛生行政に関連する部と課が置かれ，予防接種，健康診断，環境衛生，母子保健サービスなどが行われている。**市町村保健センター**は1978（昭和53）年から整備が進み，1994年の地域保健法改正により，地域の生活に密着したサービスを行う拠点として中心的な役割を担っている。

（5）社会福祉行政

社会福祉に関する国の行政機関の中心は厚生労働省であり，社会・援護局，老健局，雇用均等・児童家庭局がそれぞれ担当している。

都道府県においては，社会福祉関係の部局（保健福祉部，民生部，民生労働部，生活福祉部など）が置かれている。また，社会福祉に関する専門の行政機関として，福祉事務所，身体障害者更生相談所，婦人相談所，児童相談所，知的障害者更生相談所が置かれている。

福祉事務所は，都道府県および特別区に設置が義務づけられ，市町村は任意となっており，2017（平成29）年現在，全国に1,247か所設置されている。福祉事務所は，社会福祉の第一線機関として，福祉六法に定める援護，育成，更生の措置を担当している。

児童相談所は，児童福祉の第一線機関として，各都道府県，指定都市に設置されており，2019（平成31）年現在，全国に215か所設置されている。ソーシャルワーカー（児童福祉司，相談員），児童心理司，医師（精神科医，小児科医），その他の専門職員がおり，各種相談に対応している。主な相談内容は，①障害相談（障害児に関すること），②育成相談（しつけ，不登校等に関すること），③養護相談（保護者の病気，養育困難児，虐待などに関すること），④非行相談（窃盗，傷害等の問題行動に関すること），⑤その他の相談となっている。近年，養護相談に関する件数が増加し，このうち虐待に関する相談件数は，2017（平成29）年度で13万件を超え，統計を取り始めた1990（平成 2）年に比べ，100倍以上となっている（p. 104，図 6-13）。

（6）労働衛生行政

労働衛生行政は，厚生労働省労働基準局安全衛生部が行っており，地方組織とし

て，厚生労働省直轄の都道府県労働局および労働基準監督署がある。

労働基準監督署は，労働基準行政の第一線機関として全国に約320か所設置されている。労働時間，賃金，労働災害防止，健診などについて監督・指導している。

（7）学校保健行政

学校保健行政は，文部科学省初等中等教育局健康教育・食育課が主に主管し，学校体育，学校保健，学校安全，学校給食などを扱っている。都道府県では，公立学校は教育委員会の学校健康教育主管課が，私立学校は知事部局の私学担当課がそれぞれ担当している。

（8）環境保健行政

環境保健行政は，環境保全行政と合わせて環境省が行っている。組織として，環境保健部，地球環境局，水・大気環境局，自然環境局，廃棄物・リサイクル対策部などからなっており，廃棄物対策，公害規制，自然環境保全，野生動植物保護などの対策を一元的に実施している。また，地球温暖化，オゾン層保護，リサイクル，化学物質，海洋汚染防止，森林・緑地・河川・湖沼の保全，環境影響評価，放射性物質の監視測定などの対策を他の府省と共同して行っている。

（9）他職種の役割と連携

超高齢化社会を迎え，人々が住みなれた地域で最期まで安心して暮らすことができるように，保健・医療・福祉分野の連携機能を強化し，予防，診療から介護まで切れ目のないサービスを受けることのできる最適な地域医療システムの仕組みづくりが重要になってきた。そこで，国は，団塊の世代が75歳を迎える2025年を目途に地域包括ケアシステムの構築を掲げ，その体制の整備を図っている。今後，都道府県と市町村とが密に連携しつつ，保健所，市町村保健センター，地域包括支援センター，各種医療施設，介護事業所などが有機的に連携しながら地域住民の健康増進，在宅医療・介護を提供する体制の整備を進めていくことが求められる。そのために市町村では関連する専門職として保健・医療分野から，医師，歯科医師，保健師，看護師，薬剤師，管理栄養士など，介護分野から社会福祉士，介護支援専門員，ホームヘルパーなどのほか，関係する市町村職員，その他関係者で組織される連携推進協議会などが設置され，課題の抽出と解決策の検討，情報共有などの連携強化が図られている。

3. 医療制度

わが国では，国民の傷病に対し，必要な医療を受けられることを保障する医療保障制度が整備されている。医療保障制度は，医療保険，後期高齢者医療，公費負担

表7-2　わが国の医療制度の特徴

社会保険方式	保険料を財源に充てる制度 ※イギリス，北欧では税を財源に充てる税方式を採用
国民皆保険制度	1961（昭和36）年4月に実現
医療給付は現物給付	自己負担額以外の医療にかかった費用は保険者が支払う
医療機関の自由選択制	どこの医療機関でも自由に受診できる

医療などに大別される。このうち，医療保険は，すべての国民が健康保険や国民健康保険など，公的な医療保険に加入し，傷病，負傷などに際し，いつでも安心して必要な医療が受けられる国民皆保険制度となっている（表7-2）。

（1）医療保険制度

　医療保険は，傷病，負傷などに対し，保険の運営主体である保険者が医療給付を行う制度である。被保険者は，加入している保険の保険者に所得に応じた保険料を支払う。被扶養者も含め，傷病の際，医療の給付を受ける。医療給付は，診察，薬剤，治療材料，処置・手術，在宅療養・看護，入院・看護，食事療養，訪問看護などに対して行われる。給付は被保険者に対し，金銭ではなく医療サービス（現物）で給付されるため，現物給付とよばれる（図7-3）。

　医療保険制度は，被用者保険，地域保険および後期高齢者医療に大別される（表7-3）。被用者保険は，事業所に使用される者を被保険者とするもので，主として中小企業の労働者とその家族が加入する全国健康保険協会管掌健康保険（協会けんぽ），大企業の労働者とその家族が加入する組合管掌健康保険（組合健保），公務員や私立学校教職員が加入する共済組合，船員が加入する船員保険がある。国民健康保険は雇用されていない一般地域居住者を被保険者とするもので，居住地域によって加入する保険者が決まるため，地域保険ともよばれる。医療保険適用者の内訳は，被用者保険60.6％，国民健康保険26.1％，後期高齢者医療が13.3％であり，被用者保険の適用者数が最も多い（2016（平成28）年）。

　医療にかかった費用のうち，医療保険が負担する割合は被用者保険，国民健康保険ともに7割（3割自己負担，ただし，小学校就学前までは8割給付，70歳以上75歳未満は8割給付），また，療養に要した費用が著しく高額になり，一定の自己負担額を超えた場合に自己負担一定額を超えた部分が払い戻される高額療養費制度が用意されている。なお，2007（平成19）年4月から入院の場合は，医療機関が直接保険者に請求するため，窓口負担は自己負担限度額のみとなった。

（2）公費医療制度

　国や自治体が税を財源として費用を給付する医療を公費医療という。公費医療は，社会保障の一環として，社会福祉，社会防衛，国家賠償といった特定の目的を

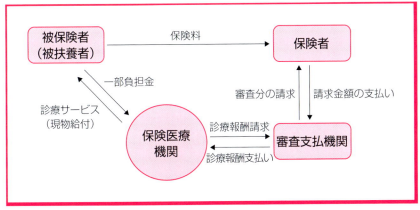

図7-3 医療保険制度の仕組み

表7-3 医療保険制度の概要

	保険名	被保険者	保険者	根拠法	給付の割合
被用者保険	全国健康保険協会管掌健康保険	中小企業の被用者	全国健康保険協会	健康保険法	被保険者，被扶養者ともに7割給付（3割自己負担）（小学校就学前までは8割給付，70歳以上75歳未満は8割給付）
	組合管掌健康保険	大企業の被用者	健康保険組合		
	共済組合	公務員，私立学校教職員	共済組合	各共済組合法	
	船員保険	一定の船舶船員	全国健康保険協会	船員保険法	
地域保険	国民健康保険	非雇用者	都道府県	国民健康保険法	
		特定業種の自営業者	国民健康保険組合		
後期高齢者医療		75歳以上の者と65～74歳で一定の障害状態にあると認定された者	後期高齢者医療広域連合	高齢者の医療の確保に関する法律	9割給付（1割自己負担）（現役並み所得者は7割給付）

表7-4 公費医療制度の概要

目的	法律	医療給付
社会福祉	生活保護法	医療扶助
	障害者総合支援法	自立支援給付
	児童福祉法	小児慢性特定疾病医療費 結核児童療養給付
	母子保健法	養育医療（未熟児医療）
社会防衛	感染症法	結核患者の医療・入院，1類感染症などの患者の入院など
	精神保健福祉法	措置入院医療
	麻薬取締法	措置入院医療
国家賠償	戦傷病者特別援護法	療養の給付，更生医療
	被爆者援護法	認定疾病医療，一般疾病医療

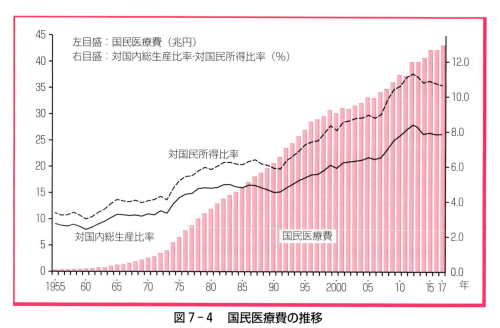

図7-4 国民医療費の推移

出典 厚生労働省:国民医療費

もって発展してきた。現在,公費医療制度には法律によるもの(表7-4)と肝炎治療特別促進事業などの予算措置によるものとがある。

(3) 国民医療費

国民医療費は,医療機関等で傷病の治療に要する費用を推計したもので,医療保険,公費医療,後期高齢者医療制度などによる公的な医療を提供する医療機関に支払われた総額を示す。国民医療費には,診療費,調剤費,入院時食事療養費・訪問看護療養費などが含まれる。一方,医療費に含まれないものとして,①正常な妊娠や分娩などに要する費用,②健康の維持・増進を目的とした健康診断・予防接種などに要する費用,③固定した身体障害のために必要とする義眼や義肢などがある。

国民医療費の動向をみると,1961(昭和36)年の国民皆保険達成後の増加は著しく,過去20年間では1.5倍に増加している(図7-4)。2017(平成29)年の国民医療費は43兆710億円で,前年比約1兆円,2.2%の増加となっている。国民一人当たりの国民医療費は33万9,900円,国民所得に対する国民医療費の割合は10.66%である。医療費増加の主な要因は,①人口の高齢化,②医療技術の高度化,③医療供給体制の充実,④長期入院などがあげられる。今後医療費の抑制を図るために,疾病の1次予防の充実,医療の効率化を推進していくことが重要である。

(4) 医療提供施設の種類

医療施設には病院,診療所,介護老人保健施設,助産所,調剤薬局などがある。医療法で,病院は20人以上の患者を入院させる施設,診療所は患者を入院させる施

3. 医療制度　*115*

表7-5　病床の種類と病床数 （2018年10月1日現在）

種　類	病床数	定　義
一般病床	890,712	精神病床，結核病床，感染症病床，療養病床以外の病床
療養病床	319,506	主として長期にわたり療養を必要とする患者を入院させるための病床
精神病床	329,692	精神疾患を有する者を入院させるための病床
感染症病床	1,882	感染症法に規定する1類，2類感染症および新感染症の入院患者を入院させるための病床
結核病床	4,762	結核の患者を入院させるための病床

表7-6　主な医療関連国家資格と病院の従事者数 （2017年10月1日現在）　単位：人

国家資格	種別	届出数（常勤換算）	国家資格	種別	届出数（常勤換算）
医師	業	217,567.4	臨床工学技士	業	21,184.3
歯科医師	業	9,825.1	義肢装具士	業	61.6
薬剤師	業	49,782.8	介護福祉士	名	45,197.1
保健師	名	5,658.5	社会福祉士	名	12,966.6
助産師	業	22,881.7	精神保健福祉士	名	9,822.4
看護師	業	807,708.0	管理栄養士	名	22,430.0
診療放射線技師	業	44,755.4	歯科衛生士	業	5,970.9
臨床検査技師	業	54,960.2	歯科技工士	業	661.9
理学療法士	業	78,439.0	あん摩マッサージ指圧師	業	1,229.5
作業療法士	業	45,164.9	柔道整復師	業	486.4
言語聴覚士	業	15,781.0			

※業：業務独占，名：名称独占

資料　厚生労働省：平成29年医療施設調査・病院報告

設を有しないものまたは19人以下の患者を入院させるための施設を有するものと定義されている。2018年10月現在，病院8,372施設で前年に比べ40施設減少し，一般診療所は102,105施設で前年に比べ634施設増加した。診療所の無床化が進み，有床診療所は減少，無床診療所は増加している。一方，病床数は1,641,468床で前年に比べ8,325床減少した（厚生労働省：医療施設調査）。病床は細分化が進み，一般病床，療養病床，精神病床，感染症病床，結核病床に分類されている（表7-5）。また，医療法の改正により，特定機能病院，地域医療支援病院が整備されてきた。

（5）医療従事者

　医療は，さまざまな職種がかかわり成り立っている。医師，歯科医師，薬剤師など，法律に基づいて国が実施する試験（国家試験）の結果から，当該資格が与えられる国家資格と，国家資格以外の職種（介護支援専門員，訪問介護員，臨床心理士，医療ソーシャルワーカーなど）がある。国家資格には，無資格者がその業務を行うことを禁止する業務独占と，無資格者が資格の名称または紛らわしい名称を使用するこ

■特定機能病院
　1992（平成4）年の第2次医療法改正により制度化された，高度の医療の提供，評価，研修などを行う病院。大学病院や国立病院など，全国で86施設が厚生労働大臣の承認を受けている（2019（平成31）年4月現在）。

■地域医療支援病院
　1997（平成9）年の第3次医療法改正で制度化された，紹介患者に対する医療の提供，医療機器の共同利用など，かかりつけ医を支援したり，救急医療を提供する病院。2018（平成30）年10月現在で全国に604施設が都道府県知事の承認を受けている。

表7-7 医療圏

医療圏	定 義	医療の内容
1次医療圏	規定はない（市町村）	通常の傷病の外来診断・治療・健康管理など
2次医療圏	広域市町村	入院を含む一般医療の提供の確保 病院の病床整備
3次医療圏	都道府県*	先進的・高度専門医療を提供体制の整備 病院の病床整備

*広域性を理由に複数の区域を設定することが認められており，北海道は6圏，長野県は4圏の3次医療圏を有する。

とを禁止する名称独占とがある（表7-6）。

（6）医療計画

医療計画は，地域の体系的な医療提供体制の整備の促進，医療資源の効率的活用，医療施設相互間の機能連携の確保などを目的に1985（昭和60）年の第1次医療法改正により法制化された。

1）医療計画の記載事項

医療計画は，下記の記載事項について各都道府県が地域の実情に応じて策定し，少なくとも5年ごとに検討を加えることになっている。

① 5疾病5事業に関する目標，医療連携体制，情報提供の推進

　　5疾病：がん，脳卒中，急性心筋梗塞，糖尿病，精神疾患

　　5事業：救急医療，災害医療，へき地医療，周産期医療，小児医療

② 居宅等における医療の確保

③ 医療従事者の確保

④ 医療安全の確保

⑤ 地域医療支援病院等の確保

⑥ 医療圏の設定

⑦ 基準病床数

2）医療圏

医療圏は，病床等を整備するために設定する地域的単位のことである。地理的な規模により，**1次医療圏，2次医療圏，3次医療圏**が設定されている（表7-7）。

医療計画では，地理的条件または交通事情等を考慮して定められる2次医療圏単位で一般病床，療養病床の基準病床数を定めている。一方，結核病床，精神病床，感染症病床は，各都道府県単位で基準病床数が算定されている。過剰医療圏では，新規の病院の開設を制限することによって，適正な医療供給体制を整備している。

（7）保険者の役割とデータヘルス計画

超高齢化社会の進展に伴い国民医療費が年々増加する中，いかに医療コストを低

4. 福祉制度　117

減して医療費を抑制していくかが大きな課題となっている。2008（平成20）年から特定健康診査・特定保健事業が開始され，健診データの電子的標準化が実現し，併せて保険診療情報（レセプト）の電子情報も保険者に蓄積されるようになった。こうしたなか，2013（平成25）年に閣議決定された「日本再興戦略」の柱の1つとして国民の健康寿命の延伸が掲げられ，健康増進における保険者の役割を一層強化する事業として，2014（平成26）年より，保険者にデータヘルス計画の作成・実施・評価等の取り組みを求めることとなった。データヘルス計画は，保険者が，健診の結果や保険診療情報（レセプト）を分析し，費用対効果の高い保健事業を展開することで，被保険者の疾病予防や悪化防止を促進して医療費の抑制に貢献することが期待されている。

4. 福祉制度

（1）社会福祉制度の成立から拡充

　わが国の社会福祉制度の骨格部分が形成されるのは，第2次世界大戦後のGHQの占領政策によるものである。終戦直後の状況は，多くの国民が家や職場を焼かれ，傷つき，職にあふれ，食に貧し，中には親や兄弟姉妹を亡くし，孤児となった者も多数存在した。このように窮乏化した人々の生活を早期に安定化させるためにGHQにより「社会救済に関する覚書（SCAPIN775）」が発せられ，旧生活保護法（1946（昭和21）年），児童福祉法（1947（昭和22）年），身体障害者福祉法（1949（昭和24）年）のいわゆる福祉三法が整備された。

　その後，1950（昭和25）年に勃発し，3年間続いた朝鮮戦争を契機に日本の経済復興は一気に加速し，1960年代以降の高度経済成長を果たす。また，その中で石炭から石油へのエネルギー転換が進みそれまでの主要なエネルギー源であった石炭を掘削していた地域の労働者や，小規模農業で現金収入の少ない人々を大量に都市に集中させる労働力流動化政策が推し進められた。

　その結果，都市部では人口や工場の密集による住宅問題，公害問題等が起こり，逆に農村部では若き労働者の転出が相次ぎ過疎化が急激に進行し，一気に高齢者問題が浮上した。これは都市部では核家族化を進行させ，農村では家を継ぐ後継者不足を招き，いずれの地域でもコミュニティの崩壊につながった。

　このように地域におけるコミュニティ力が崩壊した状態で，その影響を著しく受ける高齢者，障害のある人々，および母子家庭など社会的に弱い立場にある人々に集積された。

　そこで，1960年代以降，精神薄弱者福祉法（現：知的障害者福祉法）（1960（昭和35）年），老人福祉法（1963（昭和38）年），そして母子福祉法（現：母子及び父子並びに寡婦福祉法）（1964（昭和39）年）が相次いで整備され，先の福祉三法とあわせ福祉

> **SCAPIN775**
> GHQから日本政府に発せられる命令・指令を指し，775とは775番目の指令という意味である。

> **朝鮮戦争**
> 1950〜1953年，韓国と北朝鮮との間で朝鮮半島において争われ，関係諸国を巻き込んだ国際紛争である。

> **労働力流動化政策**
> 労働力の産業間，地域間および雇用形態間の移動を促す政策を指す。わが国では石炭産業の合理化による離職対策として広域職業紹介が導入された。

六法体制が確立された。

（2）介護保険法の制定

1989（平成元）年「高齢者保健福祉推進10か年戦略」（ゴールドプラン）が策定され，これまでの福祉政策の要であった“施設福祉”の拡充から，“在宅福祉”の充実へと，その政策方針を大転換する政策目標が提示された。

これを法的に整備するために「老人福祉法等の一部を改正する法律」（1990（平成2）年）が公布，施行された。このことは「福祉関係八法の改正」といわれ，「老人福祉法」，「身体障害者福祉法」，「精神薄弱者福祉法（現：知的障害者福祉法）」，「児童福祉法」，「母子及び寡婦福祉法（現：母子及び父子並びに寡婦福祉法）」，「社会福祉事業法（現：社会福祉法）」，「老人保健法（現：高齢者医療確保法）」，「社会福祉・医療事業団法（現：独立行政法人福祉医療機構法）」の一部が改正された。このうち社会福祉事業法（現：社会福祉法）の改正では，これまで国の責務としていた社会福祉事業を市町村および都道府県に老人保健計画の策定を義務づけ，地方自治体の責務とした。

高齢社会の重要な課題の１つに，増え続ける医療費の抑制がある。1990（平成2）年以降国民医療費は毎年１兆円規模で増え続け，健康保険財政の破綻が危惧された。その主要な要因とされたのが老人医療費の急増であり，いわゆる高齢者の「社会的入院」にあった。これは医療の必要性が低いにもかかわらず，適切な介護の提供を受けられないために，仕方なく病院へ入院せざるを得ない人々が多数存在していたことを意味する。

これらの状況を解決すべく1997（平成9）年以降，中央社会福祉審議会で，「社会福祉基礎構造改革」について検討され，これまでの福祉制度利用の根幹をなしていた行政による一方的処分である「措置制度」から，利用者の主体性を重要視する「契約制度」の導入を図るとともに，増え続ける社会保障関連費用の負担の見直しを求めた。

これを受け1997年12月には契約制度を基本とする「介護保険法」が成立し，2000（平成12）年４月から施行された。この他にも，1997年の「児童福祉法」改正による保育所入所における選択的利用制度，2003（平成15）年施行の障害児・者に対する支援費制度および2005（平成17）年の「障害者自立支援法」施行へ，さらに障害者自立支援法において不足していた部分，あるいは改善が要望されていた部分を修正した「障害者の日常生活及び社会生活を総合的に支援するための法律」（障害者総合支援法）が施行され，“自立支援”をキーワードとした改編が実施された。

（3）社会福祉施設

社会福祉施設は，人間の日常生活において，何らかの原因でその日常生活が著しく困難を伴う場合に，それを社会福祉各法に基づき支援し，その問題を解決・緩和

表7-8　社会福祉事業一覧

	第1種社会福祉事業	第2種社会福祉事業
生活保護法	・救護施設　・更生施設 ・授産施設　・宿所提供施設	・医療保護施設
生活困窮者自立支援法		・認定生活困窮者就労訓練事業
児童福祉法	・乳児院 ・母子生活支援施設 ・児童養護施設 ・障害児入所施設 ・児童心理治療施設 ・児童自立支援施設	・児童自立生活援助事業 ・放課後児童健全育成事業 ・子育て短期支援事業 ・乳児家庭全戸訪問事業 ・養育支援訪問事業 ・地域子育て支援拠点事業 ・一時預かり事業 ・小規模住居型児童養育事業 ・小規模保育事業　・病児保育事業 ・子育て援助活動支援事業 ・助産施設　・保育所 ・児童家庭支援センター　・児童厚生施設 ・児童の福祉の増進について相談に応ずる事業 ・障害児通所支援事業　・障害児相談支援事業
認定こども園法		・幼保連携型認定こども園
老人福祉法	・養護老人ホーム ・特別養護老人ホーム ・軽費老人ホーム	・老人居宅介護等事業 ・老人デイサービス事業 ・老人短期入所事業 ・小規模多機能型居宅介護事業 ・認知症対応型老人共同生活援助事業 ・複合型サービス福祉事業 ・老人デイサービスセンター ・老人短期入所施設　・老人福祉センター ・老人介護支援センター
障害者総合支援法	・障害者支援施設	・障害福祉サービス事業（居宅介護，生活介護ほか） ・一般相談支援事業　・特定相談支援事業 ・移動支援事業　・地域活動支援センター ・福祉ホーム
身体障害者福祉法		・身体障害者生活訓練等事業 ・手話通訳事業　・介助犬訓練事業 ・聴導犬訓練事業　・身体障害者福祉センター ・補装具製作施設　・盲導犬訓練施設 ・視聴覚障害者情報提供施設 ・身体障害者の更生相談に応ずる事業
知的障害者福祉法		・知的障害者の更生相談に応ずる事業
売春防止法	・婦人保護施設	
母子及び父子並びに寡婦福祉法		・母子家庭等日常生活支援事業 ・父子家庭日常生活支援事業　・寡婦日常生活支援事業 ・母子・父子福祉施設　［・母子・父子福祉センター 　　　　　　　　　　　　・母子・父子休養ホーム
社会福祉法	・生計困難者を無料または低額で入所させて生活扶助を行う施設 ・生計困難者に対して助葬を行う事業 ・授産施設 ・生計困難者に対して無利子または低利で資金を融通する事業	・生計困難者に対して，その住居で衣食その他日常の生活必需品もしくはこれに要する金銭を与える事業 ・生計困難者に対して生活相談に応ずる事業 ・無料低額宿泊所　・無料低額診療事業 ・無料低額老人保健施設　・隣保事業 ・福祉サービス利用援助事業 ・社会福祉事業に関する連絡または助成を行う事業

出典　北海道保健福祉部福祉局施設運営指導課編：社会福祉法人運営の手引，2012，p.3，2017年4月1日現在に改正

することをその目的としている。

その種類は生活保護法による保護施設，児童福祉法による児童福祉施設，障害者総合支援法による障害者支援施設，老人福祉法による老人福祉施設，売春防止法による婦人保護施設，母子及び父子並びに寡婦福祉法による母子・父子福祉施設およびその他の社会福祉施設に大別される（表7-8）。

また，社会福祉施設には，第1種社会福祉事業に分類される施設と第2種社会福祉事業のものがある。第1種社会福祉事業とは，利用者の人権や尊厳を著しく侵害する危険性がある事業を指し，おおむね入所の形態をとる施設が該当する。そのためにこの種の施設を経営する者については，厳しい制限（国・地方公共団体・社会福祉法人）がなされている。そして，第2種社会福祉事業については，第1種社会福祉事業以外の各福祉法に定められている施設を指し，おおむね通所施設が該当し，経営については第1種社会福祉事業よりも緩和されており，株式会社等の営利を目的とする企業などの参入も認められている。

これらの福祉施設の利用にあたっては，これまで「措置制度」として措置権者による一方的決定（処分）であったが，「契約制度」が導入されている児童福祉法による保育所の入所や介護保険法による介護施設，および障害者総合支援法による障害児・者の入所にあたっては利用者の自主的選択が建前とされており，今後の施設利用の方向性を示している。

（4）障害者福祉

1）障害の概念

障害というものを一般的には，身体や精神の一部に何らかの機能不全がある状態をいう場合が多い。しかし，障害者福祉は，単に障害者の機能不全を補うことだけが目的ではない。その目的は，障害があっても当たり前の人間として，人間らしく生きるための手立て，方策であり，いわゆるノーマライゼーションの実現にある。

このことをWHOでは，1980年に障害を整理分類した考え方として「国際障害分類」（ICIDH）として示した。この考えは，障害というものを事故や疾病から発生した障害によって実生活の活動が抑制され，能力が発揮できなくなった結果，社会的な不利をもたらしているというものである。

そして，2001年にはICIDHをさらに進化させた「国際生活機能分類」（ICF）として発表した。これは，機能障害を「心身機能・身体構造」，能力障害を「活動」，社会的不利を「参加」と各障害を否定的に捉えるのではなく，肯定的に捉えた分類がなされている。そのうえで，障害のある者に影響を与えるものとして，環境因子と個人因子との相関関係があることを明確にしたものである。

このように現代の障害者福祉の考え方は，身体や精神の一部の機能不全に対応する施策にとどまらず保健，社会保障，労働，教育，住宅等々の幅広い対応が求められている。

2）障害者福祉にかかわる法律

　わが国における障害者福祉にかかわる法律は，第2次世界大戦による戦争被害者対策として発足した身体障害者福祉法（1949年）に始まり，知的障害者福祉法（1960年），障害者基本法（1975（昭和50）年），精神保健及び精神障害者福祉に関する法律（1995（平成7）年）などのように障害者基本法以外は障害分類による区分のうえに整備されてきた。

　しかし，障害分類による法整備では重複障害や法の谷間で制度が使えない人々を多く生み出していた。また，これら障害者に対する福祉の法律や制度は，障害者を"保護の対象"とする措置制度を基本としており，障害者の"自立した生活"を支援するという概念が欠如したものでもあった。そこで，福祉基礎構造改革とも相まって整備されたものが，障害者自立支援法（2005年）である。

　この法律は，障害者の自立・社会参加に関する支援を目指すことを理念とし，2006（平成18）年に施行された。この法律の目的のポイントは①障害者施策の3障害一元化，②利用者本位のサービス体制に再編，③就労支援の抜本的強化，④支給決定の透明化，明確化，⑤安定した財源の確保であった。

　しかし，導入前からサービス量の絶対的不足の問題や，特にサービス受給者の自己負担方式において，これまでの制度で採られていた応能負担方式から応益負担方式へと変更したことが大きな問題とされていた。通常，障害が重度であるほどサービスの必要量が増えるのが一般的傾向であるが，重度障害者の多くは社会参加の機会が限られており，それに伴い所得を得ることも限られている。つまり，所得が少ないにもかかわらず，多額のサービス料を負担しなければならないという決定的矛盾が生じてしまったのである。このため「この法律は法の下の平等に反する」として各地で違憲訴訟が提訴され，国はこれと和解せざるを得ない経緯があった。

　これをふまえ，新たな障害者施策として制定されたのが，2013（平成25）年に施行された障害者の日常生活及び社会生活を総合的に支援するための法律（障害者総合支援法）である。この法律の目的は，法に基づく日常生活・社会生活の支援が，共生社会を実現するため，社会参加の機会の確保，および地域社会における社会的障壁の除去に資するよう，総合的かつ計画的に行われることである。

　また，これまで制度の谷間とされ，各種福祉サービスの対象から除外されていた難病患者等を加えることや，「障害程度区分」を障害の多様な特性その他の心身の状態に応じて必要とされる標準的な支援の度合いを総合的に示す「障害支援区分」に改められることが定められている。

（5）在宅ケア・訪問看護

　在宅ケア・訪問看護の考え方は，福祉制度が施設福祉中心主義から在宅福祉主義へとサービスの提供体制が変貌を遂げる過程において登場してきた。在宅ケアの重要な視点は，ノーマライゼーション（どのような障害があっても，一人の人間として，

> **ノーマライゼーション**
> 　1959年にデンマークにおいて制定された「知的障害者及びその他の発達遅滞者に関する法律」の基本理念とされたもので，障害があっても普通の生活を送ることができるという考え方である。

普通に生きられる社会）の実現である。すなわち，障害があっても病気であっても長
期間施設や病院に隔離されることなく，住み慣れた地域で普通の暮らしをするこ
と，そのために必要なサービスを在宅中心に提供するものである。

　具体的なサービスとしては，直接居宅へ訪問による居宅介護支援計画，介護，看
護，診療，服薬指導，リハビリテーション等や施設を利用した通所によるデイケ
ア，デイサービス，ショートステイといった専門職による支援をはじめ，地域の民
生委員やボランティアによる支援が行われている。

　しかし，在宅ケアのみの単独で一連の取り組みが完結するものではなく，地域の
重要な資源である病院や施設との一体的関係性の中でその機能が発揮されるもので
ある。最近多くの自治体で行われている地域包括支援システムやクリニカルパスの
取り組みは，まさに在宅ケアシステムの構築を図ろうとするものである。

5. 地 域 保 健

（1）地域保健活動の概要

1）地域保健の理念

　国および地方公共団体が行う地域保健対策は，地域住民の健康の保持・増進を目
的に高齢化の進展，保健医療環境の変化に即応して地域の公衆衛生向上と増進を図
り，多様化・高度化する住民の需要に適確に対応できるよう，地域特性に配慮し社
会福祉等の施策と連携し総合的に推進される（地域保健法第2条）。

2）衛生行政と地域保健

　わが国の衛生（保健）行政は，一般衛生行政，労働衛生行政（厚生労働省），学校
保健行政（文部科学省），環境保全行政（環境省）などに分けられる。地域保健は，
家庭や地域社会の生活を対象とする一般衛生行政の活動のひとつで，厚生労働省が
基本政策を決め，都道府県で具体的な計画を立て，保健所および市町村が業務を行
う一貫した体系が確立され，表7-9に示す専門職が配置されている。地域保健法
では国，都道府県，市町村（特別区を含む）の役割，責務を次のように定めている。

　国（厚生労働省）は，①地域保健に関する情報の収集・整理・活用および調査・
研究，②人材の養成と資質の向上，③市町村や都道府県に対する技術的・財政的援
助を行う。都道府県は，地域保健対策が円滑に実施できるよう必要な施設の整備，
人材の確保と資質の向上，調査・研究等，市町村に対する技術的援助を行う。市町
村は，必要な施設の整備，人材の確保と資質の向上等を行う。

表7-9 地域保健事業に関わる常勤職員数 (2017.3.31)　(単位：人)

職　種	職員数	都道府県が設置する保健所	政令市・[1]特別区	政令市・特別区以外の市町村
医　師	891	414	405	72
歯科医師	125	43	53	29
獣医師	2,488	1,310	1,175	3
薬剤師	3,077	1,708	1,353	16
理学療法士	145	23	48	74
作業療法士	103	24	43	36
歯科衛生士	704	105	306	293
診療放射線技師	484	257	212	15
診療エックス線技師	3	1	1	1
臨床検査技師	693	490	197	6
衛生検査技師	50	12	38	－
管理栄養士	3,440	667	786	1,987
栄養士	403	25	52	326
保健師	25,993	3,659	7,107	15,227
助産師	151	11	44	96
看護師	757	50	170	537
准看護師	94	2	6	86
その他	15,366	4,833	7,930	2,603
〈再　掲〉[2]				
精神保健福祉士	893	375	342	176
精神保健福祉相談員	1,286	740	533	13
栄養指導員	1,124	641	482	1
食品衛生監視員	5,730	2,934	2,795	1
環境衛生監視員	4,930	2,820	2,110	－
医療監視員	8,930	6,389	2,541	－
合計	54,967	13,634	19,926	21,407

注：1）「政令市・特別区」には，設置する保健所を含む。
　　2）「精神保健福祉士～医療監視員」は，「医師～その他」の再掲である。

資料　厚生労働省：平成29年度地域保健・健康増進事業報告の概況，2018

（2）保健所と従事者

1）保健所の設置

　保健所は，公衆衛生の向上と増進を図るための中心機関として地域住民の疾病予防，健康増進，環境衛生に重要な役割を担っている。都道府県，地域保健法施行令で指定された政令市と東京特別区が設置する。2019（平成31）年4月現在，都道府県立359，政令市立（84市）90，特別区立（23区）23，全国で472の保健所がある。

2）保健所の業務

保健所は地域保健活動の中心で健康危機管理の拠点として位置づけられている。保健所の業務は，地域保健法に示すように多岐にわたっている（第8章 p.167参照）。

3）保健所の長

保健所長は医師であって，かつ3年以上公衆衛生の実務に従事した経験がある者か，国立保健医療科学院の専門課程（1年コース）を修了した者か，その有する技術または経験が前二者に匹敵するものでなければならない（地域保健法施行令）。医師の確保が著しく困難なときに限り医師と同等以上の公衆衛生行政に必要な専門的知識を有する技術職員を1回だけ2年以内の期間で保健所長とすることができる。

（3）市町村保健センターと従事者

市町村は，健康相談，保健指導および健康診査その他保健活動の拠点として**市町村保健センター**を整備している。地域住民に密着した母子保健事業，健康増進事業，予防接種等の総合的な対人保健サービスが行われている（図7-5）。2017（平成29）年4月時点で2,456か所設置されている（厚生労働省地域保健室調べ）。

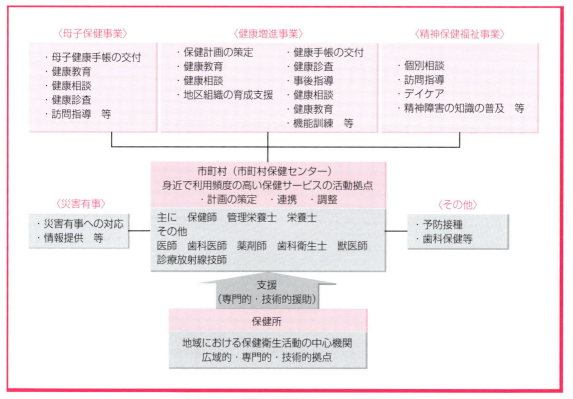

図7-5　市町村保健センターの業務

出典　厚生労働省：保健所，市町村，都道府県の現状と課題，p.16

（４）地域における資源と連携

１）ソーシャル・キャピタルとの連携

ソーシャル・キャピタル（social capital）とは，「信頼」「社会規範」「ネットワーク」といった社会関係資本を意味する概念である。「人との絆，支え合う」社会では，相互の信頼や協力が得られるため，他人への警戒が少なく社会の効率性が高まり健康・幸福感などにもよい影響があるとされる。

地域保健対策の推進に関する基本的な指針を示した地域保健対策検討会報告書（2012年３月）では，地域のソーシャル・キャピタルの積極的活用や醸成を通じて健康なまちづくりを推進することが示された。保健所は，ソーシャル・キャピタルを活用した健康づくりの支援を推進すること，市町村保健センターは，NPO・民間団体等を活用した事業の展開に努めることとした。

また，同報告書では，地方衛生研究所の機能強化について，保健所等と連携して地域保健に関する調査と研究を推進すること，感染症や食中毒のサーベイランス機能の強化，迅速かつ精度の高い検査体制の充実強化を図ることが示された。

２）職域保健との連携

成人対象の保健事業は，後期高齢者医療制度や労働安全衛生法，健康保険法等により目的や対象者，実施主体，事業内容が異なっており，制度間のつながりがないことから地域全体の健康状況が把握できない，退職後の保健指導が継続できないといった問題が指摘されている。このような問題を解決し，継続的，かつ包括的な保健事業を展開していくには，地域保健と職域保健が連携し，健康づくりのための保健事業を共有することが重要である。

地域保健，職域保健の目的は必ずしも一致しないが，提供する保健サービスには共通したものがあり，それぞれの機関がもつ健康教育，健康相談，健康情報などを共有化し，より効果的，効率的な「連携」保健事業を展開することで生涯を通じた継続的な健康管理の支援が可能となる。

３）健康増進施設

厚生労働省は運動型健康増進施設，温泉利用型健康増進施設，温泉利用プログラム型健康増進施設の認定を行っている＊。認定にあたっては有酸素運動および筋力強化運動等が安全に行える設備や体力測定，運動プログラム提供および応急処置のための設備が配置されていること，健康運動指導士，その他運動指導者等が配置され，医療機関と適切な提携関係があることなどの基準が示されている。また，運動型健康増進施設および温泉利用型健康増進施設のうち，一定の条件を満たす施設を指定運動療法施設として指定している。

（５）地域における健康危機管理（自然災害，感染症，食中毒）

健康危機管理とは，医薬品，食中毒，感染症，飲料水，その他何らかの原因によ

🔹**ソーシャル・キャピタル**

・地縁に基づくネットワーク（自治会，老人クラブ，こども会等）

・健康課題の解決に強い動機をもつネットワーク（保健活動推進員，食生活改善推進員，患者会・ピアサポーター等）

・職業を通じて住民の健康課題を共有するネットワーク（生活衛生・食品安全関係同業組合等）

・児童生徒の活動の場であるとともに，保護者や地域住民との交流の場でもある学校など

＊運動型健康増進施設は335施設，温泉利用型健康増進施設は22施設，温泉利用プログラム型健康増進施設は27施設（2019年７月）である。

表7-10 保健所における健康危機管理の業務

(1) 健康危機発生の未然防止	管理基準の設定，監視業務等
(2) 健康危機発生時に備えた準備	手引書の整備，発生時を想定した組織および体制の確保，関係機関との連携の確保，人材の確保，訓練等による人材の資質の向上，施設，設備および物資の確保，知見の集積等
(3) 健康危機への対応	対応体制の確定，情報の収集および管理，被害者への保健医療サービスの提供の調整，防疫活動，住民に対する情報の提供等の被害の拡大防止のための普及啓発活動等
(4) 健康危機による被害の回復	飲料水，食品等の安全確認，被害者の心のケア等

資料　厚生労働省：地域における健康危機管理について，平成13年3月

り生じる国民の生命，健康の安全を脅かす事態に対して行われる健康被害の発生予防，拡大防止，治療等に関する業務であって，厚生労働省の所管に属するものをいう（厚生労働省健康危機管理基本指針，2001）。その他何らかの原因の中には，大震災や津波のような自然災害，放射線事故，犯罪等，さまざまな原因の健康危機事例*や，化学兵器や毒劇物を使用したテロ事件も含まれる。すなわち，不特定多数の国民に健康被害が発生または拡大する可能性がある場合には，公衆衛生の確保という観点から対応が求められる。

　保健所は，地域における健康危機管理の拠点として，表7-10に示したように平常時は監視業務等を通じて健康危機の発生を未然に防止するとともに，危機発生時にはその規模を把握し地域の保健医療資源を調整して，関連機関を有機的に機能させる役割が期待されている。すなわち，保健所は地域の医療機関や市町村保健センター等の活動を調整して，必要なサービスを住民に対して提供する仕組みづくりを行う役割を担う。

　具体的には，被害者の医療の確保，原因の究明，健康被害の拡大の防止，被害住民に対する健康診断およびPTSD対策を含めた心のケア，障害者，小児および高齢者（災害弱者）対策等において，主体的に役割を果たすことが期待されている。

6. 母 子 保 健

（1）母子保健事業の概要

　母子保健は，母性と乳児および幼児の健康の保持・増進を図ることを目的としている（母子保健法第1条）。母性は，児童がすこやかに生まれ，かつ育てられる基盤であり，尊重され，かつ保護されなければならない（同法第2条）。母性は妊娠，出産，育児という特有の機能を果たす女性そのものを指す概念で，わが国では思春期における母性涵養から乳幼児の健全育成まで，保健指導，健康診査，医療援護等の母子保健事業が，都道府県，市（区）町村を主体に総合的に行われている。

*近年の主な健康危機管理事例：2011年東日本大震災・福島第一原発事故，2013年鳥インフルエンザ（A/H7N9），2014年エボラ出血熱，2016年熊本地震，2017年九州北部豪雨，2018年大阪北部地震，7月豪雨，北海道胆振東部地震

🔲 PTSD
p.100参照

🔲乳児
　1歳に満たない者。
🔲幼児
　満1歳から小学校就学の始期に達するまでの者。

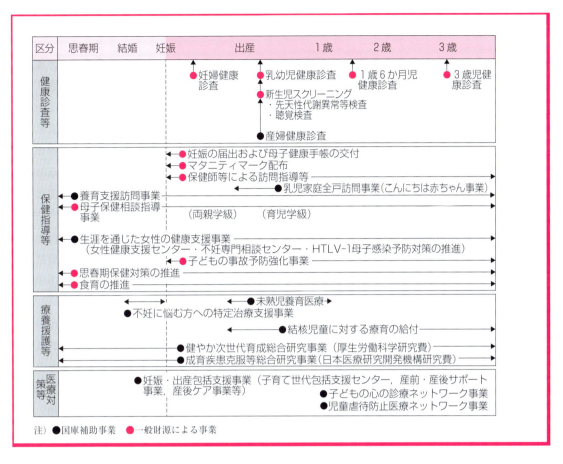

図7-6　母子保健対策の体系

出典　厚生労働統計協会：国民衛生の動向2019/2020, 2019, p.112

図7-6に，**母子保健法**に基づいて行われる主な事業を示した。

1）妊産婦保健指導・訪問指導

妊産婦の保健指導は，妊婦が検診を受ける医療機関や助産所で行われることが多いが，健康診査に基づき本人や家族も含めた指導が行われる。指導にあたっては，妊婦の生活環境も含め日常生活全般にわたる指導，助言が行われる。一般的な保健指導では不十分であり訪問指導の必要性を認めた場合，母子保健法に基づき市町村は，主として助産師にその家庭に訪問させ必要な指導を行っている。主な対象者は，初回妊婦，高年初妊婦，妊娠中に異常があった者，妊娠・分娩および産褥期に悪影響を及ぼす可能性のある疾患・障害のある者，あるいはその既往のある者，流・早・死産の既往のある者，未熟児や異常児の出産歴をもつ者，社会経済面や生活環境に深刻な問題をもつ者などである。

2）新生児保健指導・訪問指導

新生児は，抵抗力が弱く疾病にかかりやすく重症化，死亡する割合も高く，虐待

未熟児
身体の発育が未熟のまま出生した乳児であって，正常児が出生時に有する諸機能を得るに至るまでのもの。

新生児
出生後28日を経過しない乳児。

や不慮の事故により障害が発生することがあるので，発育，栄養，生活環境，疾病予防に関する保健指導が重要である。市町村は，保育者が育児に未経験などで必要があると認めた場合，助産師や保健師などを新生児のいる家庭に訪問させ必要な指導を行う。すべての新生児を対象にする自治体もあるが初めての乳児，妊娠・出産に異常があった乳児，家庭環境に問題をもつ乳児などに重点を置いて行っている。

市（区）町村では，2007（平成19）年より，生後4か月までの乳児を対象とした全戸訪問事業（乳児家庭全戸訪問事業：こんにちは赤ちゃん事業）がスタートした。育児者のさまざまな不安や悩みを聞き，子育て支援に関する情報提供等を行うとともに，親子の心身の状況や養育環境等の把握や助言を行い，支援が必要な家庭に対しては適切なサービスを行うことが目的である。

3）乳幼児保健指導

乳児期は，発育が最も著しい時期で，生活環境や育児者の育児姿勢が発育に大きな影響を及ぼす。健全な発育・発達に必要な養護や栄養，また疾病や異常の早期発見と予防に留意した指導が行われる。幼児期には疾病の予防に加え，精神，情緒および社会性の健全な発達，生活習慣の自立，う歯予防，事故防止，児童虐待の防止に重点をおいた指導が行われる。乳児健康診査，1歳6か月児健康診査，3歳児健康診査において基本的な保健指導が行われる。

4）低出生体重児保健指導

体重2,500g未満で生まれた新生児を**低出生体重児**（low birth weight infant）と呼ぶ。その中で1,500g未満を**極低出生体重児**，1,000g未満を**超低出生体重児**という。日本の低出生体重児の頻度は男児で約6％，女児で約7％である。低体重児が出生したとき，その保護者は，速やかにその乳児の現在地の都道府県，保健所設置市または特別区に届け出なければならない（母子保健法第18条）。低出生体重児には，保健指導上の配慮が必要で訪問指導・相談などを市町村，保健所が行う。

5）妊産婦健康診査

妊婦が受診することが望ましい健診回数は，①妊娠初期より妊娠23週まで：4週間に1回，②妊娠24週より妊娠35週まで：2週間に1回，③妊娠36週以降分娩まで：1週間に1回とされ，計14回程度公費負担で受診できる（2013（平成25）年度より恒久的制度となった）。母体の健康管理を行い，早産，流産，未熟児出生予防，**妊娠高血圧症候群**（妊娠中毒症）等の予防を目的としている。健康状態の把握（妊娠月週数に応じた問診，診察等），各種検査，保健指導を実施するとともに，妊娠期間中の適時に必要に応じた医学的検査を実施する。

6）療養援護

a．妊娠高血圧症候群（妊娠中毒症）等の医療援護　妊娠高血圧症候群や妊産婦糖尿病，貧血，産科出血，心疾患などは，妊産婦死亡，周産期死亡，ハイリスク児（未熟児，心身障害児）の発生要因となる場合があるので，低所得階層の対象者に対して訪問指導や入院治療等の医療援護を行っている。

b. 未熟児養育医療　　未熟児とは，身体の発育が未熟のまま出生した乳児で正常児が出生時に有する諸機能を得るに至るまでのものをいう（母子保健法第6条第6項）。具体的には，出生時体重2,000g以下の児や低体重，運動不安，けいれん，低体温，チアノーゼ，出血傾向，血性吐物や48時間以上嘔吐の続くもの，重症黄疸のある児などをいう。養育医療は，養育に医療が必要な未熟児に対して指定養育医療機関で医療給付が行われる制度である。指定養育医療機関における入院・治療費が公費負担になるが，世帯の所得額などに応じて一部自己負担の場合もある。

7）B型肝炎母子感染防止事業

妊婦がB型肝炎ウイルスキャリアの場合，母子感染で出生児も新たなキャリアになるため，スクリーニングによりハイリスクの妊婦を発見し，出生児に対してHBs免疫グロブリン（HBIG）とB型肝炎ワクチンを投与して，垂直感染を防ぐことを目的とした事業である。スクリーニング検査陽性となった妊婦については，その後の検査や出生児への医療処置が医療保険の適応となる。

8）その他の母子保健指導事業

前述の保健指導のほか，思春期保健相談，母子保健相談（婚前学級，新婚学級，両親学級，育児学級），育児等健康支援，母子栄養管理，食育等推進，虐待・いじめ対策，生涯を通じた女性の健康支援事業等が地域の実情に応じて展開されている。

（2）母子健康手帳

市町村は，妊産婦や配偶者，または乳幼児の保護者に対して妊娠，出産，育児に関して必要な保健指導を行う（母子保健法第10条）。都道府県，保健所設置市および特別区は，未熟児養育医療，慢性疾患養育医療等の専門的な保健指導を行う。

市町村に妊娠の届出をすると母子健康手帳が交付される（同法第16条）。妊娠期から乳幼児期までの健康に関する重要な情報がこの手帳で管理できるので，妊産婦は医師，助産師，保健師らによる保健指導や健康診査を受け，予防接種を受けたとき手帳に必要な事項を記載することになっている。妊娠，出産そして小学校に入学するまでの健康管理，健康記録として大切である。

さらに，母子健康手帳には，妊娠期から乳幼児期までに必要な知識が記載されており，妊娠・出産や子育てについて信頼のできる情報を提供する媒体としても有用である。乳幼児身体発育曲線も男女別に掲載されており，各年齢で乳幼児の体重，身長，頭囲を書き込み，標準値と比較することができる。その他，妊婦や保護者が妊娠中や出生時，誕生日などの折々に，そのときの気持ちなどを記録できる欄が設けられており，家族の子育て期の記録，子育て支援ツールとして活用もできる。

（3）乳幼児健康診査

1）乳児健康診査

疾病，発達異常の早期発見と健康な発達のための養護指導（栄養指導含む）を目

●妊産婦
妊娠中または出産後1年以内の女子。

表7-11　新生児対象の特定疾患マススクリーニング検査

対象疾患		発生頻度
代謝異常疾患	フェニルケトン尿症	約73,400人に1人
	ホモシスチン尿症	約221,500人に1人
	メープルシロップ尿症	約514,300人に1人
	ガラクトース血症	約37,800人に1人
内分泌疾患	先天性甲状腺機能低下症（クレチン症）	約3,000人に1人
	先天性副腎過形成症	約16,700人に1人

資料　厚生労働省：平成24年度先天性代謝異常等検査実施状況

的に行う。生後3～6か月乳児には，先天性股関節脱臼，心臓異常，悪性腫瘍等の発見，離乳および生活指導等が，また9～11か月乳児には，精神や行動の発達異常の発見，離乳指導，育児生活指導，予防接種指導が行われる。問診，診察，尿検査，血液検査等を基本的に実施する。

2）1歳6か月児健康診査

1歳6か月は一人歩きを始め，基本的な生活習慣を身に付ける時期である。言語や運動機能の発達も著しく，心身の異常や視力や聴力などの異常に気づきやすい時期でもある。保育者への育児指導，歯の健康管理指導も重要となる。この健康診査は，心身障害（運動機能，視聴覚障害，精神発達の遅滞）の早期発見，生活習慣の自立，う歯予防，栄養指導，育児指導を目的とし，1歳6か月を超え2歳を超えない時期に実施することが母子保健法で定められている。

3）3歳児健康診査

3歳になると食事，排泄，衣服の脱着など基本的な生活習慣が身に付き，自我が芽生え，身体・精神的な発達が一定水準に達し，言語による意思疎通も図ることができるようになる。したがって，3歳児健康診査では心身発達，栄養状態，運動機能，視聴覚機能，言語障害，各種心身障害の早期発見，歯科，諸種習癖，予防接種実施状況の確認が主な目的である。3歳を超え4歳に達しない時期に実施する。

（4）新生児マススクリーニング

早期新生児
新生児のうち，出生後7日未満の乳児をいう。

新生児マススクリーニングは，先天性代謝異常障害，内分泌異常を早期発見・早期治療して知的障害など心身障害の予防が目的で，都道府県および指定都市が実施主体で行われる（表7-11）。出生後4～7日の早期新生児の血液検査を行う。

（5）健やか親子21（第2次）

「健やか親子21」は，母子保健水準を向上させるためのさまざまな取り組みを，関係者，関係機関，団体が一体になって推進する国民運動計画として2001（平成13）年度から2014（平成26）年度まで「健康日本21」の一翼を担ってきた。母子保

6. 母子保健   *131*

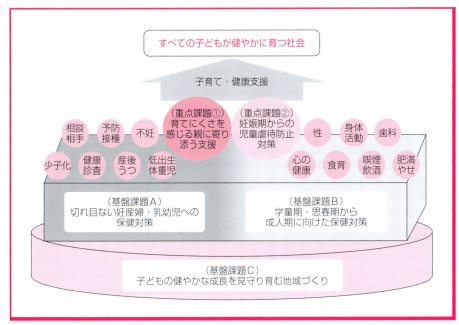

図7-7 「健やか親子21（第2次）」のイメージ図
出典 厚生労働統計協会：国民衛生の動向2019/2020, 2019, p.111

健は子どもが健やかに成長していくための健康づくりの出発点であり，次世代を担う子ども達を健やかに育てるための基盤となる。「健やか親子21（第2次）」は「健やか親子21」の最終報告書で示された課題や提言をもとに，現状の課題を踏まえ，新たな計画（母子保健の主要な取り組みを提示するビジョン）を示したもので2015（平成27）年度にスタートした（～2024（令和6）年度）。

「健やか親子21（第2次）」では，指標を「今まで努力したが達成（改善）できなかったもの（例：思春期保健対策）」，「今後も引き続き維持していく必要があるもの（例：乳幼児健康診査事業等の母子保健水準の維持）」，「21世紀の新たな課題として取り組む必要のあるもの（例：児童虐待防止対策）」，「改善したが指標から外すことで悪化する可能性のあるもの（例：喫煙・飲酒対策）」の4つの観点から設定した。

また，「日本全国どこで生まれても一定の質の母子保健サービスが受けられ，かつ生命が守られるという地域間での健康格差を解消すること」「疾病や障害，経済状態等の個人や家庭環境の違い，多様性を認識した母子保健サービスを展開すること」の2点から，10年後の目指す姿を「すべての子どもが健やかに育つ社会」とした。

そして，10年後の実現に向け，3つの基盤課題と2つの重点課題を設定した（図7-7）。まず，基盤課題A・Bには従来から取り組んできたが引き続き改善が必要な課題，少子化や家族形態の多様化等を背景として新たに出現してきた課題を設定，ライフステージを通してこれらの課題の解決を図る。また，基盤課題Cは，基盤課題A・Bを広く下支えする環境づくりを目指すための課題を設定した。2つの

重点課題は基盤課題A～Cでの取り組みをより進めた形で重点的に取り組む必要があるものを設定した。

（6）少子化対策，子ども・子育て支援新制度

1）少子化対策

わが国の**合計特殊出生率**は，第1次ベビーブームの1947（昭和22）年から1949（昭和24）年は4を超えていたが，その後低下し，1989（平成元）年には1.57，2005（平成17）年は1.26まで低下した。近年若干上昇したが，2017（平成29）年で1.43と国際的には低い水準である。

少子化の進行に対し，政府は仕事と子育ての両立支援など，子どもを生み育てやすい環境づくりに向け，1994（平成6）年「今後の子育て支援のための施策の基本的方向について」（**エンゼルプラン**），1999（平成11）年「重点的に推進すべき少子化対策の具体的実施計画について」（**新エンゼルプラン**）を策定した。その内容は，①保育サービス等子育て支援サービスの充実，②仕事と子育ての両立のための雇用環境の整備，③働き方についての固定的な性別役割分業や職場優先の企業風土の是正，④母子保健医療体制の整備，⑤地域で子どもを育てる教育環境の整備，⑥子どもたちがのびのび育つ教育環境の実現，⑦教育に伴う経済的負担の軽減，⑧住まいづくりやまちづくりによる子育ての支援，といった構成になっている。

2002（平成14）年，少子化対策の一層の充実に関する「**少子化対策プラスワン**」が提案され「男性を含めた働き方の見直し」，「地域における子育て支援」等の取り組みを社会全体が一体となって総合的に取り組む提言がなされた。

さらに，2003（平成15）年，家庭や地域の子育て力の低下に対応して「**次世代育成支援対策推進法**」が制定された。地方公共団体や事業主が次世代育成支援の取り組みを促進するための行動計画を策定し実施することをねらいとし，次世代を担う子どもを育成する家庭を社会全体で支援するという観点に立ったものである。

同じく2003年には「**少子化社会対策基本法**」も制定され，同法に基づき2004（平成16）年に「少子化社会対策大綱」が閣議決定，同年12月，大綱に盛り込まれた施策の推進を図るため，「少子化社会対策大綱に基づく具体的実施計画について」（**子ども・子育て応援プラン**）が策定された。この計画には2005（平成17）～2009（平成21）年度まで5年間に行う具体的な施策内容と目標が掲げられた。

2）子ども・子育て支援新制度

2009（平成21）年，有識者，事業者，地方自治体の子育て支援担当者等から意見聴取やパブリックコメントを収集，少子化社会対策会議を経て「**子ども・子育てビジョン**」が閣議決定された。ビジョンでは「子どもが主人公（チルドレン・ファースト）」という考え方のもと，子どもと子育てを全力で応援することを目的に掲げ，これまでの「少子化対策」から「子ども・子育て支援」に転換し，社会全体で子育てを支えること，生活と仕事と子育てを調和することを目指すとした。

2012（平成24）年8月，社会保障・税一体改革の一つとして，子ども・子育て支援法を含む「子ども・子育て関連3法」が成立，消費税率の引き上げによる増収分の一部などを財源に支援制度を充実させるとした。

3法に基づく**子ども・子育て支援新制度**は，質の高い幼児期の学校教育・保育を総合的に提供すること，保育の量的拡大・確保（待機児童の解消など）をすること，地域のニーズに応じた子育て支援を一層充実させることを目的に2015（平成27）年4月にスタートした。

子ども・子育て関連3法は，保護者が子育てについての第一義的責任を有するという基本認識のもと，幼児期の学校教育・保育・地域の子ども・子育て支援を総合的に推進するため，「認定こども園，幼稚園，保育所を通じた給付制度（「施設型給付」）及び小規模保育等への給付制度（「地域型保育給付」）を創設」，「認定こども園制度の改善」，「地域の実情に応じた子ども・子育て支援（利用者支援，地域子育て支援拠点，放課後児童クラブなどの『地域子ども・子育て支援事業』）の充実」，「子ども・子育て会議の設置」等を実施する。

（7）児童虐待防止

児童虐待の防止等に関する法律（児童虐待防止法）は虐待の予防と早期発見を目的に定められた。児童虐待は児童の人権を著しく侵害し，その心身の成長および人格の形成に重大な影響を与え，将来の世代の育成にも懸念を及ぼす（児童虐待防止法第1条）。

児童虐待とは，保護者が児童に，①身体的虐待，②保護の怠慢・拒否（ネグレクト），③心理的虐待，④性的虐待を行うこと（同第2条）であり，「何人も，児童に対し，虐待をしてはならない」（同第3条）と定めている。

そして，国および地方公共団体には，児童虐待の予防および早期発見，虐待を受けた児童の保護，および自立の支援等を行うための必要な体制を整備すること等が義務付けられている（同第4条）。また，児童の福祉に業務上，また職務上関係のある者は，児童虐待を発見しやすい立場にあることを自覚し，児童虐待の早期発見に努めなければならない（同第5条）。

児童虐待を受けたと思われる児童を発見した者は，すみやかに市町村，福祉事務所，児童相談所に通告しなければならない（同第6条）。また要保護児童の発見者は，福祉事務所または児童相談所に通告しなければならない（同第25条）。

7. 成人保健

（1）生活習慣病の発症予防と重症化予防

食生活の改善や運動習慣定着によって健康を増進し，疾病の発症を予防する「1

◆子ども・子育て関連3法
「子ども・子育て支援法」「認定こども園法の一部改正」「子ども・子育て支援法及び認定こども園法の一部改正法の施行に伴う関係法律の整備等に関する法律」

◆保護者
親権を行う者，未成年後見人その他の者で，児童を現に監護する者
◆児童
十八歳に満たない者
◆児童の福祉に業務上，また職務上関係のある者
学校の教職員，児童福祉施設の職員，病院の医師，保健師，弁護士など

次予防」が重視されるようになり，生活習慣病という概念が導入された。個人が日常生活の中で適度な運動，バランスの取れた食生活，禁煙を実践することが疾病の予防対策になることが広く理解されている。

しかし，「健康日本21」最終評価では，59課題中肥満者の増加（20〜60歳代男性）や日常生活における歩数の減少など9項目が悪化し，目標値に達したのは全体の17％であった。2012（平成24）年に策定された健康日本21（第2次）では，がん，循環器疾患，糖尿病およびCOPD（慢性閉塞性肺疾患）等の生活習慣病発生と重症化予防の対策が基本的な方向としてあげられ，死亡率の減少等が目標に掲げられた。

厚生労働省は，生活習慣病予防のために①運動施策の推進（健康づくりのための身体活動基準2013（アクティブガイド）），②栄養・食育対策推進（食事バランスガイド），③たばこ対策（禁煙支援マニュアル）を策定し，日常生活で取り組むプログラムを具体的に示している。

医療制度改革大綱（2005（平成17）年）の中でも，生活習慣病対策が重要と述べられ，具体的な取り組みとして健診・保健指導にメタボリックシンドローム（内臓脂肪症候群）の概念を導入，糖尿病等の生活習慣病有病者・予備群25％の削減目標を設定，医療保険者に健診・保健指導の実施の義務化を定めた。

（2）特定健康診査・特定保健指導

「生活習慣病予防の徹底」を図るため，2008（平成20）年4月から，高齢者の医療の確保に関する法律に基づき，医療保険者（国民健康保険・被用者保険）に対して，40〜74歳の被保険者・被扶養者に対する糖尿病等の生活習慣病に関する健康診査（特定健診）および特定健診の結果により健康の保持に努める必要がある者に対する保健指導（特定保健指導）の実施が義務づけられた。

医療保険者が実施する**特定健康診査・特定保健指導**（図7-8・7-9）では，血圧・血糖・脂質等に関する健康診査により，対象者を生活習慣病のリスク要因の数に応じて階層化し，リスク要因が多い者に対しては，生活習慣の改善が特に必要な者として抽出し，医師，保健師，管理栄養士等が積極的に介入，指導して行動変容を促す。リスク要因が少ない者に対しては，生活習慣改善の動機づけを行う。対象者は自分の健康状態を認識した上で，身体状況と食習慣や運動習慣の関係を理解し，生活習慣の改善のための行動変容に努める。リスクがない者等に対しても，適切な生活習慣あるいは健康の維持・増進につながる必要な情報提供を行う。

（3）高齢者の医療の確保に関する法律

1）高齢者医療と保健事業

2008（平成20）年，旧老人保健法が高齢者の医療の確保に関する法律（高齢者医療確保法）に改称，全面的に改正され，高齢者の適切な医療の確保を図るために医療費適正化推進計画，保険者による特定健康診査，前期高齢者に係る保険者間の費用

◪**高齢者の医療の確保に関する法律**
本法は，老人福祉法による財政圧迫打開のためにつくられた「老人保健法」を大幅に改正したもので，75歳以上の高齢者医療を後期高齢者医療制度として独立させたものである。

特定健康診査

特定健康診査は，メタボリックシンドローム（内臓脂肪症候群）に着目した健診で，以下の項目を実施する。

基本的な項目	○質問票（服薬歴，喫煙歴等） ○身体計測（身長，体重，BMI，腹囲） ○血圧測定 ○理学的検査（身体診察） ○検尿（尿糖，尿蛋白） ○血液検査　・脂質検査（中性脂肪，HDLコレステロール，LDLコレステロール） 　　　　　　・血糖検査（空腹時血糖またはHbA1c） 　　　　　　・肝機能検査（GOT，GPT，γ－GTP）
詳細な健診の項目	※一定の基準の下，医師が必要と認めた場合に実施 ○心電図 ○眼底検査 ○貧血検査（赤血球，血色素量，ヘマトクリット値）○血清クレアチニン検査

特定保健指導

特定健康診査の結果から，生活習慣病の発症リスクが高く，生活習慣の改善による生活習慣病の予防効果が多く期待できる者に対して，生活習慣を見直すサポートをする。特定保健指導には，リスクの程度に応じて，動機付け支援と積極的支援がある（よりリスクが高い者が積極的支援）。

動機付け支援	積極的支援
初回面接：個別面接20分以上，または概ね8名以下のグループ面接で概ね80分以上 専門知識・技術を持った者（医師・保健師・管理栄養士等）が，対象者に合わせた実践的なアドバイス等を行う。	
自身で，「行動目標」に沿って，生活習慣改善を実践	面接・電話・メール・ファックス・手紙等を用いて，生活習慣の改善を応援する。（約3か月以上）
実績評価：面接・電話・メール等で健康状態・生活習慣（改善状況）を確認（3か月経過後）	

図7-8　特定健康診査・特定保健指導の概要

出典　厚生労働統計協会：国民衛生の動向2019/2020，2019，p.96

ステップ1　○内臓脂肪蓄積に着目してリスクを判定
・腹囲　男≧85cm，女≧90cm　　　　　　　　　　　　　→（1）
・腹囲　男<85cm，女<90cm　かつ　BMI≧25　→（2）

ステップ2
①血圧　　ⓐ収縮期血圧130mmHg以上またはⓑ拡張期血圧85mmHg以上またはⓒ薬剤治療を受けている場合
②脂質　　ⓐ中性脂肪150mg/dL以上またはⓑHDLコレステロール40mg/dL未満またはⓒ薬剤治療を受けている場合
③血糖　　ⓐ空腹時血糖100mg/dL以上またはⓑHbA1c（NGSP）の場合5.6%以上またはⓒ薬剤治療を受けている場合
④質問票　喫煙歴あり（①から③のリスクが1つ以上の場合のみカウント）

ステップ3　○ステップ1,2から保健指導対象者をグループ分け
（1）の場合　①～④のリスクのうち追加リスクが2以上の対象者は………積極的支援レベル
　　　　　　　　　　　　　　　　　　　　1の対象者は…………動機づけ支援レベル
　　　　　　　　　　　　　　　　　　　　0の対象者は…………情報提供レベル　　とする
（2）の場合　①～④のリスクのうち追加リスクが3以上の対象者は………積極的支援レベル
　　　　　　　　　　　　　　　　　　　　1または2の対象者は…動機づけ支援レベル
　　　　　　　　　　　　　　　　　　　　0の対象者は…………情報提供レベル　　とする

ステップ4
○服薬中の者については，医療保険者による特定保健指導の対象としない。
○前期高齢者（65歳以上75歳未満）については，積極的支援の対象となった場合でも動機づけ支援とする。

図7-9　保健指導対象者の選定と階層化

出典　厚生労働統計協会：国民衛生の動向2019/2020，2019，p.96

負担の調整，後期高齢者医療制度の創設などが定められた。

この法律では，40歳から74歳までの者については，医療保険者に特定健康診査，特定保健指導の実施を義務づけ，75歳以上の者の医療については，この法律が定める「後期高齢者医療制度」に移行するとともに，後期高齢者医療広域連合による保健事業で健康診査を実施するものとした。

また，老人保健事業として実施されてきた歯周疾患検診，骨粗鬆症検診等については健康増進法に基づく事業として市区町村が実施，さらにがん検診についても同様に健康増進法による事業とされた。

２）後期高齢者医療制度（長寿医療制度）

後期高齢者医療制度は，75歳以上の高齢者等を対象とした医療保険制度で，厚生労働省は「長寿医療制度」とも呼んでいる。かつて，75歳以上の高齢者は国民健康保険や被用者保険に加入しつつ，さらに老人保健制度（市町村運営）による医療給付も受けていたが，高齢化に伴う医療費の増大や市町村による給付格差などを解消し，財政基盤の安定化を図るため，従来の医療保険制度から独立させた。運営主体は，全市町村が加入する各都道府県広域連合とし，国民皆保険制度を持続させるために，現役世代と高齢者でともに支え合う医療制度といわれている。

都道府県後期高齢者医療広域連合は，被保険者の認定，保険料の決定，医療の給付などを行い，各市町村では被保険者証の引渡し，保険料の徴収，被保険者からの各種届出や申請の受付などを行う。被保険者は，原則75歳以上で，誕生日（認定）当日から後期高齢者医療制度の被保険者となり，一人１枚の被保険者証が交付される。それまで加入していた国民健康保険や被用者保険などの資格はなくなる。

医療機関等の窓口で被保険者証を提示することで医療給付が受けられ，自己負担割合は１割（現役並み所得者は３割），療養費，高額療養費，高額医療・高額介護合算療養費などの給付がある。被保険者の平均保険料額は，全国平均で月額5,660円（2016～2017年度見込み）である。

医療給付の財源負担は，後期高齢者の保険料が１割，現役世代からの支援金が約４割，公費負担部分が約５割となっている。

8. 高齢者保健・介護

（１）高齢者の保健・介護

『平成27年版高齢社会白書』によれば高齢者の有訴者率（1,000人当たりの自覚症状のある者）は，466.1人と半数近くの者が何らかの自覚症状を訴えている。一方で，日常生活に影響のある高齢者の率（1,000人当たりの健康上の問題で日常生活動作，外出，仕事，家事，学業，運動等に影響のある者の数）は，258.2と有訴者と比べると半数となっており，年齢が75歳を過ぎると急激に数値が高くなっていく特徴がある。

このため国では，生活習慣病や要介護状態の予防を具体的な目標として健康日本21を提唱し，高齢者の医療の確保に関する法律（2008（平成20）年）による特定健康診断等実施計画により，40歳以上の住民を対象にメタボリックシンドロームや生活習慣病の予防対策が行われている。また，介護保険法（2005（平成17）年改正）においても介護予防を推進するために地域支援事業が取り組まれている。

（2）介護予防・地域包括支援センター

急速に増大する要支援・要介護者の抑制を図る必要から，国は介護保険システムについて介護重視型から予防重視型への転換を図った（図7-10）。

このシステムは，2つの大きな柱から構成されており，1つ目は介護保険の要認定者のうち要介護状態となる恐れがあり，日常生活の支援が必要な人（要支援1・2）に対して行われる**予防給付**である。2つ目は，現在は介護が必要ではないが，将来介護が必要となる可能性のある高齢者を対象とした**地域支援事業**である。地域支援事業は，介護保険のサービスではなく，市町村（特別区）の独自事業であるが，

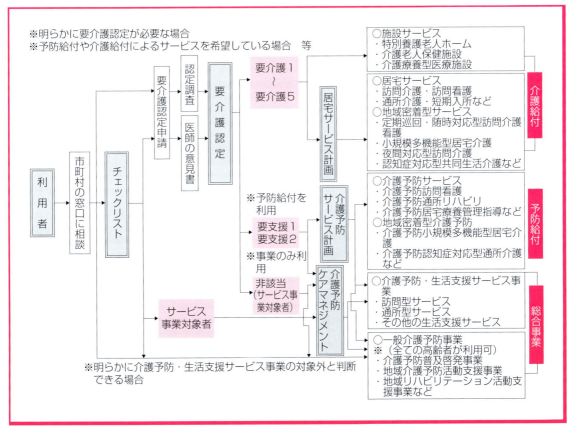

図7-10　サービス利用の手続き

出典　厚生労働省：公的介護保険制度の現状と今後の役割（平成30年）

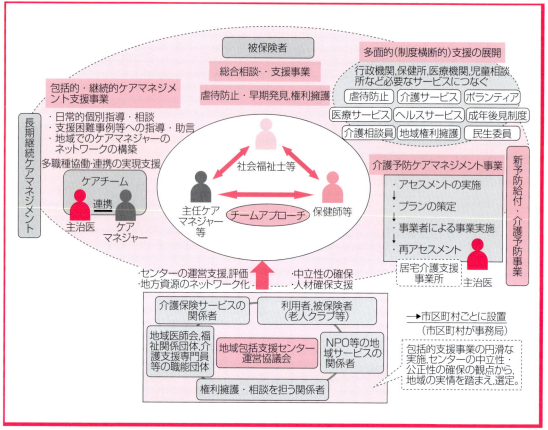

図7-11 地域包括支援センター（地域包括ケアシステム）のイメージ

出典　厚生労働省ホームページ

　介護保険における予防給付との連続性などを確保するために，介護予防マネジメントなどは市町村に設置されている地域包括支援センターが行っている。

　地域包括支援センターは，介護保険法（2005年改正）で定められた地域住民の保健・福祉・医療の向上，虐待防止，介護予防マネジメントなどを総合的に行う機関である（図7-11）。各市町村（特別区）に設置されている。センターには保健師，介護支援専門員，社会福祉士などの専門職が配置され，それぞれの専門性を生かし相互に連携しながら業務にあたることとされている。また，法律上は市町村事業である地域支援事業を行う機関であるが，外部への委託も可能である。要支援認定を受けた者の介護予防マネジメントを行う介護予防支援事業所としても機能する。

（3）介護保険法

　介護保険法は，高齢に伴い介護や療養上の世話が必要になった者に対して，その尊厳を守りつつ自立した生活を送れるよう，保健・医療・福祉サービスを体系的に給付する制度である。

　また，介護保険法は，これまでの限られた高齢者に対する福祉サービスの仕組み

表7-12　2017（平成29）年介護保険法改正の概要

地域包括ケアシステムの深化・推進
①自立支援・重度化防止に向けた保険者機能の強化等の取組の推進
②介護医療院の創設
③地域共生社会の実現に向けた取り組みの推進

介護保険制度の持続可能性の確保
①2割負担者のうち特に所得の高い層の負担割合を3割とする
②各医療保険者が納付する介護納付金（40〜64歳の保険料）について，被用者保険間では総報酬割（報酬額に比例した負担）とする。

ではなく，介護が必要であれば広く利用できるよう，その仕組みを**社会保険制度**としているところに大きな特徴がある。さらに，介護保険制度そのものを5年ごとに見直すこととされており，時代に合わせた制度となるよう設計されている。2017（平成29）年の改正点を表7-12にまとめた。

（4）介護保険の仕組み

1）保険者と被保険者

介護保険制度（図7-12）における保険者（保険を運営する者）は，市町村および特別区（東京23区）となっているが，安定した財政運営を図るため，多くの市町村ではいくつかの市町村が共同で運営にあたる「広域連合」を組織して保険者となっている。

また，本制度における被保険者（保険を利用する者）は，第1号被保険者と第2号被保険者に区分されている。第1号被保険者とは65歳以上の者であり，第2号被保険者とは40歳以上65歳未満の医療保険加入者である。

2）費用の負担と保険料

本制度を利用する場合，原則としてサービス費用の1割を負担することとなっている。ただし，現役なみに収入のある者については2〜3割を負担することになる。低所得者の場合は，利用者の所得により負担限度額を低く設定するなどの配慮がなされている。また，保険料の額については，第1号被保険者の場合は，市町村が設定し，第2号被保険者にあっては加入している医療保険制度の算定基準によって設定されることとなる。

3）サービスの利用方法

本制度を利用するためには，まず第1号被保険者の場合，要介護または要支援の状態であることが必要である。また，第2号被保険者の場合は，高齢に起因する疾患によって要介護・要支援の状態であると判断される必要がある。そのために，本人や家族等が市町村（特別区）に要介護や要支援の状態であることを認めてもらうための申請を行う。申請を受けた市町村（特別区）は，訪問調査および主治医意見書をもとに介護認定審査会を開催し，介護認定を行うこととなる。その結果，要介護，要支援等の認定を受け，その区分による介護費用の限度額内でのサービスを利

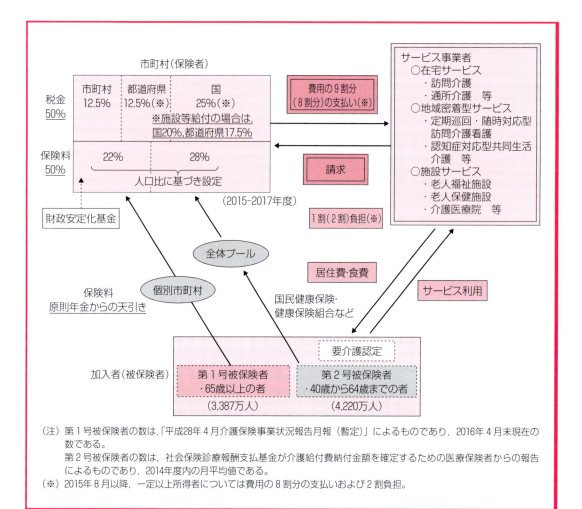

図7-12 介護保険制度の仕組み
出典 厚生労働省：公的介護保険制度の現状と今後の役割（平成30年）

用することができることとなる（p.137, 図7-10）。

（5）要介護認定とケアマネジメント

　介護保険による介護サービスを受けるには，介護が必要であるか，必要とすればどの程度なのかを明らかにする必要がある。このため市町村（特別区）では介護認定審査会を開催し，一人ひとりについての審査がなされ要介護認定が行われる。
　要介護認定は，介護保険のサービスを受給したい本人や家族または委任を受けた指定介護居宅支援事業者が市町村（特別区）に申請を行う。申請を受けた市町村（特別区）は，調査員を派遣し，身体上，精神上の障害による介護の必要性を調査し判定（1次判定）する。その調査判定結果と主治医の意見書および訪問調査時の特記事項等をもとに最終の判定（2次判定）である要介護認定がなされる。
　要介護認定の区分は，要支援1・2および要介護1～5の2種類に大別される。要

支援とは常時介護を要する状態を軽減または維持するために必要なサービスを提供される区分であり，要介護とは常に介護が必要な者に対するサービス区分である。

このように介護保険制度は，介護あるいは支援が必要な者にサービスが提供されるものであるが，どのようなサービスが存在し，どの程度の利用が可能であるのかなど，利用する者にとってはその情報が極めて高度でわかりにくい面がある。そこで，介護保険に関する専門的知識を有する者にその内容の説明や介護サービスを円滑に利用するための介護サービス計画（ケアプラン）を依頼することができる。

介護保険制度は，個人のニーズと利用できるサービスを結びつける手法としてケアマネジメントが行われている。介護保険制度におけるケアマネジメントは利用者の自活能力を活用しつつ，利用者の状態に合わせた介護サービス計画を作成する。このケアマネジメントを専門とするものが介護支援専門員（ケアマネジャー）と呼ばれる専門職であり，介護サービス計画（ケアプラン）は利用者本人や家族であっても作成することは可能だが，先述のとおり専門的知識が必要であることからほとんどの場合，介護支援専門員によって行われている。

（6）ケアプランの作成

介護保険によるサービスを受ける場合，施設に入所する際には施設介護サービス計画，居宅の生活の際には要介護者（要介護1～5）は居宅介護サービス計画，要支援者（要支援1・2）の場合は介護予防サービス計画を作成することとなる。これらを総称してケアプランの作成と呼んでいる。

ケアプランは，利用者の状態（介護認定度合い）に合わせ，表7-13に示すサービスの中から利用者および家族等の要望のもと利用者の自立支援の立場から適切な介護サービスの組み合わせと頻度等が1か月を単位として作成される。この作成されたケアプランに基づき，利用者および家族は指定介護サービス事業者と契約を交わすことによって，介護サービスの利用が開始される。また，この介護サービスを利用した場合には，利用した介護サービス費用の1割を介護サービス事業者に支払うこととなっている。もし，介護サービスの内容や事業者を変更したい場合は，翌月のケアプランの作成の際に変更を申し出ることができるようになっている。

（7）施設サービス等

要介護3～5と認定された者については，表7-13に示した施設サービスを受けることができる。

（8）介護予防・日常生活支援総合事業

近年の人口の高齢化による要介護・要支援者の急増は，保険料の増大をもたらすとともに介護保険財政そのものを逼迫させるものとなりつつある。そこで，介護や支援をできるだけ必要としないように予防体制を強化することも必要とされてき

表7-13　介護保険サービスの種類　　　　　　　　　　　　　　　　（2018年4月現在）

介護サービス（要介護1～5）	予防サービス（要支援1・2）
○家庭を訪問するサービス 　訪問介護（ホームヘルプ）， 　訪問入浴介護，訪問看護，訪問リハビリテーション，居宅療養管理指導 ○日帰りで通うサービス 　通所介護（デイサービス）， 　通所リハビリテーション（デイケア） ○施設への短期入所（ショートステイ） ○福祉用具の貸与・購入，住宅の改修 ○特定施設入居者生活介護（介護付き有料老人ホーム等） ○介護サービス計画（ケアプラン）の作成	○家庭を訪問するサービス 　介護予防訪問入浴介護，介護予防訪問看護，介護予防訪問リハビリテーション，介護予防居宅療養管理指導 ○日帰りで通うサービス 　介護予防通所リハビリテーション（デイケア） ○施設への短期入所（ショートステイ） ○福祉用具の貸与・購入，住宅の改修 ○介護予防特定施設入居者生活介護（介護付き有料老人ホーム等） ○介護予防ケアプランの作成
地域密着型サービス（要介護1～5）	**施設サービス（要介護3～5）**
○夜間対応型訪問介護 ○認知症対応型通所介護 ○小規模多機能型居宅介護 ○認知症対応型共同生活介護（グループホーム） ○小規模な介護付き有料老人ホーム等（定員29人以下） ○小規模な特別養護老人ホーム（定員29人以下） ○定期巡回・随時対応型訪問介護看護 ○看護小規模多機能型居宅介護 ○地域密着型通所介護	○介護老人福祉施設（特別養護老人ホーム） 　常に介護が必要で在宅生活の困難な方が，日常生活上の世話，機能訓練，看護などのサービスを受けながら生活する施設 ○介護老人保健施設 　病状が安定している方が在宅復帰できるように，リハビリテーションを中心とした施設 ○介護療養型医療施設（療養病床等） 　急性期の治療を終え，長期の療養を必要とする者のための医療施設（2024年3月末廃止予定） ○介護医療院 　2018年創設の医学的管理下の長期療養介護保険施設

た。このため2005（平成17）年の介護保険法改正において，要支援者1・2を対象とする介護予防給付と現在は自立して生活しているものの，要支援・要介護になる可能性のある高齢者（特定高齢者）を対象とする地域支援事業が開始された。

　さらに，2011（平成23）年6月に「介護サービスの基盤強化のための介護保険法等の一部を改正する法律」が公布され，これにより地域支援事業の中に介護予防・日常生活支援総合事業が創設された（図7-13）。

　本事業では，市町村が介護予防や配食，見守り等の生活支援サービス等を市町村の判断，創意工夫により独自に提供することができる。具体的には「要支援」と「非該当」を行き来するような高齢者に対し，切れ目のないサービスの提供を行うことや，ボランティアの導入および地域の実情に応じたサービスの提供等がある。

（9）地域包括ケアシステム

　65歳以上の人口は，現在3,000万人を超えており（国民の約4人に1人），2042年の約3,900万人でピークを迎え，その後も，75歳以上の人口割合は増加し続けること

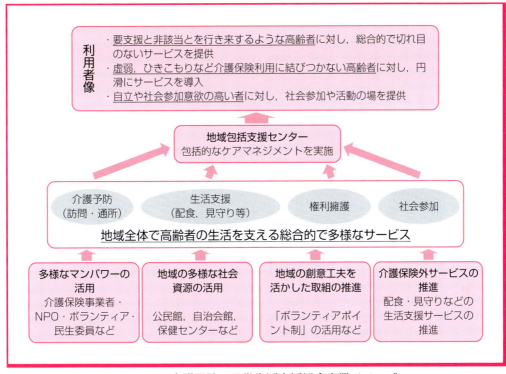

図7-13 介護予防・日常生活支援総合事業イメージ
出典 社会保障審議会：介護給付費分科会資料（第76回）

が予想されている。このような状況のなか，団塊の世代（約800万人）が75歳以上となる2025年以降は，国民の医療や介護の需要が，さらに増加することが見込まれている。

このため，厚生労働省においては，2025年を目途に高齢者の尊厳の保持と自立生活の支援の目的のもとで，可能な限り住み慣れた地域で，自分らしい暮らしを人生の最期まで続けることができるよう，地域の包括的な支援・サービス提供体制（地域包括ケアシステム）の構築を推進している。

9. 産業保健

（1）労働と健康

産業保健の目的は，労働者の疾病予防，健康の保持・増進および快適な職場環境を形成し，労働生活の質の向上，労働安全，生産性を確保することにある。

わが国の産業保健の本格的な始まりは，1916（大正5）年の工場法の制定からである。その後，1947（昭和22）年に労働基準法が制定され，労働条件の最低基準が定められた。さらに，労働基準法の安全衛生の充実を図るため，1972（昭和47）年に**労働安全衛生法**が制定された。産業保健は人口の年齢3区分による生産年齢人口

表7-14　労働衛生管理の対象と予防措置の関連

		使用から影響までの経路	管理の内容	管理の目的	指　標	判断基準
労働衛生管理	作業環境管理	有害物使用量 ↓ 発生量	代　替 使用形態，条件，生産工程の変更，設備，装置の負荷 遠隔操作，自動化，密閉	発生の抑制 隔　離	環境気中濃度	管理濃度
		気中濃度 ↓	局所排気 全体換気 建物の構造	除　去		
	作業管理	曝露濃度 体内侵入量 ↓ 反応の程度	作業場所，作業方法，作業姿勢，曝露時間，呼吸保護具，教育	侵入の抑制	生物学的指標	曝露濃度 / 曝露限界
	健康管理	↓ 健康影響	生活指導，休養，治療，適正配置	傷害の予防	健康診断結果	生物学的曝露指標（BEI）

出典　厚生労働統計協会：国民衛生の動向2019/2020，2019，p.328

表7-15　健康診断

一般健康診断	特殊健康診断
① 雇入時の健康診断 ② 定期健康診断 ③ 特定業務従事者の健康診断 ④ 海外派遣労働者の健康診断 ⑤ 結核健康診断 ⑥ 給食従事者の検便	① 粉じん作業 ② 高圧室内業務および潜水業務 ③ 放射線業務 ④ 特定化学物質の製造・取扱業務 ⑤ 鉛業務 ⑥ 四アルキル鉛等業務 ⑦ 有機溶剤等業務 ⑧ 石綿等業務
（特記事項） 定期健康診断による有所見率は54.1%で項目別有所見率は血中脂質が30%を超えており，次いで肝機能，血圧がそれぞれ15%程度となっている。	（特記事項） 特殊健康診断の有所見率は5.7%で近年はほぼ横ばいである（2016年）。

の割合からみてもわかるように，幅広い年齢層と多くの人々を対象とするため，多角的な視点に立った保健対策が求められる。近年，産業構造の変化と労働形態の多様化により，労働者を取り巻く環境はより一層複雑化しており，ストレスなどによるメンタルヘルスの不調や，長時間労働による過労，夜勤交代勤務による健康影響など，産業保健分野は，取り組むべき課題が増している。

（２）労働安全衛生対策

１）労働衛生の３管理

労働衛生対策の基本は作業環境管理，作業管理，健康管理の３つであり，これを労働衛生の**３管理**という（表7-14）。また，効果的な産業保健活動を展開するには，労働衛生教育と労働衛生管理体制の確立も含めて実施していくことが大切である。

a．作業環境管理　　作業環境管理は，作業環境中の有害な物質や要因を除去，減少させて健康障害の予防と快適な職場環境を確保することを目的としている。

b．作業管理　　作業管理は，作業自体を健康障害予防の観点から管理することである。具体的には作業場所，作業時間や作業姿勢の変更，保護具の着用によって有害要因からの曝露を軽減させるなどの対策などが含まれる。

c．健康管理　　健康管理は，労働者一人ひとりに対する健康診断とその事後措置，保健指導，健康相談，健康教育などを通して，労働者の健康状態を継続的に把握し，健康増進と疾病予防，または疾病の早期発見を図ることを目的とする。健康診断には，一般健康診断と，法定または行政指導・勧奨による特殊健康診断がある（表7-15）。健康診断の結果をもとに，必要に応じて配置転換，就業制限などの対策がとられる。

２）生物学的モニタリング

労働者における化学物質の曝露の程度を評価することを，**生物学的モニタリング**という。生物学的モニタリングでは，労働者の呼気，血液，尿，毛髪などの生体試料を採取して当該物質，またはその代謝産物の量が測定される。

３）労働安全衛生マネジメントシステム

これまでの一般的な安全衛生管理は，法令に違反しないよう措置を講じる法遵守型の対策に主眼が置かれてきたが，近年，安全衛生対策を効果的に展開する手法として，**労働安全衛生マネジメントシステム**が注目されるようになった。これは事業場において健康障害につながると思われる危害要因を特定し，リスクを見積もり，優先度を考慮しながら，リスク軽減措置を自主的かつ継続的に検討していく手法である。1999（平成11）年に厚生労働省から「労働安全衛生マネジメントシステムに関する指針」が公表され，事業者は，指針に基づく自主的な労働安全衛生活動を実施することが求められている。

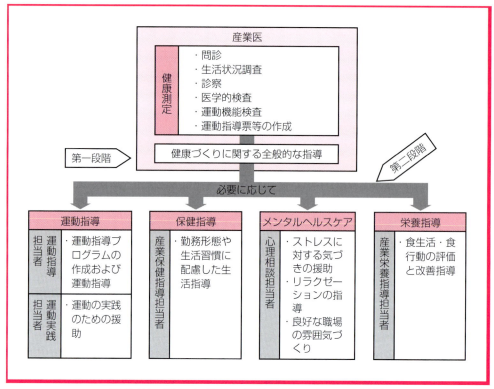

図7-14 THPにおける健康づくりスタッフと役割

出典 厚生労働統計協会：国民衛生の動向2019/2020，2019，p.334

4）トータルヘルスプロモーションプラン（THP）

近年，高齢労働者の増加に伴い，定期健康診断の有所見率が増加傾向にある。そのため身体機能低下を予防し，健康でその能力を十分に発揮できるようにすることが重要である。そこで，1988（昭和63）年より心身両面にわたる健康保持増進対策として，**トータルヘルスプロモーションプラン**が推進されてきた＊（図7-14）。

（3）産業保健の組織と従事者

産業保健活動を効率的に展開していくためには，事業主の責任のもとに，各役割をもつ人材が連携し合った組織づくりが不可欠である。わが国における産業保健組織は労働安全衛生法に規定され＊，組織されている。

1）総括安全衛生責任者

事業場における安全衛生活動を総括管理する責任を負い，工場長や事業所長が充てられることが多い。

2）衛生委員会

常時50人以上の労働者を使用する事業所には，衛生委員会を設置することが義務づけられている。

＊厚生労働省通知：基発第1130001号「『事業場における労働者の健康保持増進のための指針の一部を改正する指針』の周知等について」を参照。

＊法「第3章安全衛生管理体制」（第10条～第19条の3）など。

３）衛生管理者

常時50名以上の労働者を使用する事業場では，１名以上の衛生管理者を選任しなければならない。その選任数は事業所規模により，細かく規定されている。

４）産　業　医

常時50人以上の労働者を使用する事業所では産業医（嘱託可）を選任しなければならない。また，1,000人以上の労働者を常時使用する事業所や有害業務に従事する労働者を常時500人以上使用する事業所では，専属の産業医を１名以上置かなければならない。

（４）職業と健康障害

１）職業病と作業関連疾患

労働に起因した疾病は，職業病（職業性疾病）という用語が長く用いられてきた。ある特定の職業に従事することで発生し，労働要因との間の因果関係が強く，かつ単要因であることが多い。職業病の要因としては①物理的（表７-16），化学的（表７-17）作業環境，②作業条件（表７-18）などがある。1970年代に WHO により作業関連疾患という概念が提唱され，国際的に用いられるようになった。作業関連疾患は，職業病も含む広い概念であり，疾病発症・悪化に関与する多くの要因の一つに労働要因が考えられる疾患の総称であり，表７-19に示す疾患が含まれる。

２）産　業　疲　労*

労働生活と関連して発生する疲労を産業疲労という。疲労は，生理的・心理的な機能の低下であり，休息や睡眠によって回復する生理的な現象であるが，過密な労働や長時間労働，疲労からの回復が何らかの要因によって阻害されることなどによって，過労状態に陥り，健康障害が生じる危険性が高くなる。2001（平成13）年の労災認定における，脳・心臓疾患の認定基準の改正で，新たに長期間にわたる疲労の蓄積が考慮され，過労死との関連で疲労対策の関心が高まっている。

また，産業疲労は作業遂行能力の低下を招き，生産性の低下，労働災害の誘因ともなるため，労働安全の観点からもその対策はきわめて重要である。

＊日本産業衛生学会産業疲労研究会編集委員会：新装 産業疲労ハンドブック，労働基準調査会，1995より

（５）労 働 災 害

労働災害とは，業務上または通勤による負傷，疾病，障害，または死亡をいう。労働災害による死傷者数は年々減少傾向を示していたが近年は横ばいとなっており，2018（平成30）年には，休業４日以上の死傷者数は127,329人（図７-15），死亡者数は909人（図７-16）であった。

労働災害は，労働者災害補償保険法（労災保険法）による補償給付を受けることができる。労災保険は，事業者の補償負担の軽減と労働者の保護を目的とする制度である。保険者は国であり，保険料は事業主が全額を負担する。業務と疾病，負傷，死亡との間に因果関係がある場合，労災保険による給付の対象となる。労災保

表7-16　物理的要因による主な職業病

原　因		疾病・症状	概　要	発生しやすい職場
高　温		熱中症	熱けいれん 　大量発汗後の水分摂取による電解質喪失 熱疲労 　体温上昇による血管拡張と循環血流量の低下 熱射病 　体温調節機能の破綻と異常体温上昇	製鉄，ガラス工場，夏季の屋外作業
高気圧		減圧症 潜函病（ケイソン病）	高気圧により血液中に溶け込んだ窒素が急激な減圧により気泡化	潜水作業，潜函作業
局所振動		白ろう病 （レイノー現象）	数分間持続する手指の蒼白発作	林業，削岩作業
騒　音		騒音性難聴	80〜90dB 以上の騒音の長期間曝露4,000Hz で最も聴力低下が強い 騒音曝露を中止しても改善しない	
電離放射線		早期：皮膚障害， 　　　白血球減少 晩発：白内障， 　　　白血病 遺伝：染色体異常	線量と人体への影響には，閾値がある確定的影響と，閾値がない確率的影響とがある	原子力発電関連作業，医療業務
非電離 放射線	紫外線	電気性眼炎（角膜・結膜炎）	電離放射線のように原子や分子を電離させるに十分なエネルギーを持たない電磁波で，波長により左記のように分類されている。	屋外作業，アーク溶接，炉前作業
	赤外線	白内障		炉前作業，ガラス加工作業
	レーザー光線	網膜火傷		医療，裁断加工
	マイクロ波	白内障，精巣障害		通　信

険は雇用形態にかかわらず，すべての労働者に適用される。労災認定には労働基準監督署長による労災認定が必要である。

　業務に起因する疾病のうち，労災保険の給付を受けた場合，業務上疾病として扱われる。業務上疾病は，昭和40年代半ばをピークに減少を示したが，近年では増減を繰り返している。2018（平成30）年の業務上疾病は8,684人で，その内訳は，負傷に起因する疾病が大半を占め，そのうち災害性腰痛が最も多かった。

9. 産業保健　　*149*

表7-17　化学的要因による主な職業病

原因		疾病・症状	概要	発生しやすい職場
金属・粉じん	鉛	貧血，腹部症状，神経症状	粉じんまたはヒュームの吸引による	鉛精錬所，蓄電池製造など
	有機鉛	中枢神経症状	呼吸器または皮膚からの吸収による	ガソリンタンク清掃作業など
	無機水銀	腎症状（乏尿，無尿）	誤飲や自殺による急性中毒が主	水銀体温計，血圧計製造など
	有機水銀	知覚障害，Hunter-Russell症候群	熊本県水俣湾の水俣病，新潟県阿賀野川流域の新潟水俣病	廃液の生物濃縮による公害
	カドミウム	急性：肺水腫 慢性：肺気腫，尿細管障害	職業性中毒はヒュームの吸入によるイタイイタイ病は経口摂取による中毒	カドミウム電池製造ハンダ付け作業など
	マンガン	神経症状 パーキンソン症候群	粉じん吸入による経気道曝露が主	精錬所，乾電池製造など
	クロム	アレルギー性皮膚症状，鼻中隔穿孔	経口，経皮，経気道曝露による	メッキ工場，皮なめし作業など
	ヒ素	皮膚症状，呼吸器症状，神経症状	精錬所における曝露が主であった宮崎県の土呂久公害，島根県の笹ヶ谷公害	銅精錬所，ガラス製造など
	石綿（アスベスト）	悪性中皮腫，肺がん	クリソタイル（白石綿），アモサイト（茶石綿），クロシドライト（青石綿）の3種類 2006（平成18）年からすべての石綿の輸入，製造・使用が禁止された	石綿鉱山，石綿製品工場など
	ケイ酸	ケイ肺	5 μm以下の遊離ケイ酸の吸入	鉱山，陶磁器製造
有機溶剤	ベンゼン	造血器障害，白血病	蒸気による経気道曝露が主	ゴム製品製造など
	トルエン，キシレン	中枢神経抑制	トルエンは依存性を示すため乱用が問題となる	溶剤取扱作業，塗装作業など
	トリクロロエチレン，テトラクロロエチレン	多発性神経炎，心筋麻痺，肝障害	環境中に排出されても安定なため，地下水汚染物質としても問題となっている。	ドライクリーニング作業，金属洗浄作業など
	ノルマルヘキサン	四肢の知覚鈍麻，筋力低下	急性症状はほとんどみられない	油脂製造，接着剤，インク製造
無機ガス	一酸化炭素	急性：意識消失→死亡 慢性：中枢性視力障害	ヘモグロビンとの親和性が強い かつて大規模な鉱山事故発生	自動車，内燃機関作業
	二酸化硫黄	急性：粘膜刺激症状 慢性：慢性気管支炎	四日市ぜんそくの原因物質	漂白作業，硫酸製造など
	硫化水素	急性：意識喪失→死亡（高濃度），結膜炎（低濃度）	酸素欠乏危険場所で発生しやすい 慢性影響の報告はほとんどみられない	汚水槽清掃作業など
	フッ化水素	急性：皮膚・粘膜刺激 慢性：歯牙異常	細胞内で遊離したフッ素イオンがカルシウムと結合し，低カルシウム血症など全身症状を引き起こす。	ガラス製造，アルミニウム製造

表7-18 作業条件による主な職業病

疾病・症状	概要	発生しやすい職場
頸肩腕障害	上肢を同一の肢位に保持または反復使用することによって生じる頸肩腕部を中心とした機能的・器質的な障害	打鍵作業，組立作業，保育など
職業性腰痛	重量物取扱い作業，前屈，腰部のひねりなどによって生じる腰痛 突発的に発生する災害性腰痛と，慢性的な腰部への負担により発生する非災害性腰痛がある。	重量物取扱作業，介護・看護，長距離運転手など多岐にわたる
VDT作業による健康障害	眼精疲労，視力低下，ドライアイ，頸肩腕障害，精神的ストレスなどがある	コンピュータなどのOA機器関連作業

表7-19 作業関連疾患

分類	主な疾患
発症の要因が一つであり，その要因が作業過程で労働者に作用して発症した疾患	職業性疾病（職業病）
発症の要因が複数あり，作業とは関係のない要因でも発症することがある疾患ではあるが，作業に伴う何らかの要因が，発症および増悪要因の一つとして関連した疾患	循環器系疾患 　高血圧症，虚血性心疾患など 慢性非特異性呼吸器疾患 　慢性気管支炎，肺気腫，気管支喘息など 筋骨格系疾患 　腰痛症，頸肩腕症候群，骨関節症など その他 　感染症，悪性腫瘍，胃・十二指腸潰瘍，糖尿病，脳血管疾患など

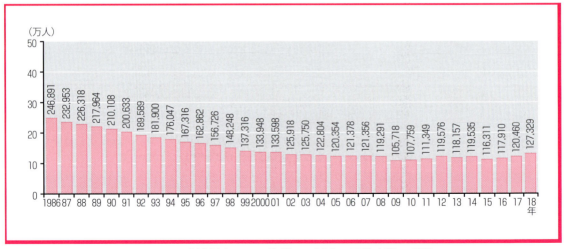

図7-15 労働災害による休業4日以上の死傷者数の推移

資料　厚生労働省：労働災害統計

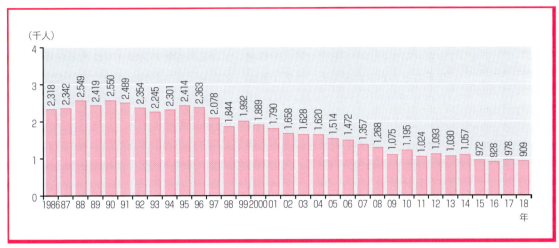

図7-16　労働災害による死亡者数の推移

資料　厚生労働省：労働災害統計

（6）メンタルヘルス対策

　近年の産業構造の変化と就業形態の多様化により，労働に起因する不安やストレスを有する労働者の割合が高くなっている。また，業務の心理的負担を原因とする精神障害の発症や，自殺に至る事案も増加しており，職場のメンタルヘルス対策が重要な課題となっている。

　厚生労働省は2000（平成12）年に「事業場における労働者の心の健康づくりのための指針」を策定し，心の健康づくり計画策定とセルフケア，ラインによるケア，事業場内産業保健スタッフによるケア，事業場外資源によるケアの4つのケアを重視して対策が進められてきた。しかしながら，労働者の受けるストレスは依然として拡大する傾向にあり，精神障害等に係る労災補償状況も請求件数，認定件数とも増加傾向にあるなど，事業場において，より積極的に労働者の心の健康の保持増進を図ることが求められている。このため，上記指針を踏まえつつ見直しを行い，適切かつ有効な実施をさらに推進するため，2006（平成18）年には，新たに「労働者の心の健康の保持増進のための指針」を策定し，対策が図られてきた。また，労働安全衛生法が改正され，2015（平成27）年から事業者が常時使用する労働者に対して，ストレスチェックを年1回実施することを義務化する制度が開始され，ストレスの高い労働者に対する面接指導や就業上の措置を講ずる対策が行われている。

（7）過労死対策

　長時間にわたる過重な労働は，疲労の蓄積により，様々な健康障害を発生させる原因となる。過労死とは，過重な労働によって引き起こされる死のことであり，その多くは脳血管疾患および虚血性心疾患の発症による死亡である。過重労働によるとされる脳・心臓疾患の労災認定件数は，年間300件前後で推移しており，最近で

は過労による自殺の認定件数も増加しており，労働者の生命に関わる問題としてその対策が重要視されている。2002（平成14）年に厚生労働省は，「過重労働による健康障害防止のための総合対策」を策定し，時間外労働の削減，年次有給休暇の取得促進などの対策が図られてきた。2006（平成18）年には労働安全衛生法が改正され，長時間労働者に対する医師の面接指導を義務づける制度が開始された。さらに，2014（平成26）年には，過労死等防止対策推進法が制定され，これに基づき，過労死等の防止のための対策に関する大綱が定められ，過労死等の防止のための調査研究，啓発，相談体制の整備，民間団体の活動に対する支援等が規定され，対策が進められている。

10. 学校保健

学校保健の目的は，幼稚園から大学に至る教育機関と，そこに学ぶ幼児，児童，生徒，学生および教職員を対象とし，学校における保健管理，安全管理を定め，児童生徒等および職員の健康の保持・増進を図るとともに，健康な生活を実践していく能力を育むための教育活動を展開していくことである。学校保健は，保健教育と保健管理に大別される。**保健教育**は，保健学習（教科体育・保健体育における「保健」および他教科や総合的な学習の時間の健康にかかわる学習）と保健指導（特別活動などにおける健康に関する指導）がある。一方，**保健管理**は，健康診断，健康相談，感染症予防，学校環境衛生がある（図7-17）。

（1）学齢期の健康と発育状況

学齢期の死亡状況についてみると，5～19歳の年齢層の死亡率はすべての年齢層のうち最も低い。死因で上位を占めるのは，不慮の事故，自殺，悪性新生物である。学校管理下における死因状況は，突然死，頭部外傷の順となっている。

学校保健統計調査から傷病の状況をみると，「むし歯（う歯）」，「裸眼視力1.0未満」被患率が，他の項目に比べて高い（表7-20）。「むし歯（う歯）」および「むし歯（う歯）」の処置完了者等の割合は，幼・小・中・高すべての学校段階で年々低下傾向を示している（表7-21）。「裸眼視力1.0未満」の年次推移はほぼ横ばいであるが，学校段階が上がるにしたがって，被患率が高くなる傾向にある（表7-19）。

児童生徒の発育状況については，身長，体重の伸びが第2次世界大戦後から上昇したが，近年は男女とも横ばいとなっている（図7-18，図7-19）。

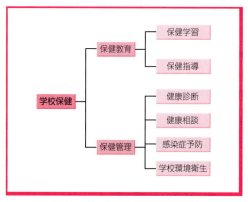

図7-17　学校保健の仕組み

表7-20　主な疾病・異常の推移（%）

	裸眼視力1.0未満の者	耳疾患	鼻・副鼻腔疾患	むし歯（う歯）	心電図異常	タンパク検出の者	ぜん息
幼稚園							
2006（平成18）年	24.1	2.9	3.4	55.2	…	0.5	2.4
2011（平成23）年	25.5	2.5	4.4	43.0	…	0.8	2.8
2016（平成28）年	28.0	2.8	3.6	35.6	…	0.7	2.3
2018（平成30）年	26.7	2.3	2.9	35.1	…	1.0	1.6
小学校							
2006（平成18）年	28.4	4.9	11.9	67.8	2.3	0.7	3.7
2010（平成22）年	29.9	5.5	12.5	57.2	2.5	0.8	4.3
2016（平成28）年	31.5	6.1	13.0	48.9	2.4	0.8	3.7
2018（平成30）年	34.1	6.5	13.0	45.3	2.4	0.8	3.5
中学校							
2006（平成18）年	50.1	3.1	10.7	59.7	3.3	2.3	3.0
2010（平成22）年	51.6	3.3	11.8	48.3	3.4	2.6	2.8
2016（平成28）年	54.6	4.5	11.5	37.5	3.3	2.6	2.9
2018（平成30）年	56.0	4.7	11.0	35.4	3.3	2.9	2.7
高等学校							
2006（平成18）年	58.7	1.7	8.2	70.1	3.5	2.4	1.7
2010（平成22）年	60.9	1.6	8.8	58.5	3.1	2.9	1.9
2016（平成28）年	66.0	2.3	9.4	49.2	3.4	3.3	1.9
2018（平成30）年	67.1	2.3	9.9	45.4	3.3	3.0	1.8

資料　文部科学省：学校保健統計調査

表7-21　むし歯（う歯）の処置完了者等の割合（%）

	1990（平成2）年度	1995（平成7）年度	2000（平成12）年度	2005（平成17）年度	2010（平成22）年度	2015（平成27）年度	2018（平成30）年度
幼稚園総数	80.4	74.4	64.4	54.4	46.1	36.2	35.1
処置完了者	28.0	27.8	25.1	21.3	18.4	15.1	13.6
未処置歯のある者	52.4	46.9	39.4	33.1	27.7	21.1	21.5
小学校総数	89.5	87.3	77.9	68.2	59.6	50.8	45.3
処置完了者	36.3	40.6	37.8	32.8	29.2	25.8	23.1
未処置歯のある者	53.3	46.7	40.0	35.4	30.4	25.0	22.2
中学校総数	90.0	86.6	76.9	62.7	50.6	40.5	35.4
処置完了者	41.3	46.2	43.5	34.7	28.0	22.4	20.4
未処置歯のある者	48.6	40.4	33.3	28.0	22.6	18.1	15.0
高等学校総数	93.7	90.6	85.0	72.8	60.0	52.5	45.4
処置完了者	45.8	48.7	49.7	42.5	34.2	29.9	27.1
未処置歯のある者	47.8	41.9	35.3	30.2	25.7	22.6	18.3

資料　文部科学省：学校保健統計調査

表7-22　各種健康診断

	実施主体者	時期	事後措置
就学時の健康診断	市町村教育委員会	就学4か月前（手続きに支障がなければ3か月前まで）	・治療の勧告 ・保健上必要な助言 ・就学義務の猶予・免除 ・特別支援学校への就学に関する指導
定期健康診断	学校	毎年6月30日まで	・疾病の予防措置 ・治療の指示 ・運動，作業の軽減など
臨時の健康診断	学校	特に必要があるとき	
職員の健康診断	学校の設置者	定められた時期	・治療の指示 ・勤務の軽減

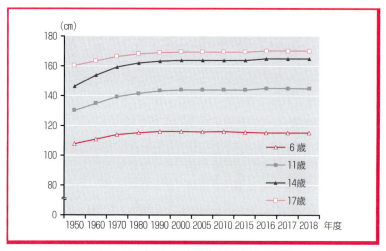

図7-18 児童生徒の身長の推移（男）

資料 文部科学省：学校保健統計調査

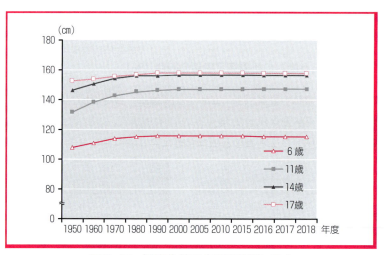

図7-19 児童生徒の身長の推移（女）

資料 文部科学省：学校保健統計調査

(2) 健康診断

学校保健安全法に基づき*，①就学時の健康診断，②定期健康診断，③臨時の健康診断，④職員の定期・臨時の健康診断が実施されている（表7-22）。健康診断によって実施主体者が異なり，また，実施時期について定められているものもある。健診後は事後措置として学校医，学校歯科医，学校職員による保健指導，精密検査，保健相談，運動や医事の相談などが行われる。就学時の健康診断では，市町村教育委員会が，結果に基づいて治療勧告したり，就学義務の猶予・免除，または特別支援学校への就学に関する指導を行うことになっている。

*法「第2章学校保健第3節健康診断」（第11条〜第18条）および施行規則「第2章健康診断」（第3条〜第17条）など。

表7-23　学校保健にかかわる職員

	職　種	主な職務	
常勤職員	学校の設置者	①臨時休業の決定（感染症予防上必要な時） ②学校医の任命　③職員の健康診断	
	学校長	①学校保健計画の決定　②定期・臨時健診の実施 ③感染症，その疑いのある児童生徒の出席停止	
	保健主事	①学校保健と学校教育全体の調整 ②学校保健教育の立案　③保健教育の実施	
	養護教諭	①学校保健計画の立案への参与　②学校保健活動の運営に参画 ③健康教育，健康相談の実施　④保健室の運営，個別の保健指導や救急看護	
非常勤職員	学校医	①学校保健計画への立案への参与 ②必要に応じ，保健管理に関する 　専門的事項の指導 ③健康相談 ④保健指導	⑤健康診断　⑥疾病の予防措置 ⑦感染・食中毒の予防措置　⑧救急処置 ⑨保健管理に関する専門事項の指導
	学校歯科医		⑤歯の健康診断
	学校薬剤師		⑤環境衛生検査　⑥学校環境衛生の維持 ⑦医薬品・劇物などの管理

（3）学校保健にかかわる組織と主な職員

　学校保健の推進には，それぞれの職務を担う職員が連携し合いながら組織的に学校保健活動を展開していくことが重要である。学校内では学校保健委員会が組織され，各学校や地域の実情に合った学校保健活動が展開されている（表7-23）。

　学校保健活動の総括責任者は学校長であり，学校保健計画の決定，感染症，またはその疑いのある児童生徒の出席停止など，重要な役割を担っている。また，その補佐役として保健主事が置かれている。保健主事は，教諭または養護教諭から任命される。養護教諭は，専門家の立場から児童生徒の健康管理，環境衛生，保健室の管理，救急処置を行うなど学校保健活動の中で特に重要な役割を担っている。他方，近年における児童生徒の朝食欠食や偏食などの食生活の乱れから，学校における食育の重要性が認識されるようになった。こうした背景から2005（平成17）年4月から，食に関する専門性と教育に関する専門性を併せ持つ教員である「栄養教諭」制度が開始された。今後，多くの学校で栄養教諭の配置が進み，学校における食育が推進していくことが期待されている。

　学校医は医師のうちから学校設置者により任命される。学校医は学校歯科医，学校薬剤師と異なり，全学校に置かれる職種であり（学校歯科医，学校薬剤師は大学以外に置かれる），保健管理に関する専門的事項について従事する。

（4）学校感染症の予防

　多くの児童生徒が集団生活を営む場である学校では，感染症が広がりやすく，大きな影響を及ぼすこととなる。そのため，学校保健安全法では，感染症予防対策が

156　第7章　保健・医療・福祉の制度

表7-24　学校において予防すべき感染症（学校保健安全法施行規則）

種別	感染症の種類	出席停止の期間の基準	考え方
第1種*	エボラ出血熱 クリミア・コンゴ出血熱 痘そう 南米出血熱 ペスト マールブルグ病 ラッサ熱 急性灰白髄炎 ジフテリア 重症急性呼吸器症候群 中東呼吸器症候群 特定鳥インフルエンザ	治癒するまで	感染症法の1類感染症及び2類感染症（結核を除く）
第2種	インフルエンザ（特定鳥インフルエンザ及び新型インフルエンザ等感染症を除く）	発症した後5日を経過し，かつ解熱した後2日（幼児にあっては，3日）を経過するまで	空気感染または飛沫感染する感染症で児童生徒の罹患が多く，学校において流行を広げる可能性の高いもの
	百日咳	特有の咳が消失するまでまたは5日間の適正な抗菌性物質製剤による治療が終了するまで	
	麻しん	解熱した後3日を経過するまで	
	流行性耳下腺炎	耳下腺，顎下腺または舌下腺の腫脹が発現した後5日を経過し，かつ，全身状態が良好になるまで	
	風しん	発しんが消失するまで	
	水痘	すべての発しんが痂皮化するまで	
	咽頭結膜熱	主症状が消退した後2日を経過するまで	
	結核 髄膜炎菌性髄膜炎	病状により学校医その他の医師において感染のおそれがないと認めるまで	
第3種	コレラ，細菌性赤痢，腸管出血性大腸菌感染症，腸チフス，パラチフス，流行性角結膜炎，急性出血性結膜炎，その他の感染症	病状により学校医その他の医師において感染のおそれがないと認めるまで	学校教育活動を通じ，学校において流行を広げる可能性のあるもの

＊感染症の予防および感染症の患者に対する医療に関する法律6条7項から9項までに規定する新型インフルエンザ等感染症，指定感染症および新感染症は，第一種の感染症とみなす。

　　　　　　資料　厚生労働統計協会：国民衛生の動向2019/2020，2019，p.378を一部改変

＊法「第2章学校保健第4節感染症の予防」（第19条〜第21条）および施行規則「第3章感染症の予防」（第18条〜第21条）など。

定められている＊（表7-24）。

　学校において対策がとられる感染症は第一種から第三種までの3種類に分類されており，それぞれにおいて，出席停止期間の基準が定められている。また，感染症予防上必要があるときは，学校設置者による学校の全部または一部の臨時休業が行われる。

　なお，医師に学校感染症と診断された場合，学校にその旨を届け出ることによっ

て出席停止となる（診断書の提出が必要な場合もある）。出席停止となった後においては，医師によって感染の恐れがなくなったと診断されれば，出席停止が解除される。その際，医師により感染の恐れがなくなったことを証明する書類が必要となる場合もある。

11. 国際保健

（1）地球規模の健康問題

　世界の健康問題の背景には，人口増加と貧困，環境問題などがある。飢餓や栄養不良，有害物質や感染症による疾病，大気や水質の汚染，そして温暖化・砂漠化などの環境変化が健康に大きな影響を及ぼす。特に人材，資材，資金が少ない開発途上国での保健医療問題を総合的に解決することは重要である。一方で先進国においても，人口の高齢化，慢性疾患，肥満など健康問題は多様化，非感染性疾患（NCD）の悪性腫瘍や動脈硬化性血管疾患などが増加している。

　社会的，経済的なグローバリゼーションが進み世界のさまざまな地域に短時間で移動でき密接な交流が可能になった一方で，感染症などのパンデミックのリスクも高くなった。重症急性呼吸器症候群（SARS）や新型インフルエンザ・鳥インフルエンザウイルス，新型コロナウイルスによる感染症の多国的流行がみられる中，国際的な保健活動と危機管理体制の重要性が課題となっている。

　また，グローバリゼーションに関連して自国に居住する外国人労働者や研修生，旅行者の健康問題，健康管理への対応も国際保健上の課題として重要である。

◁**パンデミック**
　感染症などの全世界的な爆発的流行。

（2）国際協力

　わが国の憲法前文には「われらは…（中略）…全世界の国民が，ひとしく恐怖と欠乏から免れ，平和のうちに生存する権利を有することを確認する。われらは，いずれの国家も，自国のことのみ専念して他国を無視してはならない」とあり，国際貢献，国際協力の姿勢が明記されている。

●**国際保健医療学とは**●

　国際保健医療学会では，国際保健医療学を「国や地域での健康の水準や，保健医療サービスの状況を示す指標として何が適切であるかを明らかにするとともに，国や地域間にみられる健康の水準や保健医療サービスにおける格差を明らかにし，そのような格差を生じた原因を解明し，格差を縮小する手段を研究開発する学問」と発展途上国に視点を向けた定義がなされているが，これらのことを実践するには，医療に加え経済学的，社会学的，文化人類学的，歴史学的な視点も必要である。

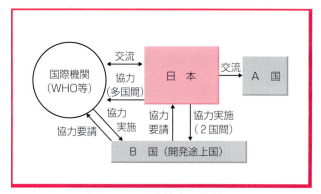

図7-20 国際協力の仕組み
出典 厚生労働統計協会：国民衛生の動向2019/2020，2019，p.39

国際協力は，行政上の調整，技術・情報の交換，人的交流などを行って自国の向上を図る「国際交流」と，発展途上国に対して人的・物的技術的資源を提供し，対象国の向上を図る「国際協力（狭義）」がある。それぞれマルチと呼ばれる「多国間交流（協力）」と，バイと呼ばれる「2国間交流（協力）」がある（図7-20）。

1）国際交流

わが国の国際保健医療協力における国際交流は，国際連合（UN：United Nations），**世界保健機関**（**WHO**）などの国際機関活動を通した多国間交流と，アメリカとの日米医学協力計画など保健，医療，福祉分野の2国間交流が行われている（図7-24）。

2）国際協力

国際保健医療協力における多国間協力（図7-21）は，多国間交流と同様，国際機関と協力，とりわけWHOには積極的に貢献をしている。WHOに対する加盟国分担金としてわが国は4,995万4,000米ドル，分担率は9.68％（2017年）で米国等と並び重要な負担国となっている。発展途上国からの研修生の受け入れ，専門家の派遣，各分野の技術提供など保健医療協力に大きな役割を果たしている。

日本政府が開発途上国の経済開発，福祉向上に役立つために行う公的資金を用いた経済協力，すなわち**政府開発援助**（**ODA**：official development assistance）では，国際機関に対する出資・拠出など（多国間協力）に約2,900億円，2国間協力に約8,602億円を支出している（2013年）。発展途上国への援助（2国間協力）では返還義務を課さないで資金供与する「無償資金協力」があるが，保健医療協力は無償資金協力に含まれている。発展途上国はこの資金で病院，看護学校の建設や医療資材などの整備を行うことができる。

経済協力にはODAのほか，その他の政府資金，民間資金，NGOによる贈与があり，民間ベースにおける協力も日本国際医療団，国際看護交流協会などの活動も活発に行われている。

ODAのうち2国間援助（無償資金協力および技術協力）は，主として**国際協力機構**（**JICA**：Japan International Cooperation Agency）により実施され，研修生の受け入れ，専門家派遣，機材供与の3形態の協力が行われている。また，JICAは「有償資金協力」により病院や水道の施設建設などに係る資金を貸し付ける協力（円借款）事業も行っている。

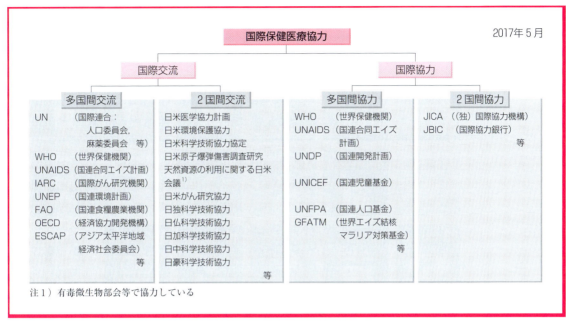

図7-21　国際保健医療協力の状況

出典　厚生労働統計協会：国民衛生の動向2019/2020，2019，p.40

（3）持続可能な開発目標（SDGs）

2015年9月，ニューヨーク国連本部で開催された「国連持続可能な開発サミット」で「我々の世界を変革する：持続可能な開発のための2030アジェンダ」が150を超える加盟国首脳により，全会一致で採択された。持続可能な開発目標（Sustainable Development Goals：SDGs）は，このアジェンダに示されている人間，地球および繁栄のための行動計画目標である。

SDGsはミレニアム開発目標（MDGs）の後継であり，2030年を年限とする17の国際目標（図7-22）と，169のターゲット，232の指標が決められている。

SDGsは，貧困に終止符を打ち，地球を保護し，すべての人が平和と豊かさを享受できるようにすることを目指す。17の目標は相互に関連しており，ある目標を達成するためには，むしろ別の目標の課題にも取り組まねばならないことが多い。

日本国内での取り組みとしては，2018（平成30）年に「SDGsアクションプラン2019」が策定されている。このアクションプランの「SDGs実施指針」優先課題2の「健康・長寿の達成」には，①データヘルス改革の推進（健康・医療・介護分野おけるICTデータの利活用），②国内の健康経営の推進（企業等が従業員の健康保持・増進に戦略的に取り組むことを推進），③医療拠点の輸出を通じた新興国の医療への貢献（新興国等における医療・介護・健康課題の解決に貢献），④感染症対策をはじめ医療の研究開発，ユニバーサル・ヘルス・カバレッジ（UHC）推進のめの国際協力が，主な取り組みとして示されている。

◆ MDGs
ミレニアム開発目標。2000年の国連サミットで採択された国連ミレニアム宣言の中で提示されたもので，2015年に達成期限を迎えた。

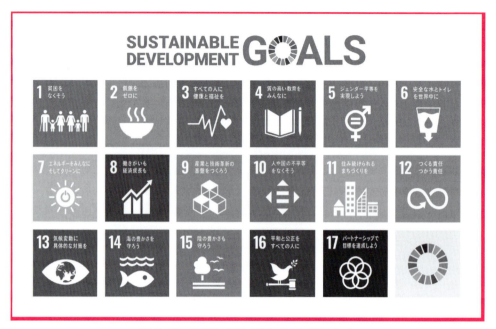

図7-22　持続可能な開発目標（SDGs）

（4）ユニバーサル・ヘルス・カバレッジ（UHC）

　全ての人々が基礎的な保健医療サービスを受けられ，医療費の支払いで貧困に陥るリスクが少ない社会をつくることは重要である。わが国では1961（昭和36）年すべての国民が加入する公的医療保険が確立，1973（昭和48）年以降，一県一医大構想のもと医学部のなかった県に医科大学（医学部）が設置されるなど，国民皆保険制度に加えて，保健医療へのアクセスを改善したことも，日本が世界有数の健康寿命国になったひとつの要因といえる。

　ユニバーサル・ヘルス・カバレッジ（Universal Health Coverage:UHC）とは，「全ての人が適切な予防，治療，リハビリ等の保健医療サービスを，支払い可能な費用で受けられる状態」を指す。UHCの達成はSDGsターゲットのひとつであり，世界でUHC達成は重要であるとの認識が共有されている。

　UHCを達成するためには，物理的アクセス，経済的アクセス，社会慣習的アクセスの3つのアクセスの改善に加え，提供されるサービスの質が高まることが重要である（図7-23）。

（5）世界保健機関（WHO）

　WHOは1946年，ニューヨークで開かれた国際保健会議が採択した世界保健憲章（1948年4月7日発効）によって設立された。本部事務局はジュネーブで，世界を6地域（ヨーロッパ，アフリカ，アメリカ，西太平洋，東地中海，南東アジア）に分けてそれぞれに地域事務所を置いている（図7-24）。日本は西太平洋地域（事務局はフィリ

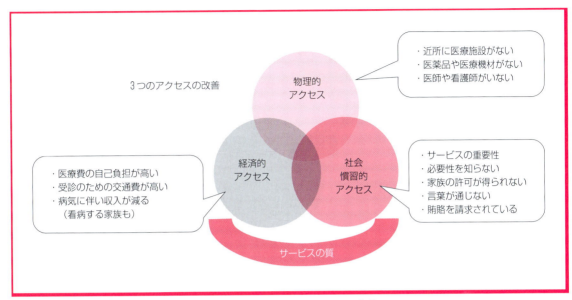

図7-23　3つのアクセスの改善

ピンのマニラ）に所属する。

　世界保健総会はWHOの最高意思決定機関で全加盟国（2019年4月現在194か国）で構成され，毎年1回5月にジュネーブにて開催される。執行理事会は，総会で選出された34か国が推薦する執行理事で構成される執行機関である。わが国は，現在執行理事国を務めている。

　WHOは「すべての人々が可能な最高の健康水準に到達すること（憲章第1条）」を目的に掲げ，伝染病対策や医学情報や衛生統計の総合調整，基準づくり，技術協力，研究の促進・指導など幅広い活動を行っている。また，第41回世界保健総会において2000年までに地球上からポリオを根絶する旨の決議がなされ，わが国でもJICAを通じた協力により全国一斉投与用経口ポリオ・ワクチンが供与され，1997年の発生例を最後として，2000年10月にWHOにより西太平洋地域からのポリオ根絶が宣言された。しかし，世界的にはポリオ症例は継続的に報告されており，WHOはポリオ根絶計画の達成を公衆衛生上重要な世界的課題として位置づけ，**ポリオ国際緊急行動計画**（Global Polio Emergency Action Plan 2012-2013）を策定し，国際社会による協力体制の整備と具体的な対策を進めている。

（6）国際連合食糧農業機関（FAO）

　FAO（Food and Agriculture Organization of the United Nations）は，1945年に設立された国連専門機関の一つで，本部をローマに置く。その目的は，「人々が健全で活発な生活をおくるために十分な量・質の食料への定期的アクセスを確保し，すべての人々の食料安全保障を達成すること」である。FAOは世界の人々の栄養と生活水準の向上，農業生産性の向上，農村に生活する人々の生活条件の改善，世界経済

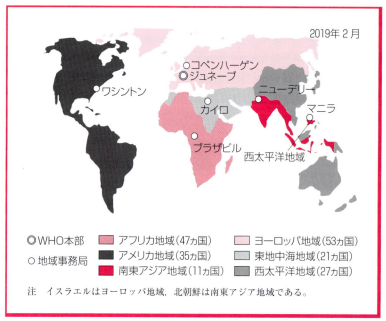

図7-24　WHO地域割りと地域事務局
出典　厚生労働統計協会：国民衛生の動向2019/2020, 2019, p.45

成長に寄与することを使命に活動している。具体的には，①世界の食料・農林水産業に関する情報収集と情報の提供，②世界の食料・農林水産業に関する政策の提言，③中立的討議の場の提供，④開発援助などを行っている。

（7）コーデックス委員会（CAC）

CAC（Codex Alimentarius Commission）は，1962年にFAOとWHOによって設立された。食品の表示，食品添加物の基準値，農薬の残留基準値など食品全般にわたる規格について検討が行われており，日本の認証制度や表示基準などにも影響を与えている。

（8）その他の国際機関

ユニセフ（UNICEF：United Nations Children's Fund）は，1946年に設立された国連専門機関の一つで，本部をニューヨークに置く。1989年の国際連合総会で採択された「児童の権利に関する条約（子どもの権利条約）」で謳われる子どもの基本的人権（生きる権利，守られる権利，育つ権利，参加する権利）の実現を使命とする。

ユニセフは，子どもが生存し健やかに成長できるよう，中期事業計画（2006-2013年）に基づき，他の国際機関や各国政府，NGOなどと協力し，特に重要な次の6分野，①幼い子どもの生命と成長を守る，②子どもが教育を受けられる環境の整備，③HIV/エイズの感染予防や治療，④搾取や暴力，虐待，児童労働の犠牲になっている子どもの保護，ケア，⑤政策提言（アドボカシー），⑥緊急支援といった活動を行っている。

演習課題

❶ 社会保障制度を構成する4つの要素を整理してみよう。

❷ 保健所と市町村保健センターの役割を整理しよう。

❸ 母子保健サービスの概要を整理しよう。

❹ 介護保険制度で介護予防が重要視されている背景を調べよう。

❺ 職業病と作業関連疾患の違いを調べよう。

❻ 学校保健を担っている職員を調べよう。

❼ 世界保健機関(WHO)の役割を整理しよう。

参考文献
・鬼崎信好編：コメディカルのための社会福祉概論，講談社，2012
・『社会福祉学習双書』編集委員会編：社会保障論，全国社会福祉協議会，2012
・厚生労働省：障害者自立支援法のサービス利用について　平成24年4月版，全国社会福祉協議会，2012
・後藤卓郎編：新選社会福祉　第2版，みらい，2013
・厚生労働省編：平成24年版　厚生労働白書，2012
・厚生労働統計協会：国民衛生の動向，各年版

第8章 衛生関連法規

憲法第25条の理念と規定に基づいて，国民の健康の保持・増進のために，国はさまざまな衛生法規を整備してきた。ここでは，法規の種類と各種衛生法規が目的とするところ，およびその法規で規定されている施策の概要について理解を深めよう。

Key Words 憲法第25条　衛生法規　法律　政令　省令　条例

1. 衛生法規等の定義とその種類

人間が生活する社会の秩序を維持していくためには，各人の行動に規範が必要になる。国が国民に遵守することを求めた規範が法であり，法を成文化したものが法規である。

法規には憲法，法律，政令，省令，告示，条例，規則などがある（表8-1）。いずれも上級の法規に反した規定を定めることはできない。

衛生法規とは，憲法第25条の理念と規定に基づき，国民の健康の保持・増進を主な目的として定められた法規の総称である。

衛生法規は，図8-1に示したように，一般衛生法規，学校衛生法規，労働衛生法規に分類され，このうち一般衛生法規は，さらに公衆衛生法規，医務衛生法規，薬務衛生法規に分類される。

表8-1　法規の種類

憲　法	もっとも基本的なものであり，国の組織と活動を定めている。すべての法規は，憲法に照らして誤りのないものでなければならない。
法　律	憲法の定めるところにより，国会の議決を経て制定される。基本的で重要な事項だけを定めている。
政　令	法律の規定を実施するため，または法律の委任を受けて内閣が制定する。一般に○○法施行令という。
府省令	各府省大臣が発する命令で，細かい規定がなされている。一般に○○法施行規則という。
条　例	地方公共団体が，その議会の議決を経て制定される。法律の範囲内で制定される。
規　則	地方公共団体の長が発する命令で，議会の議決を必要としない。

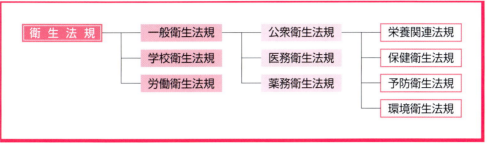

図 8-1　衛生法規の分類

2. 一般衛生法規等

（1）栄養関連法規

1）健康増進法（2002（平成14）年）

　国民の健康の増進の総合的な推進に関し，基本的な事項を定め，国民の栄養の改善と健康の増進を図るための措置を講じ，国民保健の向上を図ることを目的としている。

　国は，「健康日本21」を中核とする国民の健康づくり，疾病予防を積極的に推進するため，その法的基盤として栄養改善法を廃止し，健康増進法を制定した。この法律では，国民の責務，国および地方公共団体の責務，国民健康・栄養調査の実施，特定給食施設の届出，受動喫煙の防止などについて規定している。

（国民の責務）
第2条　国民は，健康な生活習慣の重要性に対する関心と理解を深め，生涯にわたって，自らの健康状態を自覚するとともに，健康の増進に努めなければならない。
（国及び地方公共団体の責務）
第3条　国及び地方公共団体は，教育活動及び広報活動を通じた健康の増進に関する正しい知識の普及，健康の増進に関する情報の収集，整理，分析及び提供並びに研究の推進並びに健康の増進に係る人材の養成及び資質の向上を図るとともに，健康増進事業実施者その他の関係者に対し，必要な技術的援助を与えることに努めなければならない。
（国民健康・栄養調査の実施）
第10条　厚生労働大臣は，国民の健康の増進の総合的な推進を図るための基礎資料として，国民の身体の状況，栄養摂取量及び生活習慣の状況を明らかにするため，国民健康・栄養調査を行うものとする。
（特定給食施設の届出）
第20条　特定給食施設（特定かつ多数の者に対して継続的に食事を供給する施設のうち栄養管理が必要なものとして厚生労働省令で定めるものをいう。以下同じ。）を設置した者は，その事業の開始の日から1月以内に，その施設の所在地の都道府県知事に，厚生労働省令で定める事項を届け出なければならない。
（受動喫煙防止，国及び地方公共団体の責務）
第25条　国及び地方公共団体は，望まない受動喫煙が生じないよう，受動喫煙に関する知識

の普及，受動喫煙の防止に関する意識の啓発，受動喫煙の防止に必要な環境の整備その他の受動喫煙を防止するための措置を総合的かつ効果的に推進するよう努めなければならない。

2）栄養士法（1947（昭和22）年）

栄養士および管理栄養士の免許，名称および従事する業について定めている。栄養士および管理栄養士について規定している。

第1条　この法律で栄養士とは，都道府県知事の免許を受けて，栄養士の名称を用いて栄養の指導に従事することを業とする者をいう。
2　この法律で管理栄養士とは，厚生労働大臣の免許を受けて，管理栄養士の名称を用いて，傷病者に対する療養のため必要な栄養の指導，個人の身体の状況，栄養状態等に応じた高度の専門的知識及び技術を要する健康の保持増進のための栄養の指導並びに特定多数人に対して継続的に食事を供給する施設における利用者の身体の状況，栄養状態，利用の状況等に応じた特別の配慮を必要とする給食管理及びこれらの施設に対する栄養改善上必要な指導等を行うことを業とする者をいう。

3）調理師法（1958（昭和33）年）

調理技術の合理的な発達を図り，国民の食生活の向上に資することを目的としている。調理師の免許，届出などについて規定している。

4）食品衛生法（1947（昭和22）年）

食品の安全性を確保し，飲食に起因する危害の発生を防止し，国民の健康の保護を図ることを目的としている。国や都道府県の役割，食品・食品添加物，器具・容器包装，食中毒（第58条）などについて規定している。

（食中毒）
第58条　食品，添加物，器具若しくは容器包装に起因して中毒した患者若しくはその疑いのある者（以下「食中毒患者等」という。）を診断し，又はその死体を検案した医師は，直ちに最寄りの保健所長にその旨を届け出なければならない。
2　保健所長は，前項の届出を受けたときその他食中毒患者等が発生していると認めるときは，速やかに都道府県知事等に報告するとともに，政令で定めるところにより，調査しなければならない。
3　都道府県知事等は，前項の規定により保健所長より報告を受けた場合であつて，食中毒患者等が厚生労働省令で定める数以上発生し，又は発生するおそれがあると認めるときその他厚生労働省令で定めるときは，直ちに，厚生労働大臣に報告しなければならない。
4　保健所長は，第2項の規定による調査を行つたときは，政令で定めるところにより，都道府県知事等に報告しなければならない。
5　都道府県知事等は，前項の規定による報告を受けたときは，政令で定めるところにより，厚生労働大臣に報告しなければならない。

5）食品安全基本法（2003（平成15）年）

食品の安全性の確保に関する基本理念を定め，国・地方公共団体・食品関連事業者の責務と消費者の役割を明らかにするとともに，施策の策定に関する基本的方針を定めている。食品健康影響評価の実施（第11条），内閣府に設置する食品安全委

員会の事務などについて規定している。

（食品健康影響評価の実施）

第11条 食品の安全性の確保に関する施策の策定に当たっては，人の健康に悪影響を及ぼすおそれがある生物学的，化学的若しくは物理的な要因又は状態であって，食品に含まれ，又は食品が置かれるおそれがあるものが当該食品が摂取されることにより人の健康に及ぼす影響についての評価（以下「食品健康影響評価」という。）が施策ごとに行われなければならない。（以下略）

（2）保健衛生法規

1）地域保健法（1994（平成6）年）

　母子保健法その他の地域保健対策に関する法律による対策が，地域において総合的に推進されることを確保し，地域住民の健康の保持および増進に寄与することを目的としている。保健所および保健センターの整備および運営に関する基本的事項や保健所の事業などについて規定している（第6条，第7条，第18条）。1994（平成6）年に保健所法が全面改正され，新たに地域保健法が制定された。

（保健所）

第6条 保健所は，次に掲げる事項につき，企画，調整，指導及びこれらに必要な事業を行う。
　一　地域保健に関する思想の普及及び向上に関する事項
　二　人口動態統計その他地域保健に係る統計に関する事項
　三　栄養の改善及び食品衛生に関する事項
　四　住宅，水道，下水道，廃棄物の処理，清掃その他の環境の衛生に関する事項
　五　医事及び薬事に関する事項
　六　保健師に関する事項
　七　公共医療事業の向上及び増進に関する事項
　八　母性及び乳幼児並びに老人の保健に関する事項
　九　歯科保健に関する事項
　十　精神保健に関する事項
　十一　治療方法が確立していない疾病その他の特殊の疾病により長期に療養を必要とする者の保健に関する事項
　十二　エイズ，結核，性病，伝染病その他の疾病の予防に関する事項
　十三　衛生上の試験及び検査に関する事項
　十四　その他地域住民の健康の保持及び増進に関する事項
第7条 保健所は，前条に定めるもののほか，地域住民の健康の保持及び増進を図るため必要があるときは，次に掲げる事業を行うことができる。
　一　所管区域に係る地域保健に関する情報を収集し，管理し，及び活用すること。
　二　所管区域に係る地域保健に関する調査及び研究を行うこと。
　三　歯科疾患その他厚生労働大臣の指定する疾病の治療を行うこと。
　四　試験及び検査を行い，並びに医師，歯科医師，薬剤師その他の者に試験及び検査に関する施設を利用させること。
第8条 都道府県の設置する保健所は，前2条に定めるもののほか，所管区域内の市町村の地域保健対策の実施に関し，市町村相互間の連絡調整を行い，及び市町村の求めに応じ，技術的助言，市町村職員の研修その他必要な援助を行うことができる。
（市町村保健センター）

> 第18条　市町村は，市町村保健センターを設置することができる。
> 2　市町村保健センターは，住民に対し，健康相談，保健指導及び健康診査その他地域保健に関し必要な事業を行うことを目的とする施設とする。

2）母子保健法（1965（昭和40）年）

　母子の健康の保持・増進に関する法律で，妊産婦等に対する保健指導，新生児の訪問指導，乳幼児の健康診査，妊娠の届出，母子健康手帳の交付，低体重児の届出などについて規定している。

> （保健指導）
> 第10条　市町村は，妊産婦若しくはその配偶者又は乳児若しくは幼児の保護者に対して，妊娠，出産又は育児に関し，必要な保健指導を行い，又は医師，歯科医師，助産師若しくは保健師について保健指導を受けることを勧奨しなければならない。
> （新生児の訪問指導）
> 第11条　市町村長は，前条の場合において，当該乳児が新生児であつて，育児上必要があると認めるときは，医師，保健師，助産師又はその他の職員をして当該新生児の保護者を訪問させ，必要な指導を行わせるものとする。（以下略）
> （健康診査）
> 第12条　市町村は，次に掲げる者に対し，厚生労働省令の定めるところにより，健康診査を行わなければならない。
> 　一　満1歳6か月を超え満2歳に達しない幼児
> 　二　満3歳を超え満4歳に達しない幼児
> （妊娠の届出）
> 第15条　妊娠した者は，厚生労働省令で定める事項につき，速やかに，市町村長に妊娠の届出をするようにしなければならない。
> （母子健康手帳）
> 第16条　市町村は，妊娠の届出をした者に対して，母子健康手帳を交付しなければならない。
> （低体重児の届出）
> 第18条　体重が2,500グラム未満の乳児が出生したときは，その保護者は，速やかに，その旨をその乳児の現在地の市町村に届け出なければならない。

3）老人福祉法（1963（昭和38）年）

　老人の福祉に関する原理を明らかにするとともに，老人に対し，その心身の健康の保持および生活の安定のために必要な措置を講じ，老人の福祉を図ることを目的としている。

4）介護保険法（1997（平成9）年）

　加齢に伴って生ずる心身の変化に起因する疾病等により要介護状態となった者が，尊厳を保持し，その能力に応じ自立した日常生活を営むことができるよう，必要な保健医療サービス・福祉サービスに関係する給付を行うため，介護保険制度を設け，国民の保健医療の向上および福祉の増進を図ることを目的としている。保険者，被保険者，介護認定審査会などについて規定している。

> （保険者）
> 第3条　市町村及び特別区は，この法律の定めるところにより，介護保険を行うものとする。

（被保険者）
第9条　次の各号のいずれかに該当する者は，市町村又は特別区（以下単に「市町村」という。）が行う介護保険の被保険者とする。
　一　市町村の区域内に住所を有する65歳以上の者（以下「第一号被保険者」という。）
　二　市町村の区域内に住所を有する40歳以上65歳未満の医療保険加入者（以下「第二号被保険者」という。）
（介護認定審査会）
第14条　第38条第2項に規定する審査判定業務を行わせるため，市町村に介護認定審査会（以下「認定審査会」という。）を置く。

5）高齢者の医療の確保に関する法律（2008（平成20）年）

国民の老後における健康の保持と適切な医療の確保を図ることを目的としている。医療費適正化推進計画の作成，前期高齢者（65～74歳）に対する特定健康診査・特定保健指導，後期高齢者（75歳以上）医療制度とその保険者となる広域連合の設立などについて規定している。2008（平成20）年に老人保健法が全面改正され，新たに高齢者の医療の確保に関する法律が制定された。

（特定健康診査）
第20条　保険者は，特定健康診査等実施計画に基づき，厚生労働省令で定めるところにより，40歳以上の加入者に対し，特定健康診査を行うものとする。（以下略）
（特定保健指導）
第24条　保険者は，特定健康診査等実施計画に基づき，厚生労働省令で定めるところにより，特定保健指導を行うものとする。
（後期高齢者医療）
第47条　後期高齢者医療は，高齢者の疾病，負傷又は死亡に関して必要な給付を行うものとする。
（広域連合の設立）
第48条　市町村は，後期高齢者医療の事務（保険料の徴収の事務及び被保険者の便益の増進に寄与するものとして政令で定める事務を除く。）を処理するため，都道府県の区域ごとに当該区域内のすべての市町村が加入する広域連合（以下「後期高齢者医療広域連合」という。）を設けるものとする。

6）精神保健及び精神障害者福祉に関する法律（1995（平成7）年）

精神障害者の医療，社会復帰の促進，発生の予防および国民の精神的健康の保持・増進を図ることを目的としている。精神保健福祉センターの設置，任意入院，医療保護入院，精神障害者保健福祉手帳の交付などについて規定している。1995（平成7）年に精神保健法が精神保健及び精神障害者福祉に関する法律に改正された。

（精神保健福祉センター）
第6条　都道府県は，精神保健の向上及び精神障害者の福祉の増進を図るための機関（以下「精神保健福祉センター」という。）を置くものとする。
（任意入院）
第20条　精神科病院の管理者は，精神障害者を入院させる場合においては，本人の同意に基

づいて入院が行われるように努めなければならない。

（医療保護入院）

第33条　精神科病院の管理者は，次に掲げる者について，その家族等のうちいずれかの者の同意があるときは，本人の同意がなくてもその者を入院させることができる。

　一　指定医による診察の結果，精神障害者であり，かつ，医療及び保護のため入院の必要がある者であつて当該精神障害のために第20条の規定による入院が行われる状態にないと判定されたもの

　二　第34条第1項の規定により移送された者

（精神障害者保健福祉手帳）

第45条　精神障害者（知的障害者を除く。）は，厚生労働省令で定める書類を添えて，その居住地（居住地を有しないときは，その現在地）の都道府県知事に精神障害者保健福祉手帳の交付を申請することができる。

7）難病の患者に対する医療等に関する法律（2014（平成26）年）

難病の患者が社会参加の機会を確保され，地域社会において他の人々と共生することを妨げられないことを基本理念として，難病の患者に対する医療，その他難病に関する施策に関し必要な事項を規定している。

（目的）

第1条　この法律は，難病（発病の機構が明らかでなく，かつ，治療方法が確立していない希少な疾病であって，当該疾病にかかることにより長期にわたり療養を必要とすることとなるものをいう。以下同じ。）の患者に対する医療その他難病に関する施策（以下「難病の患者に対する医療等」という。）に関し必要な事項を定めることにより，難病の患者に対する良質かつ適切な医療の確保及び難病の患者の療養生活の質の維持向上を図り，もって国民保健の向上を図ることを目的とする。

（3）予防衛生法規

1）予防接種法（1948（昭和23）年）

伝染のおそれがある疾病および蔓延を予防するために予防接種を行い，公衆衛生の向上および増進に寄与することを目的としている。予防接種，A類疾病，B類疾病などについて規定している。

（定義）

第2条　この法律において「予防接種」とは，疾病に対して免疫の効果を得させるため，疾病の予防に有効であることが確認されているワクチンを，人体に注射し，又は接種することをいう。

　2　この法律において「A類疾病」とは，次に掲げる疾病をいう。

　　一　ジフテリア

　　二　百日せき

　　三　急性灰白髄炎

　　四　麻しん

　　五　風しん

　　六　日本脳炎

　　七　破傷風

　　八　結核

九　Hib 感染症
　十　肺炎球菌感染症（小児がかかるものに限る。）
　十一　ヒトパピローマウイルス感染症
　十二　前各号に掲げる疾病のほか，人から人に伝染することによるその発生及びまん延を
　　予防するため，又はかかった場合の病状の程度が重篤になり，若しくは重篤になるおそ
　　れがあることからその発生及びまん延を予防するため特に予防接種を行う必要があると
　　認められる疾病として政令で定める疾病
3　この法律において「B類疾病」とは，次に掲げる疾病をいう。
　一　インフルエンザ
　二　前号に掲げる疾病のほか，個人の発病又はその重症化を防止し，併せてこれによりそ
　　のまん延の予防に資するため特に予防接種を行う必要があると認められる疾病として政
　　令で定める疾病

2）検疫法（1951（昭和26）年）

　国内に常在しない感染症の病原体が，船舶や航空機を介して国内に侵入すること
を防止するとともに，船舶や航空機に関してその他の感染症の予防に必要な措置を
講ずることを目的としている。検疫感染症，検疫により患者，保菌者が発見された
場合の入国停止，隔離，停留，消毒の措置などが規定されている。

（検疫感染症）
第2条　この法律において「検疫感染症」とは，次に掲げる感染症をいう。
　一　感染症の予防及び感染症の患者に対する医療に関する法律に規定する一類感染症
　二　感染症の予防及び感染症の患者に対する医療に関する法律に規定する新型インフルエ
　　ンザ等感染症
　三　前二号に掲げるもののほか，国内に常在しない感染症のうちその病原体が国内に侵入
　　することを防止するためその病原体の有無に関する検査が必要なものとして政令で定め
　　るもの

3）感染症の予防及び感染症の患者に対する医療に関する法律（1998（平成10）年）

　感染症の予防および感染症の患者に対する医療に関し，必要な措置を定めること
により，感染症の発生予防と蔓延防止を図り，公衆衛生の向上・増進を図ることを
目的としている。一類から五類などの感染症が規定されている。この法律の制定に
より，伝染病予防法，エイズ予防法，性病予防法，結核予防法が廃止された。

（定義）
第6条　この法律において「感染症」とは，一類感染症，二類感染症，三類感染症，四類感
　　染症，五類感染症，新型インフルエンザ等感染症，指定感染症及び新感染症をいう。

（4）環境衛生法規

　生活環境の維持・改善をもって，国民の健康の保持・増進を図ることを目的とし
た法規で，水道法，下水道法，環境基本法，大気汚染防止法，水質汚濁防止法，騒
音規制法，悪臭防止法，廃棄物の処理及び清掃に関する法律などがある。

1）環境基本法（1993（平成5）年）

環境の保全について基本理念を定め，国，地方公共団体，事業者および国民の責務を明らかにするとともに，環境の保全に関する施策を推進し，国民の健康で文化的な生活の確保に寄与するとともに人類の福祉に貢献することを目的としている。環境基準の制定などについて規定している。

> （環境基準）
> 第16条 政府は，大気の汚染，水質の汚濁，土壌の汚染及び騒音に係る環境上の条件について，それぞれ，人の健康を保護し，及び生活環境を保全する上で維持されることが望ましい基準を定めるものとする。

（5）医務衛生法規

1）医療法（1948（昭和23）年）

医療を提供する体制を確保し，国民の健康保持に寄与することを目的としている。病院，診療所，助産所の定義と開設・管理，医療計画などについて規定している。

> （病院・診療所）
> 第1条の5 この法律において，「病院」とは，医師又は歯科医師が，公衆又は特定多数人のため医業又は歯科医業を行う場所であつて，20人以上の患者を入院させるための施設を有するものをいう。病院は，傷病者が，科学的でかつ適正な診療を受けることができる便宜を与えることを主たる目的として組織され，かつ，運営されるものでなければならない。
> 2 この法律において，「診療所」とは，医師又は歯科医師が，公衆又は特定多数人のため医業又は歯科医業を行う場所であつて，患者を入院させるための施設を有しないもの又は19人以下の患者を入院させるための施設を有するものをいう。
> （助産所の管理）
> 第14条 助産所の管理者は，同時に10人以上の妊婦，産婦又はじよく婦を入所させてはならない。ただし，他に入院させ，又は入所させるべき適当な施設がない場合において，臨時応急のため入所させるときは，この限りでない。
> （医療計画）
> 第30条の4 都道府県は，基本方針に即して，かつ，地域の実情に応じて，当該都道府県における医療提供体制の確保を図るための計画（以下「医療計画」という。）を定めるものとする。

（6）薬務衛生法規

1）医薬品，医療機器等の品質，有効性及び安全性の確保等に関する法律（1960（昭和35）年）

医薬品，医薬部外品，化粧品，医療機器および再生医療等製品の品質，有効性および安全性の確保ならびにこれらの使用による保健衛生上の危害の発生・拡大の防止のために必要な規制を行い，保健衛生の向上を図ることを目的としている。

従来，薬事法という名称であったが，2014（平成26）年の改正により，現名称へ

と改められた。

（7）学校衛生法規

1）学校教育法（1947（昭和22）年）

　学校の設置，人的・財政的条件，管理の基本的事項，小学校，中学校，高等学校，大学などの教育の目的，教育目標などについて定めている。2005（平成17）年には，学校での食に関する指導を充実し，児童生徒が望ましい食習慣を身に付けることができるよう，食と教育の専門性を併せもつ教員の栄養教諭制度が始まった。

2）学校給食法（1954（昭和29）年）

　学校給食の実施に関する必要な事項を定め，もって学校給食の普及・充実および学校における食育の推進を図ることを目的としている。学校給食の目標，学校給食実施基準，学校給食栄養管理者，食育の推進などについて規定している。

（学校給食の目標）
第2条　学校給食を実施するに当たつては，義務教育諸学校における教育の目的を実現するために，次に掲げる目標が達成されるよう努めなければならない。
　一　適切な栄養の摂取による健康の保持増進を図ること。
　二　日常生活における食事について正しい理解を深め，健全な食生活を営むことができる判断力を培い，及び望ましい食習慣を養うこと。
　三　学校生活を豊かにし，明るい社交性及び協同の精神を養うこと。
　四　食生活が自然の恩恵の上に成り立つものであることについての理解を深め，生命及び自然を尊重する精神並びに環境の保全に寄与する態度を養うこと。
　五　食生活が食にかかわる人々の様々な活動に支えられていることについての理解を深め，勤労を重んずる態度を養うこと。
　六　我が国や各地域の優れた伝統的な食文化についての理解を深めること。
　七　食料の生産，流通及び消費について，正しい理解に導くこと。

3）学校保健安全法（1958（昭和33）年）

　学校における保健管理，安全管理に関する必要な事項を定め，児童，生徒，学生，幼児，職員の健康の保持・増進を図り，学校教育の円滑な実施とその成果の確保に資することを目的としている。健康相談，健康診断，感染症予防，出席停止（第19条），臨時休業（第20条）などについて規定している。2008（平成20）年，学校保健法が学校保健安全法に名称が変更された。

（出席停止）
第19条　校長は，感染症にかかつており，かかつている疑いがあり，又はかかるおそれのある児童生徒等があるときは，政令で定めるところにより，出席を停止させることができる。
（臨時休業）
第20条　学校の設置者は，感染症の予防上必要があるときは，臨時に，学校の全部又は一部の休業を行うことができる。

（8）労働衛生法規

1）労働安全衛生法（1972（昭和47）年）

労働災害の防止に関する総合的計画的な対策を推進することにより職場における労働者の安全と健康を確保するとともに，快適な職場環境の形成を促進することを目的としている。安全衛生管理体制（第10条）などについて規定している。

（総括安全衛生管理者）
第10条　事業者は，政令で定める規模の事業場ごとに，厚生労働省令で定めるところにより，総括安全衛生管理者を選任し，その者に安全管理者，衛生管理者（中略）の指揮をさせるとともに，次の業務を統括管理させなければならない。
一　労働者の危険又は健康障害を防止するための措置に関すること。
二　労働者の安全又は衛生のための教育の実施に関すること。
三　健康診断の実施その他健康の保持増進のための措置に関すること。
四　労働災害の原因の調査及び再発防止対策に関すること。
五　前各号に掲げるもののほか，労働災害を防止するため必要な業務で，厚生労働省令で定めるもの

演習課題

❶ 法規の種類とその法規がどこで制定されるかについて調べてみよう。

❷ 健康増進法で規定されている項目とその概要について調べてみよう。

❸ 保健衛生法規に含まれる法律と規定されている項目およびその概要について調べてみよう。

❹ 予防衛生法規に含まれる法律と規定されている項目およびその概要について調べてみよう。

資料

1 生活環境の保全に関する環境基準（公共用水域）

（1）河川（湖沼を除く）

項目 類型	利用目的の適応性	基準値					該当水域
		水素イオン濃度（pH）	生物化学的酸素要求量（BOD）	浮遊物質量（SS）	溶存酸素量（DO）	大腸菌群数	
AA	水道1級，自然環境保全及びA以下の欄に掲げるもの	6.5以上8.5以下	1mg/L 以下	25mg/L 以下	7.5mg/L以上	50MPN/100mL 以下	別に環境大臣または都道府県知事が水域類型ごとに指定する水域
A	水道2級，水産1級，水浴及びB以下の欄に掲げるもの	6.5以上8.5以下	2mg/L 以下	25mg/L 以下	7.5mg/L以上	1,000MPN/100mL 以下	
B	水道3級，水産2級及びC以下の欄に掲げるもの	6.5以上8.5以下	3mg/L 以下	25mg/L 以下	5mg/L 以上	5,000MPN/100mL 以下	
C	水産3級，工業用水1級及びD以下の欄に掲げるもの	6.5以上8.5以下	5mg/L 以下	50mg/L 以下	5mg/L 以上	—	
D	工業用水2級，農業用水及びEの欄に掲げるもの	6.0以上8.5以下	8mg/L 以下	100mg/L以下	2mg/L 以上	—	
E	工業用水3級，環境保全	6.0以上8.5以下	10mg/L 以下	ごみ等の浮遊が認められないこと	2mg/L 以上	—	

備考　1．基準値は，日間平均値とする。（湖沼，海域もこれに準ずる）
　　　2．農業用利水については，水素イオン濃度6.0以上7.5以下，溶存酸素量5mg/L 以上とする。（湖沼もこれに準ずる）

類型 項目	水生生物の生息状況の適応性	基準値			該当水域
		全亜鉛	ノニルフェノール	直鎖アルキルベンゼンスルホン酸及びその塩	
生物A	イワナ・サケマス等比較的低温域を好む水生生物及びこれらの餌生物が生息する水域	0.03mg/L 以下	0.001mg/L以下	0.03mg/L 以下	別に環境大臣または都道府県知事が水域類型ごとに指定する水域
生物特A	生物Aの水域のうち，生物Aの欄に掲げる水生生物の産卵場（繁殖場）又は幼稚仔の生育場として特に保全が必要な水域	0.03mg/L 以下	0.0006mg/L以下	0.02mg/L 以下	
生物B	コイ，フナ等比較的高温域を好む水生生物及びこれらの餌生物が生息する地域	0.03mg/L 以下	0.002mg/L以下	0.05mg/L 以下	
生物特B	生物A又は生物Bの水域のうち，生物Bの欄に掲げる水生生物の産卵場（繁殖場）又は幼稚仔の生育場として特に保全が必要な水域	0.03mg/L 以下	0.002mg/L以下	0.04mg/L 以下	

備考　1．基準値は，年間平均値とする。（湖沼，海域もこれに準ずる）

（2）湖沼（天然湖沼及び貯水量1,000万立方メートル以上であり，かつ，水の滞留時間が4日間以上である人工湖）

項目 類型	利用目的の適応性	基準値					該当水域
		水素イオン濃度（pH）	化学的酸素要求量（COD）	浮遊物質量（SS）	溶存酸素量（DO）	大腸菌群数	
AA	水道1級，水産1級，自然環境保全及びA以下の欄に掲げるもの	6.5以上8.5以下	1mg/L 以下	1mg/L 以下	7.5mg/L以上	50MPN/100mL 以下	別に環境大臣または都道府県知事が水域類型ごとに指定する水域
A	水道2,3級，水産2級，水浴及びB以下の欄に掲げるもの	6.5以上8.5以下	3mg/L 以下	5mg/L 以下	7.5mg/L以上	1,000MPN/100mL 以下	
B	水産3級，工業用水1級，農業用水及びCの欄に掲げるもの	6.5以上8.5以下	5mg/L 以下	15mg/L 以下	5mg/L 以上	—	
C	工業用水2級，環境保全	6.0以上8.5以下	8mg/L 以下	ごみ等の浮遊が認められないこと	2mg/L 以上	—	

備考　水産1級，水産2級及び水産3級については，当分の間，浮遊物質量の項目の基準値は適用しない。

項目 類型	利用目的の適応性	基準値 全窒素	基準値 全燐	該当水域
Ⅰ	自然環境保全及びⅡ以下の欄に掲げるもの	0.1mg/L以下	0.005mg/L以下	別に環境大臣または都道府県知事が水域類型ごとに指定する水域
Ⅱ	水道1,2,3級（特殊なものを除く） 水道1種，水浴及びⅢ以下の欄に掲げるもの	0.2mg/L以下	0.01mg/L以下	
Ⅲ	水道3級（特殊なもの）及びⅣ以下の欄に掲げるもの	0.4mg/L以下	0.03mg/L以下	
Ⅳ	水産2種及びⅤの欄に掲げるもの	0.6mg/L以下	0.05mg/L以下	
Ⅴ	水産3種，工業用水，農業用水，環境保全	1mg/L以下	0.1mg/L以下	

備考　1．基準値は，年間平均値とする。
　　　2．水域類型の指定は湖沼植物プランクトンの著しい増殖を生ずるおそれがある湖沼について行うものとし，全窒素の項目の基準値は，全窒素が湖沼植物プランクトンの増殖の要因となる湖沼について適用する。
　　　3．農業用水については，全燐の項目の基準値は適用しない。

項目 類型	水生生物の生息状況の適応性	基準値 全亜鉛	基準値 ノニルフェノール	基準値 直鎖アルキルベンゼンスルホン酸及びその塩	該当水域
生物A	イワナ・サケマス等比較的低温域を好む水生生物及びこれらの餌生物が生息する水域	0.03mg/L以下	0.001mg/L以下	0.03mg/L以下	別に環境大臣または都道府県知事が水域類型ごとに指定する水域
生物特A	生物Aの水域のうち，生物Aの欄に掲げる水生生物の産卵場（繁殖場）又は幼稚仔の生育場として特に保全が必要な水域	0.03mg/L以下	0.0006mg/L以下	0.02mg/L以下	
生物B	コイ，フナ等比較的高温域を好む水生生物及びこれらの餌生物が生息する水域	0.03mg/L以下	0.002mg/L以下	0.05mg/L以下	
生物特B	生物A又は生物Bの水域のうち，生物Bの欄に掲げる水生生物の産卵場（繁殖場）又は幼稚仔の生育場として特に保全が必要な水域	0.03mg/L以下	0.002mg/L以下	0.04mg/L以下	

○　「水生生物が生息・再生産する場の適応性」の基準値（底層溶存酸素量）　略

（3）海　域

項目 類型	利用目的の適応性	基準値 水素イオン濃度（pH）	基準値 化学的酸素要求量（COD）	基準値 溶存酸素量（DO）	基準値 大腸菌群数	基準値 n-ヘキサン抽出物質（油分等）	該当水域
A	水産1級，水浴，自然環境保全及びB以下の欄に掲げるもの	7.8以上8.3以下	2mg/L以下	7.5mg/L以上	1,000MPN/100mL以下	検出されないこと	別に環境大臣または都道府県知事が水域類型ごとに指定する水域
B	水産2級，工業用水及びCの欄に掲げるもの	7.8以上8.3以下	3mg/L以下	5mg/L以上	—	検出されないこと	
C	環境保全	7.0以上8.3以下	8mg/L以下	2mg/L以上	—	—	

備考　水産1級のうち，生食用原料カキの養殖の利水点については，大腸菌群数70MPN/100mL以下とする。

項目 類型	利用目的の適応性	基準値 全窒素	基準値 全燐	該当水域
Ⅰ	自然環境保全及びⅡ以下の欄に掲げるもの（水産2種及び3種を除く）	0.2mg/L以下	0.02mg/L以下	別に環境大臣または都道府県知事が水域類型ごとに指定する水域
Ⅱ	水産1種，水浴及びⅢ以下の欄に掲げるもの（水産2種及び3種を除く）	0.3mg/L以下	0.03mg/L以下	
Ⅲ	水産2種及びⅣ以下の欄に掲げるもの（水産3種を除く）	0.6mg/L以下	0.05mg/L以下	
Ⅳ	水産3種，工業用水，生物生息環境保全	1mg/L以下	0.09mg/L以下	

備考　1．基準値は，年間平均値とする。
　　　2．水域類型の指定は，海洋植物プランクトンの著しい増殖を生ずるおそれがある海域について行うものとする。

項目 類型	水生生物の生息状況の適応性	基準値			該当水域
		全亜鉛	ノニルフェノール	直鎖アルキルベンゼン スルホン酸及びその塩	
生物A	水生生物の生息する水域	0.02mg/L 以下	0.001mg/L以下	0.01mg/L 以下	別に環境大臣また は都道府県知事が 水域類型ごとに指 定する水域
生物特A	生物Aの水域のうち，水生生物の産卵場（繁殖場） 又は幼稚仔の生育場として特に保全が必要な水域	0.01mg/L 以下	0.0007mg/L以下	0.006mg/L 以下	

○ 「水生生物が生息・再生産する場の適応性」の基準値（底層溶存酸素量）　略

2 健康指標の解説

$$出生率・死亡率・婚姻率・離婚率＝\frac{年間の件数}{人口}×1,000$$

$$死産率・自然死産率・人工死産率＝\frac{死産（総数・自然・人工）数}{出産（出生＋死産）数}×1,000$$

　　＊死産とは妊娠満12週以後の死児の出産をいう。

$$早期新生児死亡率・新生児死亡率・乳児死亡率＝\frac{早期新生児・新生児・乳児死亡数}{出生数}×1,000$$

　　＊早期新生児死亡とは生後1週（7日）未満の死亡，新生児死亡とは生後4週（28日）未満の死亡，乳児死
　　　亡とは生後1年未満の死亡をいう。

$$周産期死亡率＝\frac{妊娠満22週以後の死産数＋早期新生児死亡数}{出産（出生＋妊娠満22週以後の死産）数}×1,000$$

$$年少・老年・従属人口指数＝\frac{年少・老年・従属人口}{生産年齢人口}×100$$

　　＊年少人口は0～14歳，生産年齢人口は15～64歳，老年人口は65歳以上のことをいい，従属人口は年少人口
　　　と老年人口を合わせたものをいう。

$$老年化指数＝\frac{老年人口}{年少人口}×100$$

$$母の年齢（年齢階級）別出生率＝\frac{ある年齢（年齢階級）の母の出生数}{同年齢（年齢階級）の女子人口}×1,000$$

$$合計特殊出生率＝\left\{\frac{母の年齢別出生数}{同年齢の女子人口}\right\}の15～49歳までの合計$$

$$総再生産率＝\left\{\frac{母の年齢別女児出生数}{同年齢の女子人口}\right\}の15～49歳までの合計$$

　＊合計特殊出生率では，生まれる子は男女両方を含むが，これを女児のみについて求めた指標である。

$$純再生産率＝\left\{\frac{母の年齢別女児出生数}{同年齢の女子人口}×\frac{女性の生命表の同年齢の定常人口（Lx）}{100,000人}\right\}の15～49歳までの合計$$

　＊総再生産率にさらに母親の世代の死亡率を考慮したときの平均女児数を表す。

$$死因別死亡率＝\frac{ある死因の死亡数}{人口}×100,000$$

$$妊産婦死亡率＝\frac{妊産婦死亡数}{出産（出生＋死産）数}×100,000$$

　　＊国際比較では，分母を出生数とする場合もある。

基準集団人口（1985（昭和60）年モデル人口）

年齢階級	基準集団人口（人）	年齢階級	基準集団人口（人）
0～4歳	8 180 000	50～54歳	7 616 000
5～9	8 338 000	55～59	6 581 000
10～14	8 497 000	60～64	5 546 000
15～19	8 655 000	65～69	4 511 000
20～24	8 814 000	70～74	3 476 000
25～29	8 972 000	75～79	2 441 000
30～34	9 130 000	80～84	1 406 000
35～39	9 289 000	85歳以上	784 000
40～44	9 400 000		
45～49	8 651 000	総　数	120 287 000

$$年齢調整死亡率 = \frac{\{（基準集団の年齢階級別人口）×観察集団の対応する年齢階級別死亡率）\}の総和}{基準集団人口の総数} \times 1,000（または100,000）$$

＊年齢構成が著しく異なる人口集団の間での死亡率や，特定の年齢層に偏在する死因別死亡率などを，その年齢構成の差を取り除いて比較する場合に用いる。基準集団人口には「1985（昭和60）年モデル人口」を用いる。

$$標準化死亡比（SMR） = \frac{観察集団の総死亡数}{\{（基準集団の年齢階級別死亡率）×（観察集団の対応する年齢階級別人口）\}の総和} \times 100$$

$$PMI = \frac{50歳以上の死亡数}{全死亡数} \times 100$$

＊全死亡のうち，50歳以上の死亡の占める割合で，特に発展途上国間の衛生状態の比較に用いられる。

$$受療率 = \frac{調査日（3日間のうち医療施設ごとに指定した1日間）に医療施設で受療した推計患者数}{10月1日現在総人口} \times 100,000 \cdots（患者調査）$$

総患者数＝推計入院患者数＋推計初診外来患者数＋推計再来外来患者数×平均診療期間　×調整係数（6/7）…（患者調査）

＊調整係数（6/7）は，1週間（7日）のうち6日間医療施設が外来受診していると仮定して設定されたものである。

$$有訴者率 = \frac{有訴者数}{世帯人員数} \times 1,000 \cdots（国民生活基礎調査）$$

＊有訴者とは，世帯員（入院者を除く）のうち，病気やけがなどで自覚症状のある者をいう。

$$通院者率 = \frac{通院者数}{世帯人員数} \times 1,000 \cdots（国民生活基礎調査）$$

＊通院者とは，世帯員（入院者を除く）のうち，病院，診療所，介護保険施設，歯科診療所，病院の歯科，あんま・はり・きゅう・柔道整復師に通っている（調査日に通院しなくても，ここ1月くらい通院（通所）治療が継続している場合を含む）者をいう。

3 統計資料等（参考資料 厚生労働統計協会：国民衛生の動向2019／2020）

わが国の年齢3区分別人口と諸指標の推移

各年10月1日現在

	年齢3区分別人口（千人）				年齢3区分別人口構成割合（％）				指 数[3]			
	総 数	年少人口 (0〜14歳)	生産年齢人口 (15〜64歳)	老年人口 (65歳以上)	総 数	年少人口 (0〜14歳)	生産年齢人口 (15〜64歳)	老年人口 (65歳以上)	年少人口 指 数	老年人口 指 数	従属人口 指 数	老年化 指 数
昭25年[1]('50)	83 200	29 428	49 658	4 109	100.0[1]	35.4	59.7	4.9	59.3	8.3	67.5	14.0
35 ('60)	93 419	28 067	60 002	5 350	100.0	30.0	64.2	5.7	46.8	8.9	55.7	19.1
45 ('70)	103 720	24 823	71 566	7 331	100.0	23.9	69.0	7.1	34.7	10.2	44.9	29.5
55[1] ('80)	117 060	27 507	78 835	10 647	100.0[1]	23.5	67.4	9.1	34.9	13.5	48.4	38.7
平2[1] ('90)	123 611	22 486	85 904	14 895	100.0[1]	18.2	69.7	12.1	26.2	17.3	43.5	66.2
7[1] ('95)	125 570	20 014	87 165	18 261	100.0[1]	16.0	69.5	14.6	23.0	20.9	43.9	91.2
12[1] ('00)	126 926	18 472	86 220	22 005	100.0[1]	14.6	68.1	17.4	21.4	25.5	46.9	119.1
17[1] ('05)	127 768	17 521	84 092	25 672	100.0[1]	13.8	66.1	20.2	20.8	30.5	51.4	146.5
22[1] ('10)	128 057	16 803	81 032	29 246	100.0[1]	13.2	63.8	23.0	20.7	36.1	56.8	174.0
27[1] ('15)	127 095	15 887	76 289	33 465	100.0[1]	12.6	60.7	26.6	20.8	43.9	64.7	210.6
30 ('18)	126 443	15 415	75 451	35 578	100.0	12.2	59.7	28.1	20.4	47.2	67.6	230.8

注1） 総数には年齢不詳を含む。また，年齢3区分別人口は，年齢不詳を按分した人口は用いていない。その構成割合は，年齢不詳を除いた人口を分母として算出している。 2） 昭和45年までは沖縄県を含まない。

$$3) \quad 年少人口指数 = \frac{年少人口}{生産年齢人口} \times 100 \qquad 老年人口指数 = \frac{老年人口}{生産年齢人口} \times 100$$

$$従属人口指数 = \frac{年少人口 + 老年人口}{生産年齢人口} \times 100 \qquad 老年化指数 = \frac{老年人口}{年少人口} \times 100$$

資料 総務省統計局：各年国勢調査報告，平成30年10月1日現在人口推計

人口動態統計の概況

	実 数		率	
	2018年 （平成30）	2017年 （平成29）	2018年 （平成30）	2017年 （平成29）
出 生	918 400	946 065	7.4	7.6
死 亡	1 362 470	1 340 397	11.0	10.8
乳児死亡	1 748	1 761	1.9	1.9
自然増減	△444 070	△394 332	△3.6	△3.2
死 産	19 614	20 358	20.9	21.1
周産期死亡	2 999	3 308	3.3	3.5
婚 姻	586 481	606 866	4.7	4.9
離 婚	208 333	212 262	1.68	1.70

資料 厚生労働省：人口動態統計

出生数・出生率・再生産率の推移

	出生数	出生率[1] （人口千対）	合計特殊 出生率[2]	総再生 産 率	純再生 産 率
昭和25年('50)	2 337 507	28.1	3.65	1.77	1.50
35 ('60)	1 606 041	17.2	2.00	0.97	0.92
45 ('70)	1 934 239	18.8	2.13	1.03	1.00
55 ('80)	1 576 889	13.6	1.75	0.85	0.83
平成2 ('90)	1 221 585	10.0	1.54	0.75	0.74
7 ('95)	1 187 064	9.6	1.42	0.69	0.69
12 ('00)	1 190 547	9.5	1.36	0.66	0.65
17 ('05)	1 062 530	8.4	1.26	0.61	0.61
22 ('10)	1 071 304	8.5	1.39	0.67	0.67
27 ('15)	1 005 677	8.0	1.45	0.71	0.70
28 ('16)	976 978	7.8	1.44	0.70	0.70
29 ('17)	946 065	7.6	1.43	0.70	0.69
*30 ('18)	918 397	7.4	1.42	…	…

注1） 昭和25〜41年は総人口を，昭和42年以降は日本人人口を分母に用いている。
2） 15〜49歳の各歳別日本人女性人口を分母に用いている。
* 概数である。
資料 厚生労働省：人口動態統計，国立社会保障・人口問題研究所：人口統計資料集

性別にみた死因順位別死亡数・死亡率（人口10万対）

	2018(平成30)年* 総数 死亡数	死亡率	男 死亡数	死亡率	女 死亡数	死亡率	2017(平成29)年 総数 死亡数	死亡率
全 死 因	1 362 482	1 096.8	699 144	1 156.5	663 338	1 040.3	1 340 397	1 075.3
悪性新生物〈腫瘍〉	(1) 373 547	300.7	(1) 218 605	361.6	(1) 154 942	243.0	(1) 373 334	299.5
心 疾 患	(2) 208 210	167.6	(2) 98 027	162.1	(2) 110 183	172.8	(2) 204 837	164.3
老 衰	(3) 109 606	88.2	(5) 28 201	46.6	(3) 81 405	127.7	(4) 101 396	81.3
脳血管疾患	(4) 108 165	87.1	(3) 52 385	86.7	(4) 55 780	87.5	(3) 109 880	88.2
肺 炎	(5) 94 654	76.2	(4) 52 149	86.3	(5) 42 505	66.7	(5) 96 841	77.7
不慮の事故	(6) 41 213	33.2	(6) 23 653	39.1	(6) 17 560	27.5	(6) 40 329	32.4
誤嚥性肺炎	(7) 38 462	31.0	(7) 21 654	35.8	(7) 16 808	26.4	(7) 35 788	28.7
腎 不 全	(8) 26 080	21.0	(10) 13 230	21.9	(8) 12 850	20.2	(8) 25 134	20.2
血管性及び詳細不明の認知症	(9) 20 526	16.5	(15) 7 378	12.2	(8) 13 148	20.6	(10) 19 546	15.7
自 殺	(10) 20 032	16.1	(9) 13 854	22.9	(15) 6 178	9.7	(9) 20 465	16.4

注1）（ ）内の数字は死因順位を示す。
2）男の8位は「COPD」で死亡数は15 319，死亡率は25.3である。
3）女の10位は「アルツハイマー病」で死亡数は12 437，死亡率は19.5である。
4）「結核」は死亡数が2 204，死亡率は1.8で第30位となっている。
5）「熱中症」は死亡数が1 578，死亡率は1.3である。
* 概数である。

資料　厚生労働省：人口動態統計

乳児死亡率・新生児死亡率（出生千対）の国際比較

	乳児死亡率 '80年	'90	2000	'10	'16	新生児死亡率 '80年	'90	2000	'10	'16
日　　本	7.5	4.6	3.2	2.3	2.0	4.9	2.6	1.8	1.1	0.9
カ ナ ダ	10.4	6.8	5.3	'06) 5.0	4.5	6.7	4.6	3.6	'06) 3.7	'15) 3.5
アメリカ合衆国	12.6	9.2	6.9	'08) 6.6	'15) 5.9	8.4	5.8	4.6	'08) 4.3	3.9
オーストリア	14.3	'91) 7.5	4.8	'09) 3.8	3.1	9.3	'91) 4.4	3.2	'09) 2.7	2.3
デンマーク	8.4	'91) 7.2	'01) 4.9	'09) 3.1	3.1	5.6	'91) 4.2	'01) 3.5	'09) 2.3	2.6
フランス	10.0	7.3	'03) 4.0	'09) 3.7	3.5	5.6	3.6	'03) 2.7	'09) 2.4	2.4
ド イ ツ	12.6	7.0	4.4	'07) 3.9	3.4	7.8	3.5	2.7	'07) 2.7	2.4
ハンガリー	23.2	'91) 15.6	9.2	'09) 5.1	3.9	17.8	'91) 11.4	6.2	'09) 3.4	2.5
イタリア	24.5	8.0	4.7	'07) 3.5	3.0	11.2	6.2	'03) 3.4	'07) 2.4	'13) 2.0
オランダ	8.6	7.1	5.1	'08) 3.8	3.5	5.7	5.7	3.9	'08) 2.5	2.6
ポーランド	21.3	'91) 15.0	8.1	'09) 5.6	4.0	13.3	'91) 10.8	5.6	'09) 4.0	2.9
スウェーデン	6.9	6.0	'01) 3.7	'09) 2.5	2.5	4.9	4.9	'01) 2.5	'09) 1.6	1.5
ス イ ス	9.1	'91) 6.2	4.9	'09) 4.3	3.6	5.9	'91) 3.6	3.6	'09) 3.5	3.0
イギリス	12.1	'92) 6.6	5.6	'09) 4.8	3.8	7.7	'92) 4.3	3.9	'07) 3.3	2.7
オーストラリア	10.7	'92) 6.7	5.2	'09) 4.3	3.1	7.1	'92) 4.3	3.5	'09) 3.0	2.3
ニュージーランド	13.0	'91) 8.4	6.1	'09) 4.9	3.6	5.8	'91) 4.4	3.6	'09) 2.8	2.2

注　ドイツの1990年までは旧西ドイツの数値である。
資料　厚生労働省：人口動態統計　UN「Demographic Yearbook」

人口ピラミッドの典型

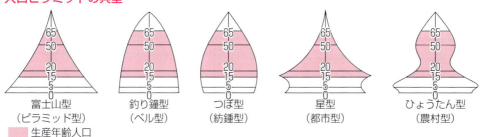

富士山型（ピラミッド型）　釣り鐘型（ベル型）　つぼ型（紡錘型）　星型（都市型）　ひょうたん型（農村型）

■ 生産年齢人口

傷病分類別にみた受療率（人口10万対）　　2017（平成29）年

	入院 総数	入院 男	入院 女	外来 総数	外来 男	外来 女
総数	1 036	972	1 096	5 675	4 953	6 360
Ⅰ　感染症及び寄生虫症	16	16	16	134	126	141
結核（再掲）	2	3	2	1	1	1
ウイルス肝炎（再掲）	1	1	1	14	14	14
Ⅱ　新生物〈腫瘍〉	112	130	95	197	189	204
胃の悪性新生物〈腫瘍〉（再掲）	10	14	6	16	22	9
結腸及び直腸の悪性新生物〈腫瘍〉（再掲）	15	17	13	23	28	19
肝及び肝内胆管の悪性新生物〈腫瘍〉（再掲）	5	7	3	4	6	3
気管，気管支及び肺の悪性新生物〈腫瘍〉（再掲）	14	20	9	13	17	10
乳房の悪性新生物〈腫瘍〉（再掲）	4	0	9	22	1	42
Ⅲ　血液及び造血器の疾患並びに免疫機構の障害	5	4	5	17	9	24
Ⅳ　内分泌，栄養及び代謝疾患	26	23	29	350	309	388
糖尿病（再掲）	15	15	15	177	203	152
脂質異常症（再掲）	0	0	0	117	70	161
Ⅴ　精神及び行動の障害	199	197	201	206	194	217
血管性及び詳細不明の認知症（再掲）	22	17	26	9	6	12
統合失調症，統合失調症型障害及び妄想性障害（再掲）	121	121	121	49	53	46
気分[感情]障害（躁うつ病を含む）（再掲）	24	18	29	71	60	81
Ⅵ　神経系の疾患	100	86	113	130	108	151
アルツハイマー病（再掲）	39	26	51	37	19	54
Ⅶ　眼及び付属器の疾患	9	8	10	283	217	345
Ⅷ　耳及び乳様突起の疾患	2	2	2	78	66	90
Ⅸ　循環器系の疾患	180	169	192	702	644	756
高血圧性疾患（再掲）	4	3	6	511	439	578
心疾患（高血圧性のものを除く）（再掲）	50	48	53	106	117	95
脳血管疾患（再掲）	115	106	124	68	71	65
Ⅹ　呼吸器系の疾患	76	83	69	497	479	514
喘息（再掲）	3	2	3	96	90	101
Ⅺ　消化器系の疾患	52	57	47	1 021	890	1 144
う蝕（再掲）	0	0	0	219	194	242
歯肉炎及び歯周疾患（再掲）	0	0	0	370	308	429
肝疾患（再掲）	6	6	5	21	23	20
Ⅻ　皮膚及び皮下組織の疾患	9	8	10	240	215	263
ⅩⅢ　筋骨格系及び結合組織の疾患	56	43	69	692	522	853
ⅩⅣ　腎尿路生殖器系の疾患	40	39	41	254	242	265
ⅩⅤ　妊娠，分娩及び産じょく	14	・	28	12	・	23
ⅩⅥ　周産期に発生した病態	6	6	5	2	3	2
ⅩⅦ　先天奇形，変形及び染色体異常	4	5	4	11	11	11
ⅩⅧ　症状，徴候及び異常臨床所見・異常検査所見で他に分類されないもの	11	9	14	62	52	72
ⅩⅨ　損傷，中毒及びその他の外因の影響	109	82	134	236	233	238
骨折（再掲）	77	45	108	78	65	90
ⅩⅪ　健康状態に影響を及ぼす要因及び保健サービスの利用	10	6	12	553	443	656

資料　厚生労働省：患者調査

周産期死亡率（変更前の定義：出生千対）の国際比較

	1970	'80	'90	2000	'10	'17 周産期死亡率	'17 妊娠満28週以後死産比	'17 早期新生児死亡率
日　　本1)	21.7	11.7	5.7	3.8	2.9	2.4	1.7	0.7
カ　ナ　ダ	22.0	10.9	7.7	6.2	'06) 6.1	'15) 5.8	2.8	3.0
アメリカ合衆国	27.8	14.2	9.3	7.1	'09) 6.3	'15) 6.0	2.9	3.2
デンマーク	18.0	9.0	8.3	'01) 6.8	6.4	'16) 6.1	3.8	2.3
フランス2)	20.7	13.0	8.3	'99) 6.6	11.8	'10)11.8	10.2	1.6
ド　イ　ツ2)	26.7	11.6	6.0	'99) 6.2	'07) 5.5	'15) 5.6	3.8	1.8
ハンガリー	34.5	23.1	14.3	10.1	6.9	'16) 5.8	4.3	1.5
イ タ リ ア	31.7	17.4	10.4	'97) 6.8	4.3	'13) 3.8	2.5	1.4
オ ラ ン ダ	18.8	11.1	9.7	'98) 7.9	'09) 5.7	'16) 4.8	2.9	2.0
ス ペ イ ン	'75) 21.1	14.6	7.6	'99) 5.2	3.5	'15) 4.3	3.1	1.2
スウェーデン	16.5	8.7	6.5	'02) 5.3	4.8	'16) 4.7	3.5	1.1
イ ギ リ ス3)	23.8	13.4	8.2	8.2	'09) 7.6	'16) 6.6	4.4	2.2
オーストラリア	21.5	13.5	8.5	6.0	'08) 6.7	'16) 2.9	1.1	1.9
ニュージーランド	19.8	11.8	7.2	5.8	'09) 4.9	4.3	2.4	1.9

注　1)　国際比較のため周産期死亡は変更前の定義（妊娠満28週以後の死産数に早期新生児死亡数を加えたもの）を用いている。
　　2)　1990年までは，旧西ドイツの数値。　3)　1980年までは，イングランド・ウェールズの数値。
　　4)　妊娠満28週以後の死産比＝年間妊娠満28週以後の死産数÷年間出生数×1,000
資料　厚生労働省：人口動態統計　WHO「World Health Statistics Annual」　UN「Demographic Yearbook」

182　資　　料

4　国の指標・指針（健康日本21（第2次），健康づくりのための身体活動基準2013（概要），休養指針，睡眠指針）

健康日本21（第2次）の目標

	項　目	現状（中間評価）	目標（2018年9月一部改訂）
1．健康寿命の延伸と健康格差の縮小の実現	①　健康寿命の延伸（日常生活に制限のない期間の平均の延伸）	（2016年） 男性　72.14年 女性　74.79年	（2022年度） 平均寿命の増加分を上回る健康寿命の増加
	②　健康格差の縮小（日常生活に制限のない期間の平均の都道府県格差の縮小）	（2016年） 男性　2.00年 女性　2.70年	（2022年度） 都道府県格差の縮小
2．主要な生活習慣病の発症予防と重症化予防の徹底	(1)　がん		
	①　75歳未満のがんの年齢調整死亡率の減少（10万人当たり）	（2016年） 76.1	（2022年） 減少傾向へ
	②　がん検診の受診率の向上	（2016年） 胃がん　　男性　46.4% 　　　　　女性　35.6% 肺がん　　男性　51.0% 　　　　　女性　41.7% 大腸がん　男性　44.5% 　　　　　女性　38.5% 子宮頸がん　女性　42.4% 乳がん　　女性　44.9%	（2022年度） 50%
	(2)　循環器疾患		
	①　脳血管疾患・虚血性心疾患の年齢調整死亡率の減少（10万人当たり）	（2016年） 脳血管疾患 男性　36.2 女性　20.0 虚血性心疾患 男性　30.2 女性　11.3	（2022年度） 脳血管疾患 男性　41.6 女性　24.7 虚血性心疾患 男性　31.8 女性　13.7
	②　高血圧の改善（収縮期血圧の平均値の低下）	（2016年） 男性　136mmHg 女性　130mmHg	（2022年度） 男性　134mmHg 女性　129mmHg
	③　脂質異常症の減少	（2016年） 総コレステロール240mg/dL以上の者の割合 　男性　10.8% 　女性　20.1% LDLコレステロール160mg/dL以上の者の割合 　男性　7.5% 　女性　11.3%	（2022年度） 総コレステロール240mg/dL以上の者の割合 　男性　10% 　女性　17% LDLコレステロール160mg/dL以上の者の割合 　男性　6.2% 　女性　8.8%
	④　メタボリックシンドロームの該当者及び予備群の減少	（2015年度） 約1,412万人	（2022年度） 2008年度と比べて25%減少
	⑤　特定健康診査・特定保健指導の実施率の向上	（2015年度） 特定健康検査の実施率 50.1% 特定保健指導の実施率 17.5%	（2023年度） 特定健康診査の実施率 70%以上 特定保健指導の実施率 45%以上

	項　目	現状（中間評価）	目標(2018年9月一部改訂)
2．主要な生活習慣病の発症予防と重症化予防の徹底	(3) 糖尿病		
	① 合併症(糖尿病腎症による年間新規透析導入患者数)の減少	(2016年) 16,103人	(2022年度) 15,000人
	② 治療継続者の割合の増加	(2016年) 64.30%	(2022年度) 75%
	③ 血糖コントロール指標におけるコントロール不良者の割合の減少（HbA1c が NGSP値8.4%以上の者の割合の減少）	(2014年度) 0.96%	(2022年度) 1.0%
	④ 糖尿病有病者の増加の抑制	(2016年) 1,000万人	(2022年度) 1,000万人
	⑤ メタボリックシンドロームの該当者及び予備群の減少（再掲）	(2015年度) 約1,412万人	(2022年度) 2008年度と比べて25%減少
	⑥ 特定健康診査・特定保健指導の実施率の向上（再掲）	(2015年度) 特定健康診査の実施率50.1% 特定保健指導の実施率17.5%	(2023年度) 特定健康診査の実施率70%以上 特定保健指導の実施率45%以上
	(4) 慢性閉塞性肺疾患（COPD）		
	① COPD の認知度の向上	(2017年) 25.50%	(2022年度) 80%
3．社会生活を営むために必要な機能の維持・向上	(1) こころの健康		
	① 自殺者の減少（人口10万人当たり）	(2016年) 16.8	(2026年度) 13.0以下
	② 気分障害・不安障害に相当する者の心理的苦痛を感じている者の割合の減少	(2016年) 10.50%	(2022年度) 9.4%
	③ メンタルヘルスに関する措置を受けられる職場の割合の増加	(2016年) 56.60%	(2020年) 100%
	④ 小児人口10万人当たりの小児科医・児童精神科医師の割合の増加	(2016年) 小児科医108.5 児童精神科医12.9	(2022年度) 増加傾向へ
	(2) 次世代の健康		
	① 健康な生活習慣（栄養・食生活，運動）を有する子どもの割合の増加		
	ア 朝・昼・夕の三食を必ず食べることに気をつけて食事をしている子どもの割合の増加	(2014年度) 小学5年生 89.5%	(2022年度) 100%に近づける
	イ 運動やスポーツを習慣的に行っていない子どもの割合の減少	(2010年度) 1週間の総運動時間が60分未満の子どもの割合小学5年生 男子10.5%　女子24.2%	(2022年度) 減少傾向へ
	② 適正体重の子どもの増加		
	ア 全出生数中の低出生体重児の割合の減少	(2016年) 9.40%	(2022年) 減少傾向へ
	イ 肥満傾向にある子どもの割合の減少	(2016年度) (参考値)小学5年生の中等度・高度肥満傾向児の割合 男子4.55%　女子3.75%	(2024年) 児童・生徒における肥満傾向児の割合 7.0%

	項　目	現状（中間評価）	目標（2018年9月一部改訂）
3．社会生活を営むために必要な機能の維持・向上	（3）　高齢者の健康		
	①　介護保険サービス利用者の増加の抑制	（2015年度）521万人	（2025年度）657万人
	②　認知症サポーター数の増加	（2011年度）330万人	（2020年度）1200万人
	③　ロコモティブシンドローム（運動器症候群）を認知している国民の割合の増加	（2017年）46.80%	（2022年度）80%
	④　低栄養傾向（BMI 20以下）の高齢者の割合の増加の抑制	（2016年）17.90%	（2022年度）22%
	⑤　足腰に痛みのある高齢者の割合の減少（1,000人当たり）	（2016年）男性　210人　女性　267人	（2022年度）男性　200人　女性　260人
	⑥　高齢者の社会参加の促進（就業又は何らかの地域活動をしている高齢者の割合の増加）	（2016年）高齢者の社会参加の状況　男性　62.4%　女性　55.0%	（2022年度）80%
4．健康を支え，守るための社会環境の整備	①　地域のつながりの強化（居住地域でお互いに助け合っていると思う国民の割合の増加	（2015年）55.9%	（2022年度）65%
	②　健康づくりを目的とした活動に主体的に関わっている国民の割合の増加	（2016年）健康づくりに関係したボランティア活動への参加割合27.8%	（2022年度）35%
	③　健康づくりに関する活動に取り組み，自発的に情報発信を行う企業等登録数の増加（スマート・ライフ・プロジェクトの参画企業・団体数）	（2016年度）参画企業数　2,890社　参画団体数　3,673団体	（2022年度）参加企業数　3,000社　参加団体数　7,000団体
	④　健康づくりに関して身近で専門的な支援・相談が受けられる民間団体の活動拠点数の増加	（2017年）（参考値）民間団体から報告のあった活動拠点数13,404	（2022年度）15,000
	⑤　健康格差対策に取り組む自治体の増加（課題となる健康格差の実態を把握し，健康づくりが不利な集団への対策を実施している都道府県の数）	（2016年）40都道府県	（2022年度）47都道府県
5．栄養・食生活，身体活動・運動，休養，飲酒，喫煙及び歯・口腔の健康に関する生活習慣及び社会環境の改善	（1）　栄養・食生活		
	①　適正体重を維持している者の増加（肥満（BMI 25以上），やせ（BMI 18.5未満）の減少）	（2016年）20歳〜60歳代男性の肥満者の割合　32.4%　40歳〜60歳代女性の肥満者の割合　21.6%　20歳代女性のやせの者の割合　20.7%	（2022年度）20歳〜60歳代男性の肥満者の割合　28%　40歳〜60歳代女性の肥満者の割合　19%　20歳代女性のやせの者の割合　20%
	②　適切な量と質の食事をとる者の増加		
	ア　主食・主菜・副菜を組み合わせた食事が1日2回以上の日がほぼ毎日の者の割合の増加	（2016年）59.7%	（2022年度）80%
	イ　食塩摂取量の減少	（2016年）9.9g	（2022年度）8 g

項　目	現状（中間評価）	目標(2018年9月一部改訂)
ウ　野菜と果物の摂取量の増加	（2016年） 野菜摂取量の平均値276.5g 果物摂取量100g 未満の者の割合　60.5%	（2022年度） 野菜摂取量の平均値350g 果物摂取量100g 未満の者の割合　30%
③　共食の増加（食事を1人で食べる子どもの割合の減少）	（2014年） 朝食　小学生　11.3% 　　　　中学生　31.9% 夕食　小学生　1.9% 　　　　中学生　7.1%	（2022年度） 減少傾向へ
④　食品中の食塩や脂肪の低減に取り組む食品企業及び飲食店の登録数の増加	（2017年） 食品企業登録数　　　　103社 飲食店登録数　26,225店舗	（2022年度） 食品企業登録数　　　　100社 飲食店登録数　30,000店舗
⑤　利用者に応じた食事の計画，調理及び栄養の評価，改善を実施している特定給食施設の割合の増加	（2015年） 管理栄養士・栄養士を配置している施設の割合 72.70%	（2022年度） 80%
(2)　身体活動・運動		
①　日常生活における歩数の増加	（2016年） 20歳〜64歳 男性　7,769歩 女性　6,770歩 65歳以上 男性　5,744歩 女性　4,856歩	（2022年度） 20歳〜64歳 男性　9,000歩 女性　8,500歩 65歳以上 男性　7,000歩 女性　6,000歩
②　運動習慣者の割合の増加	（2016年） 20歳〜64歳 男性　23.9% 女性　19.0% 65歳以上 男性　46.5% 女性　38.0%	（2022年度） 20歳〜64歳 男性　36% 女性　33% 65歳以上 男性　58% 女性　48%
③　住民が運動しやすいまちづくり・環境整備に取り組む自治体数の増加	（2016年） 29都道府県	（2022年度） 47都道府県
(3)　休養		
①　睡眠による休養を十分とれていない者の割合の減少	（2016年） 19.70%	（2022年度） 15%
②　週労働時間60時間以上の雇用者の割合の減少	（2017年） 7.70%	（2020年） 5.0%
(4)　飲酒		
①　生活習慣病のリスクを高める量を飲酒している者（1日当たりの純アルコール摂取量が男性40g 以上，女性20g 以上の者）の割合の減少	（2016年） 男性　14.6% 女性　　9.1%	（2022年度） 男性　13% 女性　6.4%
②　未成年者の飲酒をなくす	（2014年） 中学3年生 男子　7.2% 女子　5.2% 高校3年生 男子　13.7% 女子　10.9%	（2022年度） 0 %

5．栄養・食生活，身体活動・運動，休養，飲酒，喫煙及び歯・口腔の健康に関する生活習慣及び社会環境の改善

	項　　目	現状（中間評価）	目標(2018年９月一部改訂)
	③　妊娠中の飲酒をなくす	（2013年） 4.30%	（2022年度） 0％
	(5)　喫煙		
	①　成人の喫煙率の減少（喫煙をやめたい者がやめる）	（2016年） 18.30%	（2022年度） 12％
	②　未成年者の喫煙をなくす	（2014年） 中学１年生 男子　1.0% 女子　0.3% 高校３年生 男子　4.6% 女子　1.4%	（2022年度） 0％
	③　妊娠中の喫煙をなくす	（2013年） 3.80%	（2022年度） 0％
	④　受動喫煙の機会を有する者の割合の減少	（2016年） 行政機関　8.0% 医療機関　6.2% 職場　　65.4% 家庭　　　7.7% 飲食店　42.2%	（2022年度） 望まない受動喫煙のない 社会の実現
	(6)　歯・口腔の健康		
5．栄養・食生活，身体活動・運動，休養，飲酒，喫煙及び歯・口腔の健康に関する生活習慣及び社会環境の改善	①　口腔機能の維持・向上（60歳代における咀嚼良好者の割合の増加）	（2015年） 72.6%	（2022年度） 80％
	②　歯の喪失防止		
	ア　80歳で20歯以上の自分の歯を有する者の割合の増加	（2016年） 51.20%	（2022年度） 60％
	イ　60歳で24歯以上の自分の歯を有する者の割合の増加	（2016年） 74.40%	（2022年度） 80％
	ウ　40歳で喪失歯のない者の割合の増加	（2016年） 73.40%	（2022年度） 75％
	③　歯周病を有する者の割合の減少		
	ア　20歳代における歯肉に炎症所見を有する者の割合の減少	（2014年） 27.10%	（2022年度） 25％
	イ　40歳代における進行した歯周炎を有する者の割合の減少	（2016年） 44.70%	（2022年度） 25％
	ウ　60歳代における進行した歯周炎を有する者の割合の減少	（2016年） 62.00%	（2022年度） 45％
	④　乳幼児・学齢期のう蝕のない者の増加		
	ア　３歳児でう蝕がない者の割合が80％以上である都道府県の増加	（2015年） 26都道府県	（2022年度） 47都道府県
	イ　12歳児の一人平均う歯数が1.0歯未満である都道府県の増加	（2016年） 28都道府県	（2022年度） 47都道府県
	⑤　過去１年間に歯科検診を受診した者の割合の増加	（2016年） 52.90%	（2022年度） 65％

健康づくりのための身体活動基準2013（概要）

　ライフステージに応じた健康づくりのための身体活動（生活活動・運動）を推進することで健康日本21（第二次）の推進に資するよう，「健康づくりのための運動基準2006」を改定し，「健康づくりのための身体活動基準2013」を策定した。

○身体活動（生活活動および運動）＊1全体に着目することの重要性から，「運動基準」から「身体活動基準」に名称を改めた。

○身体活動の増加でリスクを低減できるものとして，従来の糖尿病・循環器疾患等に加え，がんやロコモティブシンドローム・認知症が含まれることを明確化（システマティックレビューの対象疾患に追加）した。

○こどもから高齢者までの基準を検討し，科学的根拠のあるものについて基準を設定した。

○保健指導で運動指導を安全に推進するために具体的な判断・対応の手順を示した。

○身体活動を推進するための社会環境整備を重視し，まちづくりや職場づくりにおける保健事業の活用例を紹介した。

血糖・血圧・脂質に関する状況		身体活動（生活活動・運動）＊1		運動		体力（うち全身持久力）
健診結果が基準範囲内	65歳以上	強度を問わず，身体活動を毎日40分（＝10メッツ・時/週）	今より少しでも増やす（例えば10分多く歩く）＊4	―	運動習慣をもつようにする（30分以上・週2日以上）＊4	―
	18～64歳	3メッツ以上の強度の身体活動＊2を毎日60分（＝23メッツ・時/週）		3メッツ以上の強度の運動＊3を毎週60分（＝4メッツ・時/週）		性・年代別に示した強度での運動を約3分間継続可能
	18歳未満	―		―		―
血糖・血圧・脂質のいずれかが保健指導レベルの者		医療機関にかかっておらず，「身体活動のリスクに関するスクリーニングシート」でリスクがないことを確認できれば，対象者が運動開始前・実施中に自ら体調確認ができるよう支援した上で，保健指導の一環としての運動指導を積極的に行う。				
リスク重複者またはすぐ受診を要する者		生活習慣病患者が積極的に運動をする際には，安全面での配慮がより特に重要になるので，まずかかりつけの医師に相談する。				

＊1　「身体活動」は，「生活活動」と「運動」に分けられる。このうち，生活活動とは，日常生活における労働，家事，通勤・通学などの身体活動を指す。また，運動とは，スポーツ等の，特に体力の維持・向上を目的として計画的・意図的に実施し，継続性のある身体活動を指す。
＊2　「3メッツ以上の強度の身体活動」とは，歩行またはそれと同等以上の身体活動。
＊3　「3メッツ以上の強度の運動」とは，息が弾み汗をかく程度の運動。
＊4　年齢別の基準とは別に，世代共通の方向性として示したもの。

生活活動のメッツ表

メッツ	3メッツ以上の生活活動の例		
3.0	普通歩行（平地，67m/分，犬を連れて），電動アシスト付き自転車に乗る，家財道具の片付け，子どもの世話（立位），台所の手伝い，大工仕事，梱包，ギター演奏（立位）		
3.3	カーペット掃き，フロア掃き，掃除機，電気関係の仕事：配線工事，身体の動きを伴うスポーツ観戦		
3.5	歩行（平地，75～85m/分，ほどほどの速さ，散歩など），楽に自転車に乗る（8.9km/時），階段を下りる，軽い荷物運び，車の荷物の積み下ろし，荷づくり，モップがけ，床磨き，風呂掃除，庭の草むしり，子どもと遊ぶ（歩く/走る，中強度），車椅子を押す，釣り（全般），スクーター（原付）・オートバイの運転		
4.0	自転車に乗る（≒16km/時未満，通勤），階段を上る（ゆっくり），動物と遊ぶ（歩く/走る，中強度），高齢者や障がい者の介護（身支度，風呂，ベッドの乗り降り），屋根の雪下ろし		
4.3	やや速歩（平地，やや速めに＝93m/分），苗木の植栽，農作業（家畜に餌を与える）		
4.5	耕作，家の修繕		
5.0	かなり速歩（平地，速く＝107m/分），動物と遊ぶ（歩く/走る，活発に）		
5.5	シャベルで土や泥をすくう		
5.8	子どもと遊ぶ（歩く/走る，活発に）家具・家財道具の移動・運搬		
6.0	スコップで雪かきをする	7.8	農作業（干し草をまとめる，納屋の掃除）
8.0	運搬（重い荷物）	8.3	荷物を上の階へ運ぶ
8.8	階段を上る（速く）		

メッツ	3メッツ未満の生活活動の例
1.8	立位（会話，電話，読書）皿洗い
2.0	ゆっくりした歩行（平地，非常に遅い＝53m/分未満，散歩または家の中），料理や食材の準備（立位，座位），洗濯，子どもを抱えながら立つ，洗車・ワックスがけ
2.2	子どもと遊ぶ（座位，軽度）
2.3	ガーデニング（コンテナを使用する），動物の世話，ピアノの演奏
2.5	植物への水やり，子どもの世話，仕立て作業
2.8	ゆっくりした歩行（平地，遅い＝53m/分）子ども・動物と遊ぶ（立位，軽度）

運動のメッツ表

メッツ	3メッツ以上の運動の例
3.0	ボウリング，バレーボール，社交ダンス（ワルツ，サンバ，タンゴ），ピラティス，太極拳
3.5	自転車エルゴメーター（30～50ワット），自体重を使った軽い筋力トレーニング（軽・中等度），体操（家で，軽・中等度），ゴルフ（手引きカートを使って），カヌー
3.8	全身を使ったテレビゲーム（スポーツ・ダンス）
4.0	卓球，パワーヨガ，ラジオ体操第1
4.3	やや速歩（平地，やや速めに＝93m/分），ゴルフ（クラブを担いで運ぶ）
4.5	テニス（ダブルス）*，水中歩行（中等度），ラジオ体操第2
4.8	水泳（ゆっくりとした背泳）
5.0	かなり速歩（平地，速く＝107m/分），野球，ソフトボール，サーフィン，バレエ（モダン，ジャズ）
5.3	水泳（ゆっくりとした平泳ぎ），スキー，アクアビクス
5.5	バドミントン
6.0	ゆっくりとしたジョギング，ウエイトトレーニング（高強度，パワーリフティング，ボディビル），バスケットボール，水泳（のんびり泳ぐ）
6.5	山を登る（0～4.1kgの荷物を持って）
6.8	自転車エルゴメーター（90～100ワット）
7.0	ジョギング，サッカー，スキー，スケート，ハンドボール*
7.3	エアロビクス，テニス（シングルス）*，山を登る（約4.5～9.0kgの荷物を持って）
8.0	サイクリング（約20km/時）
8.3	ランニング（134m/分），水泳（クロール，ふつうの速さ，46m/分未満），ラグビー*
9.0	ランニング（139m/分）
9.8	ランニング（161m/分）
10.0	水泳（クロール，速い，69m/分）
10.3	武道・武術（柔道，柔術，空手，キックボクシング，テコンドー）
11.0	ランニング（188m/分），自転車エルゴメーター（161～200ワット）

メッツ	3メッツ未満の運動の例
2.3	ストレッチング，全身を使ったテレビゲーム（バランス運動，ヨガ）
2.5	ヨガ，ビリヤード
2.8	座って行うラジオ体操

＊試合の場合

健康づくりのための休養指針（1994年，厚生省）

1. **生活にリズムを**
   - ・早目に気付こう，自分のストレスに　　・睡眠は気持ちよい目覚めがバロメーター
   - ・入浴で，からだもこころもリフレッシュ　　・旅に出掛けて，こころの切り換えを
   - ・休養と仕事のバランスで能率アップと過労防止
2. **ゆとりの時間でみのりある休養を**
   - ・1日30分，自分の時間をみつけよう　　・活かそう休暇を，真の休養に
   - ・ゆとりの中に，楽しみや生きがいを
3. **生活の中にオアシスを**
   - ・身近な中にもいこいの大切さ　　・食事空間にもバラエティを
   - ・自然とのふれあいで感じよう，健康の息吹きを
4. **出会いときずなで豊かな人生を**
   - ・見出そう，楽しく無理のない社会参加　　・きずなの中ではぐくむ，クリエイティブ・ライフ

健康づくりのための睡眠指針2014（2014年，厚生労働省）

第1条　良い睡眠で，からだもこころも健康に。
- ・良い睡眠で，からだの健康づくり　　・良い睡眠で，こころの健康づくり
- ・良い睡眠で，事故防止

第2条　適度な運動，しっかり朝食，ねむりとめざめのメリハリを。
- ・定期的な運動や規則正しい食生活は良い睡眠をもたらす
- ・朝食はからだとこころのめざめに重要　　・睡眠薬代わりの寝酒は睡眠を悪くする
- ・就寝前の喫煙やカフェイン摂取を避ける

第3条　良い睡眠は，生活習慣病予防につながります。
- ・睡眠不足や不眠は生活習慣病の危険を高める
- ・睡眠時無呼吸は生活習慣病の原因になる　　・肥満は睡眠時無呼吸のもと

第4条　睡眠による休養感は，こころの健康に重要です。
- ・眠れない，睡眠による休養感が得られない場合，こころのSOSの場合あり
- ・睡眠による休養感がなく，日中もつらい場合，うつ病の可能性も

第5条　年齢や季節に応じて，ひるまの眠気で困らない程度の睡眠を。
- ・必要な睡眠時間は人それぞれ　　・睡眠時間は加齢で徐々に短縮
- ・年をとると朝型化　男性でより顕著　　・日中の眠気で困らない程度の自然な睡眠が一番

第6条　良い睡眠のためには，環境づくりも重要です。
- ・自分にあったリラックス法が眠りへの心身の準備となる　　・自分の睡眠に適した環境づくり

第7条　若年世代は夜更かし避けて，体内時計のリズムを保つ。
- ・子どもには規則正しい生活を　　・休日に遅くまで寝床で過ごすと夜型化を促進
- ・朝目が覚めたら日光を取り入れる　　・夜更かしは睡眠を悪くする

第8条　勤労世代の疲労回復・能率アップに，毎日十分な睡眠を。
- ・日中の眠気が睡眠不足のサイン　　・睡眠不足は結果的に仕事の能率を低下させる
- ・睡眠不足が蓄積すると回復に時間がかかる　　・午後の短い昼寝で眠気をやり過ごし能率改善

第9条　熟年世代は朝晩メリハリ，ひるまに適度な運動で良い睡眠。
- ・寝床で長く過ごしすぎると熟睡感が減る
- ・年齢にあった睡眠時間を大きく超えない習慣を　　・適度な運動は睡眠を促進

第10条　眠くなってから寝床に入り，起きる時刻は遅らせない。
- ・眠たくなってから寝床に就く，就床時刻にこだわりすぎない
- ・眠ろうとする意気込みが頭を冴えさせ寝つきを悪くする
- ・眠りが浅いときは，むしろ積極的に遅寝・早起きに

第11条　いつもと違う睡眠には，要注意。
- ・睡眠中の激しいいびき・呼吸停止，手足のぴくつき・むずむず感や歯ぎしりは要注意
- ・眠っても日中の眠気や居眠りで困っている場合は専門家に相談

第12条　眠れない，その苦しみをかかえずに，専門家に相談を。
- ・専門家に相談することが第一歩　　・薬剤は専門家の指示で使用

索　引

欧　文

absolution risk	42
ADH	67
ALDH2	67
BMI	85
BOD	13
boipsychosocial model	54
CAC	162
case control study	44
case fatality rate	40
CKD	101
COD	13
cohort study	43
COI	51
COPD	14, 101
cross sectional study	43
cumulative incidence	40
descriptive epidemiology	42
DO	13
DOTS	95
DXA 法	91
EBM	48
EBPH	48
ecological study	43
FAO	161
GHQ	117
GT	19
H1N1	97
H5N1	97
H7N9	97
hazard ratio	41
HDL コレステロール	90
HIV	96
hygiene	2
ICD	31
ICF	120
incidence	40
intervention study	44
JICA	158
MDGs	159
LDL コレステロール	90
MD 法	91
MET	57
mortality rate	40
NCD	55
NDB	19
negative predictive value	48
NWB	19
ODA	158
odds ratio	41
PDCA サイクル	5
PM$_{2.5}$	13
PMI	34
positive predictive value	48
prevalence	40
PTSD	100
QCT 法	91
QOL	2
QUS 法	91
relative risk	41
ROC 曲線	48
SAS	73
SCAPIN775	117
SDGs	159
sensitivity	47
SMR	34
specificity	47
SPM	13
SS	13
survival rate	40
SXA 法	91
UHC	160
UNICEF	4, 166
United Nations	161
WBGT	19
well-being	2
WHO	1, 160

あ

アウトカム	39
悪性新生物	80
アクティブガイド	57, 60
アルコール依存症	68
アルコール健康障害対策基本法	70
アルコールの有害な使用を低減するための世界戦略	70
アルツハイマー病	102
アルマ・アタ宣言	4

い

1 型糖尿病	88
1 次予防	4
1 歳 6 か月児健康診査	130
一般衛生行政	108
一般廃棄物	23
一般病床	115
医薬品，医療機器等の品質，有効性及び安全性の確保等に関する法律	172
医療計画	116
医療圏	116
医療法	172
医療保険	112
医療保障制度	111
飲酒習慣	68
インスリン抵抗性	86, 88
陰性反応的中度	48
インフォームド・アセント	51
インフォームド・コンセント	51

インフルエンザ	97	カットオフ値	48	強迫性障害	100

う・え・お

ウィンスロー	2	下半身肥満	86	恐怖症性不安障害	100
うつ病	100	カタルヘナ議定書	12	業務上疾病	148
運動型健康増進施設	125	過労死	152	業務独占	115
エイズ	96	過労死等防止対策推進法	152	寄与危険	41
衛生委員会	146	がん	80	虚血性心疾患	85
衛生管理者	147	簡易生命表	35	気流	19
衛生法規	164	乾球温度	19	禁煙外来	65
栄養教諭	155	環境汚染	13	禁煙支援マニュアル	64
栄養士法	166	環境基本法	11,172	禁煙週間	64
疫学	39	環境形成作用	10	緊張型	100
エビデンス	48,49	環境保全	11	空気	19
エンゲル	54	環境ホルモン	12	くも膜下出血	85
エンゼルプラン	132	患者調査	36	クリプトスポリジウム	21
横断研究	43	感受性者	93		
オタワ会議	1	関節疾患	92		

け

オッズ比	41	関節リウマチ	92	ケアプラン	141
温泉利用型健康増進施設	125	感染経路	93	ケアマネジメント	141
温泉利用プログラム型健康増進施設	125	感染源	93	ケアマネジャー	141
		感染症	93,155	契約制度	120
温熱指数	19	感染症の予防及び感染症の患者に対する医療に関する法律	171	下水道	21
				下水道処理人口普及率	23

か

		感染症病床	115	結核	95
介護サービス計画	141	完全生命表	35	結核病床	115
介護支援専門員	141	がん対策基本法	81	結合残留塩素	21
介護票	38	がん対策推進基本計画	81	ケトアシドーシス	88
介護保険法	118,138,168			検疫	97

き・く

介護予防・日常生活支援総合事業	142			検疫法	171
		気温	19	健康格差	8
介入研究	44	機会飲酒者	69	健康管理	145
貝原益軒	2	期間有病率	40	健康危機管理	125
化学的酸素要求量	13	危険因子	39	健康寿命	3
確定的影響	20	気候	18	健康増進法	2,165
確率的影響	20	気湿	19	健康づくりのための運動基準2006	57,60
学校給食法	173	記述疫学	42		
学校教育法	173	気象	18	健康づくりのための休養指針	73
学校保健	152	期待死亡数	34	健康づくりのための身体活動基準2013	57,60
学校保健安全法	154,173	喫煙率	60		
学校保健委員会	155	気分障害	100	健康づくりのための身体活動指針	57,60
活性汚泥法	23	虐待，暴力	104		
		キャリア	93	健康づくりのための睡眠指針	71
		狭心症	85	健康日本21	2,6,55,135

健康日本21評価作業チーム	55	国民皆保険制度	112	市町村保健センター	110,124
健康の社会的決定要因	8	国民健康保険	112	湿球温度	19
健康票	38	国民生活基礎調査	37	指定難病	102
顕性感染	93	黒球温度	19	児童虐待の防止等に関する法律
建築物における衛生的環境の確保		骨折	91		104,133
に関する法律	19	骨粗鬆症	91	児童相談所	110
原発性骨粗鬆症	91	子ども・子育て応援プラン	132	死亡率	40
現物給付	112	子ども・子育て支援新制度	133	社会的入院	118
憲法	108	子ども・子育てビジョン	132	社会福祉	107
健康	1	コホート研究	43	社会福祉基礎構造改革	118

こ

さ

公害	17	細菌性肺炎	101	社会福祉施設	118
公害健康被害の補償等に関する法		在宅ケア	121	社会保険	107
律	17	作業環境管理	145	社会保障制度	106
後期高齢者医療広域連合	136	作業管理	145	社会保障制度審議会	106
後期高齢者医療制度	136	作業関連疾患	147	周産期死亡	34
合計特殊出生率	30,132	3管理	145	従属人口指数	28
高血圧	84	産業医	147	受信者動作特性曲線	48
交差試験	45	産業廃棄物	23	主体—環境系	10
公衆衛生	2	産業疲労	147	出生	29
公衆衛生活動	4	産業保健	143	出生数	29
厚生労働省	109	3歳児健康診査	130	出生率	29
公的扶助	107	3次予防	4	受動喫煙	63
高度経済成長	117	残留塩素	21	受療率	37
公費医療	112	シーラント	78	純アルコール摂取量	69
交絡	45			循環器疾患	83
高齢者虐待の防止，高齢者の養護				純再生産率	30
者に対する支援等に関する法律				浄化	21
	104			障害支援区分	121
高齢者の医療の確保に関する法律		死因統計	31	障害者虐待の防止，障害者の養護
	134,169	死因別死亡率	31	者に対する支援等に関する法律
コーデックス委員会	162	歯科口腔保健の推進に関する法律			104
国際協力	158		79	障害者自立支援法	118
国際協力機構	158	閾値	20	障害者の日常生活及び社会生活を
国際交流	158	自殺	102	総合的に支援するための法律
国際疾病分類	31	死産	34		118
国際生活機能分類	120	脂質異常症	90	障害程度区分	121
国際連合食糧農業機関	161	システマティック・レビュー	49	少子化社会対策基本法	132
国勢調査	26	次世代育成支援対策推進法	132	少子化対策プラスワン	132
極低出生体重児	128	自然環境	10	上水道	20
国民医療費	114	自然死産	34	消毒効果	21
		自然能動免疫	95	上半身肥満	86
		持続性気分障害	100	傷病統計	36

し

情報バイアス	45
条例	108
症例対照研究	44
職業性疾病	147
職業病	147
食品安全基本法	166
食品衛生法	166
所得票	38
新エンゼルプラン	132
新型インフルエンザ	97
心筋梗塞	85
神経症性障害	100
人工死産	34
人口静態統計	26
人口動態統計	29
人工能動免疫	95
人口ピラミッド	27
心疾患	85
新生児死亡	34
新生児マススクリーニング検査	46, 132
身体的虐待	104
心理的虐待	104
診療所	114

す

推計患者数	36
水質汚濁	13
水質汚濁に係る環境基準	13
水質汚濁防止法	13
水質管理目標設定項目	21
水洗化人口	23
水素イオン濃度	13
垂直感染	129
水道事業ビジョン	21
水道水質基準	21
水道水フロリデーション	78
水道普及率	20
睡眠時無呼吸症候群	73
睡眠時間	71
スクリーニング	46
健やか親子21（第2次）	131

ストレス	73
ストレスマネジメント	74
ストレッサー	74

せ

生活習慣病	55, 135
生活の質	2
生産年齢人口	28
精神疾患	98
精神障害者	98
成人病	56
精神病床	115
精神保健及び精神障害者福祉に関する法律	98, 169
生存率	40
生態学的研究	43
生体時計	70
性的虐待	104
政府開発援助	158
生物化学的酸素要求量	13
生物学的モニタリング	145
生物心理社会モデル	53
生物多様性条約	12
生命表	35
世界禁煙デー	64
世界保健機関	1, 158, 160
世界保健憲章	160
世界保健総会	161
世帯票	37
選択バイアス	45
潜伏期	93

そ

躁うつ病	100
騒音規制法	13
総括安全衛生責任者	146
層化無作為抽出	37
総患者数	37
早期障害	20
早期新生児死亡	34
総再生産率	30
総人口	27

相対危険	41
層別解析	46
ソーシャル・キャピタル	125
続発性骨粗鬆症	91
粗死亡率	30
措置制度	120

た

第1号被保険者	139
第1次ベビーブーム期	27
第1種社会福祉事業	120
第2号被保険者	139
第2次ベビーブーム期	28
第2種社会福祉事業	120
ダイオキシン類に係る環境基準	17
大気汚染	13
大気汚染に係る環境基準	13
大気汚染防止法	13
対象の限定	46
代諾者	51
大腸菌群数	13
タバコ規制枠組条約	64
多変量解析	46
多国間交流	158
多量飲酒者	69

ち

地域医療支援病院	115
地域支援事業	137
地域診断	5
地域水道ビジョン	21
地域包括ケアシステム	7, 142
地域包括支援センター	138
地域保健	122
地域保健法	122, 167
地球環境問題	11
地方公共団体	109
地方自治	109
致命率	40
中東呼吸器症候群	97
長寿医療制度	136

朝鮮戦争	117	難病の患者に対する医療等の法律		破瓜型	100
超低出生体重児	128	に関する法律	102,170	ハザード比	41
調理士法	166	2型糖尿病	88	8020運動	75
直接監視下短期化学療法	95,96	ニコチン依存症	62	歯と口の健康週間	79
直接法	32	2国間交流	158	パニック障害	100
貯蓄票	38	二重盲検試験	45	パンデミック	157

つ・て

		2次予防	4	晩発障害	20
通院者率	39	日米医学協力計画	159	皮下脂肪型肥満	86
低血糖	88	日本国際医療団	158	非感染性疾患	55
低出生体重児	128	乳児家庭全戸訪問事業	128	微小粒子状物質	13
天気	18	乳児死亡	34	非定型肺炎	101
典型7公害	17	妊産婦健康診査	128	ヒト免疫不全ウイルス	96
天候	18	妊娠高血圧症候群	128	人を対象とする医学系研究に関す	
点有病率	40	妊娠糖尿病	88	る倫理指針	50

と

		認知症	101	肥満	85

ね・の

				被用者保険	112
統合失調症	100	ネグレクト	104	標準化死亡比	34
糖尿病	88	熱けいれん	19	日和見感染	94
糖尿病性昏睡	88	熱失神	19	敏感度	47
糖尿病性神経障害	88	熱射病	19		

ふ・へ

糖尿病性腎症	88	熱中症	19		
糖尿病性網膜症	88	熱疲労	19	不安障害	100
トータルヘルスプロモーションプ		年少人口	28	不活化ワクチン	98
ラン	146	年少人口指数	28	福祉関係八法	118
特異度	47	年齢調整死亡率	32,46	福祉三法	117
特定機能病院	115	脳血管疾患	84	福祉事務所	110
特定健康診査	134	脳血栓	85	輻射熱	19
特定保健指導	134	脳梗塞	85	福祉六法	117,118
特別管理廃棄物	24	脳出血	85	不顕性感染	93
土壌汚染	13	脳塞栓	85	フッ化物	78
土壌汚染対策法	13	ノーマライゼーション	121	浮遊物質量	13
土壌汚染に係る環境基準	17	ノンレム睡眠	71	浮遊粒子状物質	13
鳥インフルエンザ	97			プライマリヘルスケア	4

は・ひ

トリグリセリド	90			不慮の事故	103
トリハロメタン	21	バーセル条約	24	ブリンクマン指数	63

な・に

		バイ	158	平均寿命	35
		バイアス	45	平均余命	35
内臓脂肪型肥満	53,86	肺炎	101	閉経後骨粗鬆症	91
内臓脂肪症候群	86	廃棄物の処理及び清掃に関する法		ペットボトル症候群	88
内分泌かく乱化学物質	12	律	23	ヘルシンキ宣言	50
難病	102	ハイリスクアプローチ	6	ヘルスプロモーション	4
				変形性関節症	92

ほ

放射線	20
訪問看護	121
法律	108
保菌者	93
保健管理	152
保健教育	152
保健指標	26
保健主事	155
保健所	109, 123
保健大憲章	1
母子保健	126
母子健康手帳	129
母子保健法	127, 168
歩数	57
母性	126
ポピュレーションアプローチ	6
ポリオ国際緊急行動計画	161
香港インフルエンザ	97

ま・み・む・め・も

マッチング	46
マニフェストシステム	24
マルチ	158
慢性腎臓病	101
慢性閉塞性肺疾患	101
未熟児	129
未成年者飲酒禁止法	69
未成年者喫煙禁止法	64
ミュータンス菌	74
ミルス—ラインケの現象	20
無償資金協力	158
名称独占	116
メタアナリシス	50
メタボリックシンドローム	53, 86, 135
メタボリックドミノ	53
メッツ	57
免疫	95
メンタルヘルス	151
妄想型	100

や・ゆ

やせ	87
有訴者率	39
有償資金協力	158
有病率	40
遊離残留塩素	21
ユニセフ	162
ユニバーサル・ヘルス・カバレッジ	160

よ

要介護	141
要介護認定	140
要支援	140, 141
養生訓	2
陽性反応的中度	48
溶存酸素量	13
予防給付	137
予防接種	97
予防接種法	170

ら・り・る・ろ

ラムサール条約	12
ランダム化比較試験	45
利益相反	51
罹患率	40
リスクアセスメント	6
リスクアナリシス	6
リスクコミュニケーション	6
リスクマネージメント	6
療養病床	115
レム睡眠	71
累積罹患率	40
老人性骨粗鬆症	91
老人福祉法	168
労働安全衛生法	143, 174
労働安全衛生マネジメントシステム	145
労働災害	147
労働者災害補償保険法	147
労働者の心の健康の保持増進のための指針	151
老年化指数	28
老年人口	28
老年人口指数	28
ロコモティブシンドローム	93

わ

ワシントン条約	12

〔編著者〕 （執筆分担）

北田 善三（きただ よしみ）	畿央大学名誉教授	第1章・第8章
須崎 尚（すさき ひさし）	名古屋栄養専門学校校長	第6章3〜8

〔著　者〕（五十音順）

太田 貴久（おおた たかひさ）	愛知学泉短期大学食物栄養学科 非常勤講師	第5章
大坪 勇（おおつぼ いさむ）	羽衣国際大学人間生活学部教授	第7章1・4・8
小川 博（おがわ ひろし）	元帝塚山学院大学人間科学部教授	第2章
岸本 満（きしもと みちる）	名古屋学芸大学管理栄養学部教授	第7章5〜7・11
近藤 浩代（こんどう ひろよ）	名古屋女子大学家政学部准教授	第4章
武山 英麿（たけやま ひでまろ）	愛知淑徳大学健康医療科学部教授	第7章2・3・9・10
野原 潤子（のはら じゅんこ）	畿央大学健康科学部講師	第6章1・2
渡邉 智之（わたなべ ともゆき）	愛知学院大学心身科学部教授	第3章

カレント
改訂 社会・環境と健康：公衆衛生学

2014年（平成26年） 2月20日	初版発行〜第6刷
2020年（令和2年） 4月15日	改訂版発行
2021年（令和3年） 4月5日	改訂版第2刷発行

編著者	北 田 善 三 須 崎　 尚
発行者	筑 紫 和 男
発行所	株式会社 建 帛 社 KENPAKUSHA

〒112-0011 東京都文京区千石4丁目2番15号
TEL (03) 3944−2611
FAX (03) 3946−4377
https://www.kenpakusha.co.jp/

ISBN 978-4-7679-0670-6 C3047　　　　　　亜細亜印刷／ブロケード
© 北田・須崎ほか，2014，2015，2019，2020.　　Printed in Japan
（定価はカバーに表示してあります）

本書の複製権・翻訳権・上映権・公衆送信権等は株式会社建帛社が保有します。

JCOPY 〈出版社著作権管理機構　委託出版物〉
本書の無断複製は著作権法上での例外を除き禁じられています。複製される
場合は，そのつど事前に，出版社著作権管理機構（TEL 03-5244-5088，
FAX 03-5244-5089，e-mail：info@jcopy.or.jp）の許諾を得て下さい。